阿胶

基础研究与应用

主　编　田景振

副主编　贾玉民　付英杰　侯　林　许金珂

中国中医药出版社·北京·

U0307762

图书在版编目（CIP）数据

阿胶基础研究与应用/田景振主编 . —北京：
中国中医药出版社，2015. 10（2023.3 重印）
ISBN 978 – 7 – 5132 – 1978 – 5

Ⅰ . ①阿… Ⅱ . ①田… Ⅲ . ①阿胶 – 研究

Ⅳ . ①R282. 74

中国版本图书馆 CIP 数据核字（2014）第 183016 号

中国中医药出版社出版

北京经济技术开发区科创十三街 31 号院二区 8 号楼
邮政编码　100176
传真　010-64405721
廊坊市祥丰印刷有限公司印刷
各地新华书店经销

开本 710×1000　1/16　印张 12.5　彩插 0.5　字数 234 千字
2015 年 10 月第 1 版　2023 年 3 月第 7 次印刷
书号　ISBN 978 – 7 – 5132 – 1978 – 5

定价　39.00 元
网址　www.cptcm.com

服 务 热 线　010-64405510
购 书 热 线　010-89535836
维 权 打 假　010-64405753

微信服务号　zgzyycbs
微商城网址　https://kdt.im/LIdUGr
官 方 微 博　http://e.weibo.com/cptcm
天猫旗舰店网址　https://zgzyycbs.tmall.com

如有印装质量问题请与本社出版部联系（010-64405510）

张　序

　　阿胶药用已有三千年历史，长沙马王堆出土的《五十二病方》中就有煮胶纳药的记载。秦汉本草专著《神农本草经》谓其主治"劳极洒洒如疟状，腰腹痛，四肢酸痛，女子下血，安胎"，列为上品。秦汉以降，历代医籍、本草皆收录阿胶的使用，方剂 3200 余个，医案 1700 余例，同时也清晰描绘了阿胶制备工艺、功用主治的历史变化轨迹。现代中药专著对阿胶的性味功效描述为：阿胶味甘，性平，归肺、肝、肾经。功效为补血、滋阴、润燥、止血。

　　近些年来，随着人们生活水平的提高，自我保健意识的增强，养生保健等方法日益普及到日常生活中。如膏方自南向北，风靡全国就是一例。滋补保健类产品需求日增，阿胶以其来源天然、历史悠久、作用确切、服用安全而备受青睐。

　　大约十年前应科技部邀请，我赴鲁地主持中药现代化产业基地验收工作，曾去临沂地区对金银花大面积栽培及东阿县阿胶企业进行现场考察，留下了深刻印象。过后曾就东阿阿胶产业发展及质量保障致信山东主管省长，提出了若干建议，得到了领导的重视，采纳并复我谢函。这虽是一段插曲，但了解到东阿阿胶企业通过科技引领，开展大品种质量提升、临床再评价及新产品开发等研究，企业得到快速发展。

　　一地一药数千年，历久弥新有其缘。十几年来东阿阿胶在技术进步方面下了工夫：他们引入现代生物技术，采用液相色谱－质谱联用技术及基因组分析技术，可特异性鉴别驴、马、猪等不同胶质来源，保证了阿胶的原料质量；引入现代生物定点酶切技术，使阿胶胶原蛋白的分子量减小，提高了生物利用度；开展了阿胶制剂临床有效性、安全性再评价，为阿胶制剂临床应用提供了科学的证据；引进现代智能控制及在线检测技术，通过系统的技术改造和科学研究，对炮制工艺优化，确保了阿胶的稳定性、均一性。2013 年东阿阿胶获首届中国质量奖提名奖。

　　中医药是中华优秀文化的瑰宝，传承创新在保持固有精华基础上，使其跟上时代的发展，传承于历史，创新于当代，造福于人类，不朽于永远。这就是阿胶历久弥新给我们的启示。

　　山东中医药大学泰山学者田景振教授长期从事阿胶药理、药效研究，对阿胶的选料、加工、炮制、质量标准等亦有深入的研究。他组织相关人员系统总结了阿胶药用历史、产业发展及科技进步的研究内容，编著了《阿胶基础研究与应用》一书。

　　该书主要介绍了阿胶发展史、原料、工艺、炮制、鉴别、功能主治、药理药效、服用方法以及阿胶与膏方、阿胶与治未病等方面内容，论述全面、引证丰富，为读者提供了全面实用的资料。书将付梓，先睹为快，以文抒感，权充为序。

张伯礼

甲午初夏于津

前　言

　　随着人们生活水平的提高，养生保健意识的增强，对滋补类产品应用的需求日益增多。阿胶作为中药"三宝"之一，是众多滋补养生药物中重要的天然名贵品种，受到越来越多消费者的青睐。正因为其应用人群庞大，社会需求也呈现不断上升趋势，带动了整个滋补养生产业的空前发展，引起了诸多企业争相进入阿胶的生产与销售行业。如何正确引导消费者识别好阿胶、运用好阿胶，成为专业研究阿胶的学者应该清晰阐释的重要问题。

　　山东中医药大学泰山学者田景振教授长期从事阿胶药理、药效的研究，对阿胶的选料、加工工艺、炮制、质量标准等亦有深入的研究。希望本书的出版能给医药工作者、科研人员，各生产企业、药房、饮片厂、消费者等提供详实的参考依据。

　　该书主要介绍了阿胶发展史、原料、工艺、炮制、鉴别、功能主治、药理药效、服用方法以及阿胶与膏方、阿胶与治未病等方面内容，论述全面、引证丰富，力求为读者提供全方位、详实的资料与信息，以满足不同读者的需要。

目　　录

第一章　阿胶概述 ………………………………………………… 1

第二章　阿胶发展简史 …………………………………………… 3

第一节　阿胶的名称及来历 ……………………………… 3

第二节　阿胶用皮的演变史 ……………………………… 4

第三节　古今典籍论阿胶 ………………………………… 5

第四节　阿胶发源地及发展史 …………………………… 7

第五节　阿胶文化与传承 ………………………………… 11

第三章　阿胶的原料及辅料 ……………………………………… 14

第一节　驴皮的选择 ……………………………………… 14

第二节　水的选择 ………………………………………… 18

第三节　辅料的选择 ……………………………………… 19

第四章　阿胶的生产过程 ………………………………………… 21

第一节　阿胶传统制备工艺 ……………………………… 21

附：阿胶传统生产术语 ………………………… 22

第二节　阿胶现代制备工艺 ……………………………… 24

第三节　阿胶的制备机理 ………………………………… 45

第四节　阿胶的质量问题 ………………………………… 48

第五节　阿胶的贮藏保管 ………………………………… 51

第六节　阿胶制备工艺现代研究 ………………………… 56

第五章　阿胶的炮制 ……………………………………………… 59

第一节　阿胶炮制的历史沿革 …………………………… 59

第二节　阿胶炮制的辅料选择 …………………………… 59

第三节　阿胶炮制工艺的进展 …………………………… 61

第四节　阿胶炮制原理的研究 …………………………… 64

第六章　阿胶鉴定与质量标准研究 ……………………………… 67

第一节　阿胶的鉴别 ……………………………………… 67

第二节　阿胶原料皮的 DNA 鉴别 ……………………… 71

第三节　阿胶电泳法鉴别 ………………………………… 73

第四节　阿胶圆二色谱法（CD）鉴别 ………………… 75

第五节　阿胶水溶液的指纹图谱 ………………………… 77

第六节　阿胶 UPLC – QTOF – MS 法鉴别 ……………………… 78
第七节　阿胶其他定性鉴别方法 …………………………………… 81
第八节　阿胶含量测定 ……………………………………………… 82
第九节　阿胶蛋白质组的成分分析 ………………………………… 94

第七章　阿胶功效研究 …………………………………………………… 98
第一节　阿胶的药效研究 …………………………………………… 98
第二节　阿胶的药理学研究 ………………………………………… 101

第八章　阿胶药效物质研究与应用 …………………………………… 127
第一节　阿胶化学成分与药效作用的关系 ……………………… 127
第二节　阿胶药理研究 …………………………………………… 127
第三节　阿胶的药效物质 ………………………………………… 129

第九章　阿胶的服法与常见问题 …………………………………… 138
第一节　阿胶的服用方法 ………………………………………… 138
第二节　阿胶服用中的常见问题 ………………………………… 139

第十章　阿胶药膳与方剂 …………………………………………… 145
第一节　阿胶药膳 ………………………………………………… 145
第二节　阿胶常用方剂 …………………………………………… 154

第十一章　阿胶的临床应用 ………………………………………… 161
第一节　《本草纲目》中的主治病证 ……………………………… 161
第二节　现代临床报道 …………………………………………… 162
　　一、治贫血及出血 …………………………………………… 162
　　二、治妇产科疾病 …………………………………………… 165
　　三、治外科疾病 ……………………………………………… 166
　　四、治其他疾病 ……………………………………………… 167

第十二章　阿胶与膏方 ……………………………………………… 170
第一节　膏方 ……………………………………………………… 170
第二节　阿胶膏方 ………………………………………………… 173

第十三章　阿胶抗衰及美容 ………………………………………… 175
第一节　阿胶抗衰老 ……………………………………………… 175
第二节　阿胶美容 ………………………………………………… 176

第十四章　阿胶与治未病 …………………………………………… 179
第一节　中医治未病 ……………………………………………… 179
第二节　阿胶治未病 ……………………………………………… 181

参考文献 ……………………………………………………………… 184
附：彩图 ……………………………………………………………… 191

阿胶
基础研究与运用

第一章　阿胶概述

阿胶（见彩图1）

【别　　名】傅致胶；驴皮胶。

【性　　味】甘，平。

【功　　用】补血止血，滋阴润燥。

【用　　量】3～9g。

【临床应用】

（1）用于血虚萎黄、眩晕、心悸等证。

（2）用于虚劳咯血、吐血、衄血、便血、崩漏等证。

（3）用于阴虚火旺所致的心烦、失眠及阴虚燥咳等证。

【用　　法】用开水或黄酒化服；入汤剂应烊化冲服。止血宜蒲黄炒，润肺宜蛤粉炒。

【使用注意】本品性质黏腻，有碍消化。如脾胃虚弱、不思饮食，或纳食不消，以及呕吐泄泻者均忌服。

【阿胶简介】明朝医药学家李时珍在《本草纲目》中说："阿胶，本经上品，弘景曰：'出东阿，故名阿胶'。"东阿县作为阿胶发祥地，生产阿胶已有三千年的悠久历史。

根据文献记载，最早制作阿胶的原料是：选用纯种黑色的鲁北驴驴皮，于冬至时分宰杀，取用木质器具盛装的阿井水熬制而成，具有补血，滋阴润燥，止血的作用。

阿胶素有"中药三大宝（人参、鹿茸和阿胶）"之一的美誉，最早记载于《神农本草经》，距今已有近三千年的历史。《神农本草经》记载药物365种，分上、中、下三品，其中阿胶被列为上品。

阿胶又称贡胶，过去是专为皇宫贵族制作的，普通百姓难得服用。关于阿胶的医疗保健作用，历代医药著作均有记载。《神农本草经》中称："（阿胶）味甘，平。主治心腹内崩，劳极洒洒如疟状，腰腹痛，四肢酸痛，女子下血，安胎。久服轻身益气。"东汉末年的张仲景是有史记载的第一个把阿胶列入复方中治疗疾病的医学家，其在《伤寒杂病论》中运用含阿胶的方剂如黄连阿胶汤、炙甘草汤、猪苓汤、温经汤、胶艾汤等，至今仍被广泛应用到失眠、心律不齐、小便不通等内科疾病的治疗中。李时珍所著《本草纲目》一书记载，阿胶可治"男女一切风病，骨节疼痛"。由此可见，随着各时期中华医药大发展，阿胶的功效、主治、适用人群等都有了翔实的记述和补充。现代临床应用阿胶来治疗血液系统、免疫系统、心血管系统、呼吸系统、泌尿系统等系统的疾病，用药人群也不仅仅局限于女性。所以，阿胶是集预防、治疗、保健、强身健体于一身的国药瑰宝，是中华民族乃至世界的宝贵财富。

目前，国内药用阿胶系列产品很多，例如复方阿胶浆、复方阿胶颗粒、阿胶补血膏、液体阿胶等。此外，还有很多含阿胶的食品或保健食品，例如阿胶枣、桃花姬阿胶糕、阿胶乌鸡口服液、阿胶原浆等。

【药理作用】

（1）治疗贫血：阿胶能促进造血功能，能明显提高红细胞和血红蛋白含量，对缺铁性贫血和失血性贫血有显著的疗效。

（2）增强机体免疫功能：阿胶有增强组织细胞的吞噬功能，提高 T 细胞杀伤力，对年老体弱、久病虚衰、易患感冒等人群有较好的治疗作用；也可作为因免疫功能低下所致的其他疾病及放疗、化疗患者的辅助治疗药物。

（3）促进钙的吸收和贮存：是中老年人防治骨质疏松症的有效药物。

（4）提高耐缺氧、耐疲劳能力：对长期从事脑力劳动者、紧张学习的学生及大运动量训练的运动员等，有迅速消除疲劳、恢复体力的作用。

（5）改善血管壁的通透性、提高血小板含量，具有止血作用：对吐血、衄血、便血、尿血等出血证有很好的作用；对妇女月经不调及产后康复亦有独到的疗效。

（6）增强抗应激、抗休克：阿胶能扩充血容量，使休克动物的血压回升，失血性休克及低血压患者均可服用。

第二章 阿胶发展简史

第一节 阿胶的名称及来历

1. 起源

阿胶之名始载于《神农本草经》。西汉淮南王刘安在《淮南子》中就有"阿胶一寸，不能止黄河之浊"一语。北魏郦道元《水经注》中说东阿："大城西侧皋上有大井，其巨如轮，岁尝煮胶以贡天府，本草所谓阿胶也，故世俗有阿井之名。"《本草经集注》载："出东阿，故曰阿胶。"

2. 别名

（1）傅致胶

始见于《神农本草经》。据东阿县当地传说，阿胶由傅氏和尚发明，用驴皮加工成胶，并传与后人。为了纪念他而称此名，"致"通"制"，取"制造"之意。

（2）驴皮胶

始见于《千金食治》。当时牛皮、驴皮和马皮等皆用于加工阿胶，但驴皮胶被实践证明疗效最好，自唐代起至明代，阿胶逐渐被专指驴皮胶。

（3）盆覆胶

始载于《本草经集注》。陶弘景云："胶有清浊，凡三种：清薄者，书画用；厚而清者，名为盆覆胶，作药用之……浊黑者，可胶物用，不入药也。"《齐民要术煮胶第九十》的煮胶法中"用盆凝胶后合盆于席上"，故有"盆覆胶"之意。

（4）九朝贡胶

源于清代。阿胶作为皇室贡品最早见于《水经注》："岁尝煮胶以贡天府。"当地传说1871年清朝派四品钦差大臣监制"九朝贡胶"，当时皇家每年专放养12头黑驴于山上，冬至时，宰杀取皮，煮熬八天成汁，第九天切胶成长方块状，晾干后进贡朝廷，此名当源于此。

第二节　阿胶用皮的演变史

1. 汉代以前

《神农本草经》之前是以"胶"入药，未有"阿胶"之名。先秦有胶多种，即"鹿胶青白、马胶赤白、牛胶火赤、鼠胶黑、鱼胶饵、犀胶黄"，表明早期药用胶的多样化，但还没有驴皮熬胶的记载。汉武帝时期，派遣张骞出使西域，始有毛驴传入我国，与文献记载一致。至汉《神农本草经》已有"阿胶""傅致胶"之名，但也没有指明是由何种原料制成。

2. 三国至南北时期

南北朝·陶弘景在《名医别录》中记载："（阿胶）微温，无毒。主丈夫少腹痛，虚劳羸瘦，阴气不足，脚酸不能久立，养肝气。生东平郡（在宋代之前，东阿属东平郡之辖区），煮牛皮作之，出东阿。恶大黄，得火良。"

3. 唐宋时期

唐·陈藏器在《本草拾遗》中言："诸胶皆能疗风……而驴皮胶主风为最。"又"今时方家用黄明胶多为牛皮……然今牛皮胶制作不甚精，但以胶物者，不堪药用之，当以鹿角所作之，但功倍于牛胶，故鲜有真者，非自制造恐多伪耳。"五代·韩保升《蜀本草》记载："驴色类多，以乌者为胜。"宋代《重修政和经史证类备用本草》言："造之，阿井水煎乌驴皮如常煎胶法。"说明当时牛皮胶、驴皮胶已成两大主流，且认为驴皮胶药用优于牛皮胶，此时驴皮胶已占主导地位，并认为黑驴皮煎胶最佳。

4. 明朝时期

李时珍曰："大抵古方所用多是牛皮，后世乃贵驴皮。若伪者皆杂以马皮、旧革、鞍、靴之类，其气浊臭，不堪入药。当以黄透如琥珀色，或光黑如翳漆者为真。"李时珍又把黄明胶单列条目："黄明胶即今水胶，乃牛皮所作，色黄明……非阿井水所作耳。"可见当时牛皮胶、驴皮胶虽都能药用，但已经明确区分。明代贾所学《药品化义》有言："阿胶用黑驴皮，取北方元武之义；又用山东东阿井水煎成为胶……近之赝物百出，大概曰以酥脆明朗者为上，其脆非若燥脆之脆，乃胶浮于上者，其质最清而细，故一拍可断。其实脆中仍带滋润，苟以指爪掐之则坚拒而不入也。"说明用驴皮熬制的阿胶受到医家青睐，供不应求，出现以次充好的杂皮胶，并警示人们怎样鉴别真假阿胶。

5. 清代至今

《本草求真》《本草述钩元》《神农本草经读》《增订伪药条辨》等都载

有：阿胶应以阿井水煎煮驴皮而成，而把牛皮胶当做伪品。现《中国药典》已明确阿胶原料是驴皮，黄明胶原料是牛皮。

附注：驴皮取代牛皮制阿胶的原因

驴起源在非洲及西亚，汉代张骞通西域时把驴引进到了中原地区，后扩散至新疆、蒙古一带。西汉桓宽《盐铁论》记载"嬴（骡）驴骆驼，衔尾入塞"，以至《史记·匈奴传》称驴为"奇畜"。这也是《周礼·考工记》在论述胶的品种时未言及驴皮胶的原因。驴适应性好，耐粗饲料，抗病能力强，行动灵活，可作为耕作、交通之用，有较高的经济价值，被农户广泛饲养，成为中原地区与牛马猪羊同等重要的家畜之一，这样也就有了用驴皮制胶的原料基础。牛皮胶之所以逐渐被驴皮胶取代，不可否认主要是因为药效上的差别，当然还与五代至宋朝实行的"牛皮之禁"有关。古代牛皮军需民用皆有，用途广泛，特别是军事上制作将士的甲胄、盾牌、车马挽具及制胶用于弓弩等，用量甚大。唐末五代，战乱不已，禁止牛革筋角出境，并"皆输于官"，初由官收买，后作税交纳。后唐明宗之世，有司止赏以盐；后汉法律，贩牛皮一寸抵死。宋初"民间自死牛皮筋角，并中卖入官，量为三等支价钱。其不及等者，退还百姓及许客旅贩卖"。至宋仁宗时，因与契丹战争频繁，"人户自死牛马，皮筋角限半月赴官送纳"。在古代农业社会，由于耕牛是极重要的生产工具，同时也是重要的战争物资，因此熬胶原料多用病死或老死之牛皮。正是上述原因，唐代已大量用驴皮熬制阿胶。到了宋代，牛皮胶或系民间取官府舍弃的劣等牛皮制成，以致医家认为不堪药用。黄明胶之名也许是人们避讳民间禁止私用牛皮制胶，且用牛皮所熬的胶块黄赤透明而命名之故。

第三节　古今典籍论阿胶

对阿胶的性味、归经、功效、主治等，历代医家均有论述。《神农本草经》将阿胶列为上品，以产于山东东阿县者为最佳。其载："（阿胶）主心腹内崩，劳极洒洒如疟状，腰腹痛，四肢酸痛，女子下血，安胎。久服轻身益气。"此时阿胶就已经成为临床常用之品，多取其补血滋阴、安胎止血之效。

张仲景在《伤寒论》和《金匮要略》两书中，应用阿胶的方剂就达十多首。例如《伤寒论》有治疗阴虚阳亢、心烦不得卧的黄连阿胶汤，即用阿胶9g，配以黄连5g，黄芩、芍药各9g，鸡子黄2枚。此方取阿胶滋阴之功，实为后世用治阴虚之证的范例。又如炙甘草汤，方用炙甘草12g，党参、阿胶、麻仁、桂枝、麦冬各9g，生地黄20g，生姜6g，大枣10枚，酒水各半同煎，分服。全方益心气、养心血、振心阳、复心脉，亦是取阿胶滋阴补血的功效，可谓治疗心系病症的先驱。《金匮要略》中的胶艾汤，用川芎、甘草各6g，阿胶、艾叶、当归、芍药各9g，干地黄12g，水煎去滓，后入阿胶溶化温服。治妇女冲任虚损所致的崩漏下血，月经过多，淋漓不止；产后或流产损伤冲任，下血不绝；或妊娠下血，腹中疼痛者。诸证病情虽有不同，但都以出血为主要症状。该方用阿胶，既有止血之功，又有补血之用。更与暖宫止血的艾叶配合，成为调经、安胎及治疗崩漏、胎漏的要药，亦为后世养血止血、调经安胎的祖方。

唐代《药性论》称阿胶"主坚筋骨，益气止痢"。《千金食治》又谓其"治大风"。这个时期，既取其做补益药饵以食疗，又取其止血之功以治疗出血诸证。唐代《元和郡县志》记载：太宗时，派遣大将尉迟恭光临东阿县，封存阿井，宣布至此之后，当地闲杂人等一律不得私启井封，制造阿胶，否则杀无赦，只有官家才可以"启封而取水""熬胶进贡"。据说当年还是秦王的李世民金戈铁马，大有一统天下之势，但在山东境内，却遇到强人王世充。一阵斯杀下来，李世民小受顿挫，人困马乏，遂引军进入东阿县休整。东阿人就以阿胶熬汤来拥军，大队人马第二天精神焕发，一鼓作气打败了王世充。自此李世民对阿胶的功效赞不绝口，列为贡品。盛唐人开阿胶食补之先例。

宋代《日华子诸家本草》谓：阿胶"治一切风，并鼻洪、吐血、肠风、血痢及崩中带下"。可见，此时除继用阿胶治疗各种出血证外，对于大便秘结、肠风下痢、阴虚燥咳等亦常配伍应用。此时的阿胶不仅用于止血，较汉、唐应用范围更广，用其治疗咳喘、便秘、目疾诸症。

李时珍在《本草纲目》中称阿胶："疗吐血衄血、血淋尿血、肠风下痢。女人血痛血枯、经水不调、无子、崩中带下、胎前产后诸疾。男女一切风病……虚劳咳嗽喘急、肺痿唾脓血……和血滋阴，除风润燥，化痰清肺，利小便，调大肠，圣药也。"该书全面系统阐述了阿胶的效用范围。在这一时期的临床应用中，尤以止血、治痢为多。

《古今医鉴》中则载有胶艾四物汤，用阿胶珠、艾叶（醋炒）、当归、白芍、熟地黄各10g，炒蒲黄、黄连、黄芩、生地黄、地榆、白术、川芎、甘草、栀子各5g，水煎，空腹服，治血崩。此时阿胶多用于治疗妇女出血性疾病。

《本草纲目拾遗》记载，阿胶能"治内伤腰痛，强力伸筋，添精固肾"，提出了阿胶补肾的作用。

黄宫绣《本草求真》云："（阿胶）既入肝经养血，复入肾经滋水。水补而热自制，故风自尔不生。"

著名温病学家吴鞠通在汉代张仲景炙甘草汤、黄连阿胶汤的启发下，根据温病易于伤阴的病理变化特点，以及阿胶善于添精补肾的作用，又创制了多种治疗轻重不等的虚风之方。

近年来，继承前贤的经验，取本品补血、滋阴润燥、止血、安胎之功，将黄连阿胶汤、炙甘草汤、补肺阿胶汤、胶艾四物汤、清燥救肺汤、阿胶鸡子黄汤等名方运用于临床，取得了较好的疗效。此外，对阿胶及其复方进行了广泛深入的研究，发现阿胶含有丰富的蛋白质和氨基酸等。服用后，有加速人体血内红细胞和血红蛋白生成的作用，从而起到抗贫血的作用；还有改善体内钙平衡，促进钙的吸收和在体内存留，使血钙有所增高。此外，阿胶有防治进行性肌营养障碍，补充血容量、对抗创伤性休克等作用。

随着现代科学技术和人们需求的日益发展，近年来，又出现了许多阿胶的新剂型和成药。如山东东阿阿胶股份有限公司生产的复方阿胶浆，就是根据中医"气血互生，气生血长"的理论，将补血滋阴的阿胶、熟地与大补元气的红参配合起来应用，佐以山楂健胃消食，防止诸药滋腻之性。该品不仅补气养血、生精填髓、升高白细胞，而且补而不腻，适合四季服用，是癌症患者放、化疗前后常用的辅助药物。

第四节　阿胶发源地及发展史

阿胶最早见于《神农本草经》。书中记载了阿胶的功用，但没有说明产地。南朝梁代陶弘景在《名医别录》中有"（阿胶）生东平郡，出东阿"的记载。可以看出，阿胶因产地而得名。

1. 东阿县的来历

对照春秋时期东阿县地图（彩图2），在北部卫和鲁的交界处，古东阿县城叫柯，这里古济水与黄河并行东流入海，河曲形成大陵，古代曰柯。到战国时期，柯称阿，或阿邑，西北阿泽消失。秦灭六国之后，改阿邑为东阿，乃立东阿县（因有西阿，古名依城，又名西阿城，在今山西葛城），属东郡，见东阿旧县志：东阿名县始于秦。据《续山东考古录》载："自汉迄唐，东阿未徙治。"由以上资料推测：

（1）古东阿县城由战国至秦（公元前475～公元前221年）约250年间称阿或阿邑。

（2）阿地创造加工阿胶的方法应在战国至秦之间，此时称阿或阿邑，因而到西汉、东汉时对阿胶性味、功能、主治已有了详细的研究而被列入本经。

（3）阿地在西汉东汉时期已有了成熟的阿胶加工方法。

2. 古阿井（彩图3）

（1）春秋时期的阿井

阿井周围是阿泽，是一个大湖，战国时阿泽消失。据阳谷旧县志记载，三国时（公元229年）曹植曾奉旨重修阿井，并创建了六角亭，这是阿井建亭的最早记载，并说明已为官家专用，即官禁。北魏《水经注》："河水又东北，与邓里渠合水上承大河，于东阿县西，东经东阿县故城北，古卫邑也。应仲瑷曰，有西故称东，魏封曹植为王国，大城北门内，西侧皋上有大井，其巨若轮，深六七丈，岁尝煮胶，以贡天府，本草所谓阿胶也。"说明阿井是在古之阿泽之中。阿井与阿胶相关，与古阿地相连，在战国至秦之间始称名阿井。阿是古城邑，有人生活就当有井，开始熬胶，定是河里泡皮，井水熬制（新中国成立前还是这样），并非得某一特定井，当阿胶声名远播时，外地人称阿地之胶为阿胶。阿胶加工普遍之时，才能比较出阿井周围一带的阿胶质量较优，故显示出与阿井的关系，外地人才称阿地熬胶之井为阿井。这时，此井主要用来熬胶。阿井用来熬制阿胶至少在三国之前，先是吃水井，后兼用来熬胶，再之专用熬胶。《荆州记》："随郡北界有九井，相传神农既育、九井自穿，则神农时有井明矣。"中国先民，先是喝河水，后在河边、水塘边挖土井。用石头建井应在有铁器之后，当在春秋、战国时代，这和推测熬胶开始于战国至秦是相符的。

（2）唐宋明时期记载的阿井

史料记载，唐朝尉迟恭曾为钦差大臣以重修阿井，亭中有石碑，碑上题写了楹联、横批。对联为："圣代即今多雨露，仙乡留此好泉源。"亭背阴联为："力可迴澜重建源泉来井底，必存济世长留膏泽在人间。"横批："济人寿世。"亭内有石碑，篆书"古阿井"。宋《重修政和经史证类备急本草》中记载的阿井，为井上已有四角亭，典型唐朝风格，4根方立柱，有基座，井口与座上面平，南向有阶。明代《本草蒙筌》中记载的阿井亭顶及四角无风铃，也是4根方柱基座似石砌，南向有阶，井口有圆桶形保护。可见，历代统治者都对阿井保护极为重视。

（3）神奇的阿井

阿井神奇在何处？阿井水是河南济源县济河的一股潜流，水经地下岩石和沙砾层滤过，不但起到清洁作用，同时也带入钙、钾、镁、钠等矿物质，故色绿质重，每担水比一般井水或河水重3~4斤，用此水与驴皮熬制阿胶，因水质重，杂质及漂浮物便于打上来，虽经炎夏酷热也不变形变质。现代认为，微量元素还有协同作用。《齐民要术》熬胶法中指出："凡水皆得煮，然咸苦之水胶乃更胜。"

1979 年经青岛商检局化验，阿井水中的钙、镁、钾、钠等矿物质高于一般水。据有人试验用蒸馏水、烧开的凉井水、东阿生井水熬胶，提杂最好的为生井水，认为可能是所含矿物质利于提杂。

此外，今东阿县县城，地下水质优良，县城有"72 面琉璃井"之说，井壁上形成各种钟乳石，经山东地质厅第 1 水文队化验，东阿琉璃井水比重 1.0038，与阿井水成分相近，系同一水系，每 1m³ 超过纯水 3.5kg。水中溶解的矿物质较多，金属离子、阴离子、固形物含量都很高，但铅、砷未检出。

3. 古阿城一带熬胶的盛况

古阿城一带熬胶的盛况，有诗为证："阿泉近接古城限，无数居人抢翁来，燃火成胶胜药饵，惠泉不让独占魁。"陶弘景曰："今东都下也能作之。"说明梁时洛阳一带也加工阿胶。至宋朝，《图经本草》曰："其井官禁，真胶极难得。"可见，原是民间秘传熬胶用的阿井水，至宋时并已官禁，民间再若制胶，只好不用阿井水了。《图经本草》中又记载"今郓州也作之"，即宋时东平一带也加工阿胶。

清末全国的阿胶业发展形成了以东阿为中心向四周发展的兴盛局面，如山东的同兴堂、福兴堂、怀德堂、泰生堂等，北京、天津、杭州、上海等地都有熬制阿胶的历史，但在他们的药物名目中都记载着东阿生产的阿胶是他们药店中最道地、最贵的阿胶。

据史料记载，咸丰皇帝晚年无子，懿贵妃好不容易怀了孕，又不幸患了"血症"，虽四方寻医问药，但医治无效，以致形成习惯性流产。此时，家居东阿的户部侍郎知皇妃患病不愈，冒着杀头的危险，上书推荐东阿城内所产阿胶献给皇帝和懿贵妃。懿贵妃服用阿胶后，果然治好了"血症"，并生一男婴，这就是后来的同治皇帝。于是，咸丰皇帝大悦，赐给四品官服黄马褂、进宫手折等物，并凭手折进宫，向皇帝进贡阿胶。此后，清廷又派四品大臣来东阿监制"九朝贡胶"。

4. 民国时期的阿胶获奖

阿胶在 1915 年获得巴拿马国际博览会金奖；获 1919 年南京国民政府卫生部甲质奖状；1933 年实业部国货陈列馆 3 周年纪念会上获奖状和全国出口货品超等奖。至此，阿胶的声誉誉满全球，阿胶道地药材产地地位得到了确立。

5. 新中国成立后的阿胶产业发展

新中国成立前，由于长期战乱，经济落后，人民生活贫困，阿胶虽有优良的保健医疗价值，但也只能金埋深土，整个产业日渐衰败，各个作坊惨淡经营，几千年的历史文化遗产濒临失传。新中国建立后，为阿胶业带来了发展的生机与活力，特别是改革开放以来，国家社会稳定，经济发展，人民生活水平不断提高，为阿胶的应用提供了巨大的发展空间；国家扶持中医药发展的政策，为阿胶事业壮大提供了良好的发展环境。阿胶生产先后摆脱了手工作坊生产，实现了机械化工业生产、自动化生产，其经营方式引入现代管理模式——实现股份制经营，阿胶产业迅速发展，阿胶成为中药大品种范围，产业规模不断扩大，阿胶及其制品总产值达到百亿元以上，呈现出勃勃生机。

书写阿胶的发展史，不得不提到两个人——那就是刘维志、章安夫妇。

20 世纪 70 年代以前，阿胶生产完全是手工作坊式的，生产工具主要有泡皮缸、切胶工具、直火加热铁锅、晾胶床、脚踏式切胶机等简陋的生产工具。东阿阿胶厂刘维志先生于 21 世纪 70 年代研制出了洗皮机、蒸球化皮仪（彩图 4）化皮新工艺，是一个历史性的突破，提高了工作效率 30 倍、节约能源 41%，由国家推广到全国各地的阿胶企业来使用，迅速提高了整个产业的技术水平、效率和效益。1985 年，又将空调制冷技术应用在晾胶工艺上。现在，山东东阿阿胶股份有限公司已先后应用仓库空调系统，电脑控制生产系统车间，经不断完善、改进目前阿胶生产设备，基本实现了现代化生产模式。即电脑控制蒸球化皮、离心分离、三效蒸发器蒸发、浓缩罐浓缩、夹层锅熬胶打沫、提纯、凝胶、切胶、晾胶、擦胶、包装等。

《阿胶生产工艺规程》和《阿胶生产岗位操作法》是我国唯一一部系统描述阿胶生产工艺的章程，是原山东东阿阿胶股份有限公司总经理章安于 1981 年撰写完成的，被列为国家级保密工艺。现存 2 部，一部在国家保密局存放，另外一部在山东东阿阿胶股份有限公司存放。

1950 年，赵福茂试验成功用煤炭代替木柴熬胶；1975 年前后，刘维志发明蒸球加压滚动提汁新工艺；1985 年，又把空调制冷技术应用在晾胶上，发明恒温恒湿的晾胶新技术等。1995 年前后，国家对医药企业管理规范化，推广现代医药企业管理规范和现代企业管理制度，极大促进了阿胶生产企业的发展和技术进步，到 90 年代末，所有药用阿胶制造企业均实现 GMP 达标认证。以山东东阿阿胶股份有限公司为代表的阿胶企业完成股份制改造并成为股份制上市公司。目前山东东阿阿胶股份有限公司已成为全国中药企业五十强、全国医药企业百强、最具投资价值医药上市公司十强、国家综合性新药研发技术大平台（山东）产业化示范企业、国家中医药管理局中医药文化教育基地、国家胶类中药标准制定者；东阿阿胶品牌被评为中国十大最具历史文化价值品牌、中国行业标志性品牌，其品牌价值高达 78 亿；东阿阿胶三次荣获国家质量金奖、三次荣获山东省科技进步一等奖、1991 年获传统药长城国际金奖、2009 年获山东省首届省长质量奖、2010 年获上海世博会联合国千年金奖、2013 年获首届中国质量奖提名奖。

第五节　阿胶文化与传承

1. 中国冬至阿胶滋补文化节与非物质文化遗产

2008 年 12 月 21 日，2008 中国冬至阿胶滋补文化节成功举办，东阿阿胶制作技艺被国务院列入国家首批非物质文化遗产扩展项目名录。

按照相关规定，非物质文化遗产项目要有代表性、杰出性，具有扎根于相关社区的文化传统，世代相传且具有鲜明的地方特色，同时要具有见证中华民族文化传统的独特价值，对维系优秀民族文化传承具有重要意义。国家非物质文化遗产保护工作委员会委员柳长华认为：东阿阿胶制作技艺列入国家首批非物质文化遗产扩展项目名录在于该项目具有独特的工艺、原料、水源、产品特征和深厚的历史文化价值和经济价值。东阿阿胶有着近三千年的发展史，所承载的民族文化内涵底蕴极其宽广丰厚，特有地理环境与水质、长期探索积累而形成的精湛技艺、历代医家的研究应用、数千经典验方、卓越的养生医疗价值，如养生、进补、民俗以及江浙沪的膏方、广州的煲汤等已与民众的生活融为一体。特别是东阿阿胶在列入国家非物质文化遗产之后，对于依照国际法保护东阿阿胶这一传统瑰宝的知识产权，提高品牌知名度，开拓国内国际市场都具有非常现实的、潜在的社会与经济价值。

对东阿阿胶这一国家非物质文化遗产，要以恢复阿胶的"补血圣药"和"滋补上品"的历史地位为衡量标准，通过建立阿胶古方、传统技艺生产线、代表性传承人和健在的老炼胶工带徒等方式，使阿胶制作工艺世世代代传承下去；通过恢复阿胶历史传统品种和开发古代经典验方使其得到合理利用，通过建立养驴基地，以肉谋皮，开发驴肉产品等措施保护相关资源；通过博物馆巡回展、健康讲座、义诊等形式使阿胶的医药、养生、补血、美容、滋补、膏方、煲汤文化进入城乡社区和国外，借助国家中医治未病工程的平台在 10 余个省市，通过名医、名院、名科、名店将阿胶免费送到不同地域、不同人群、不同需求的消费者手中，在改变人们对阿胶价值的消费认知的基础上，使阿胶的养生保健大众化、个性化、地域化。

山东东阿阿胶股份有限公司搜集整理了阿胶古代经典验方和民间验方3200 多个，这些验方主要集中在血证、风证、妇科病、肺系疾病、温病及杂证等诸多方面，其中治未病的膳食养生方有 120 余个。先期锁定补血止血、滋补保健、美容养颜三大方向，而且已初步选定百余个经典验方，并将按照药食并举、以食为主的原则，逐步使其产业化。

山东东阿阿胶股份有限公司自 2007 年开始恢复古法炼制九朝贡胶技艺后，每年冬至都将举办中国冬至阿胶滋补文化节。在农历冬至子时，取阿井至阴之水、用整张纯正乌驴皮、桑木柴，历经九天九夜炼制九朝贡胶。九朝贡胶是过去东阿县专门用来进贡朝廷的传统名贵品种，需要当地县官监督炮制。如今，黄透如琥珀，光黑如瑿漆，质硬而脆，断面光亮，酷似工艺品的昔日皇家贡品也重现于当代。

中国冬至阿胶滋补文化节期间，东阿阿胶在浙江、上海、南京、北京等地开展养生咨询活动，开展代顾客熬胶、代顾客打粉等业务，在公司已研究搜集的 3200 多个阿胶验方中筛选出 100 个向消费者宣传推介，不仅满足了各地阿胶、复方阿胶浆等人们熟知的名牌产品市场供应，同时还大力推广集文化元素和江南消费习惯于一体的美容养颜食品桃花姬阿胶糕、方便服用的新剂型阿胶原粉、利用古代经典验方开发的阿胶补血膏等新产品，并向社会做出阿胶 100% 纯正驴皮炼制、欢迎监督的承诺。

过去企业只把阿胶当作产品来经营，仅仅注重生产过程管理，唯独没有把阿胶当作国家级非物质文化遗产和文化瑰宝来对待，结果是仅仅留住了部分忠诚消费者，而更多的人对阿胶文化很茫然，致使阿胶的价值被埋没。现在，阿胶企业普遍启动了滋补上品历史地位的阿胶价值回归工程，让消费者知情并选择得到包括产品、文化在内的更多价值。于是，将杨贵妃养颜用阿胶、朱熹孝母劝服阿胶、慈禧因阿胶而喜得贵子等历史故事变成图片、展板、光盘和流动式阿胶博物馆而走进城乡、社区，甚至远播国外。

2. 从膏滋文化到阿胶保健养生

我国具有千年历史的膏滋文化，使阿胶在治未病和滋补保健方面得以大展风采。

阿胶作为膏方的主要原料和基质，有着悠久的应用历史，这也是中医药特色文化之一。经过长期的实践证明：阿胶疗效确切，又可以延缓衰老、保健强身。最为典型的当属在我国江南一带民间每年秋冬季广泛服用的自制保健品——阿胶膏。每到天气渐凉之时，人们便把阿胶作为首选主料，用黄酒浸泡至软化，配以核桃仁、黑芝麻、桂圆肉等辅料熬制成膏状，装于罐内，定时食用。阿胶与核桃仁、黑芝麻、桂圆肉等相互协同，相得益彰，在养血、补肾的同时，可润五脏、强筋骨、益气力、乌发养颜、润肠通便，通过对人体全身脏腑、经络的整体调理，共奏濡养机体、祛病强身、延年益寿的保健功能。阿胶膏男女皆宜，尤其适用于中老年人及久病血虚、各种出血、肺燥干咳者等人群服用。

中医专家指出，对于专供男人补肾服用的膏滋也应注意到阴阳平衡，在补肾阳之时需配以补肾阴之品，称其为"阴中求阳"。如鹿角胶配阿胶、仙灵脾合阿胶等均是此意，可以起到平衡阴阳、相得益彰之妙。

传统中医认为，"上医治未病"，这与当前"改变人体亚健康状态"的观念不谋而合。而现代研究也发现，阿胶的基本成分为胶原蛋白的降解产物，含有十八种氨基酸，其中包括人体必需而自身又不能合成的八种氨基酸，同时还含有对人体有益的多种微量元素和硫酸皮肤素等成分。这些成分，正是阿胶能增强免疫功能，改变人体亚健康状态的物质基础。尤其对于因肿瘤放化疗患者造成的免疫功能低下具有非常显著的作用。此外，阿胶对于中老年人预防和改善骨质疏松及少年儿童补钙并促进生长发育等方面也具有非常好的应用价值。1935 年，国立南京药学院著名的药理学家倪章淇教授首次采用西方药效学实验方法，在德国人的实验室里对阿胶进行了实验研究，其中有一项研究是对阿胶功效的意外发现。倪教授通过给狗服用阿胶和钙剂，通过测定钙氮口服量与粪便排量，确定阿胶对钙的吸收利用具有促进作用，可以促进钙平衡与正氮平衡。这一作用后来被载入了《中药大辞典》。

第三章　阿胶的原料及辅料

第一节　驴皮的选择

1. 驴的概况

别名：毛驴、家驴。

属脊椎动物门 *Vertebrata*，哺乳纲 *Mammalia*，奇蹄目 *Perissodactyla*，马科 *Equidae*。

驴为我国的主要役用家畜之一，一般体重 200kg 左右，头大，眼圆，耳长。面部平直，头颈高扬，颈部较宽厚，肌肉结实，鬣毛稀少。四肢粗短，蹄质坚硬，尾基部粗而末梢细，体型呈长方形，毛色以黑色、灰色为主。

主要食物为禾草类植物。

在我国役用驴种中，尤以德州黑驴为佳，其体格健壮，抗病力强，遗传性好，繁殖能力优良。

驴肉是宴席上的珍稀佳肴，其肉质细腻味美，素有"天上龙肉，地上驴肉"之美誉。意大利科学家 P. Polidori 测定，每百克驴肉中含蛋白质 22.8g，脂肪 2.02g，钙 8.65mg，钾 343.7mg，磷 212.9mg，铁 3.8mg，锌 3.67mg。根据对比研究，驴肉蛋白质含量比牛肉、猪肉都高，是典型的高蛋白、低脂肪食物。驴肉有补血益气、除烦息风等功能，是理想的保健食品。驴皮是制造名贵中药阿胶的重要原料。

2. 品种介绍

我国疆域辽阔，养驴历史悠久。驴可分大、中、小三型，大型驴有德州黑驴、关中驴、泌阳驴三种，体高在 130cm 以上；中型驴如辽宁驴，体高在 110～130cm 之间；小型驴俗称毛驴，以华北、甘肃、新疆等地蓄养者居多，其体高在 85～110cm 之间。

（1）德州驴（彩图 5）

为目前东阿阿胶主要原料驴种，故详细介绍。德州驴是我国优良的大型良种驴，原产于华北和冀中平原沿渤海各市县，以山东省的无棣、沾化、阳信、庆云和河北省的盐山、南皮县为中心产区，以德州为集散地，故称为德州驴，又称"无棣驴"。与德州驴产区相连的冀东平原（沿渤海南皮、盐山和黄骅等县市的黄河冲积平原）、与德州驴产地的自然和社会经济条件基本相似，也以产大型驴著称，当地称之为渤海驴。

产区地处黄河、海河下游的鲁北冲积平原，海拔 5～10m，气候温和，年平均气温 12℃，无霜期 200 天左右，年均降水量 650mm，农业发达，盛产小麦、杂粮和其他经济作物。水草茂盛，饲养条件较好，当地农民重视饲养管理和选种选配，从而不断提高了德州驴的质量。

体型外貌：德州驴体型高大，结构匀称，侧面观略呈正方形，头颈躯干结合良好。体质紧凑、结实，皮薄毛细。公驴前躯宽大，头颈高扬，眼大嘴齐，有悍威，鬐甲偏低，背腰平直，尻稍斜，肋拱圆，四肢有力，关节明显，蹄圆而质坚。毛色分三粉（鼻周围、眼周围、腹下粉白）和乌头（全身毛为黑色）两种，各表现出不同的体质和遗传类型。前者体型结实，头清秀，四肢较细，肌腱明显，体重较轻，动作灵敏。后者全身各部位均被粗毛，头较重，颈粗厚，鬐甲宽厚，四肢较粗壮，关节较大，体型偏大，为我国现有驴种中的"重型驴"。其体高一般在 130cm 以上，最高的可达 155cm，平均体尺见表 3－1。

表 3－1　德州驴平均体尺

性别	匹数	体高（cm）	体长（cm）	管围（cm）
公	123	136.4	149.2	16.5
母	677	130.8	143.4	16.2

生产性能：生长发育快，公、母驴驹 1 岁时体高和体长可分别达到成年驴的 90% 和 85%，两岁时可分别达到成年驴的 100% 和 95.7%。性成熟早，12～15 月龄性成熟，2.5 岁开始配种。母驴一般发情很有规律，终生可产驹 10 头左右，25 岁好驴仍有产驹者；公驴性欲旺盛，在一般情况下，射精量为 70mL，有时可达 180mL，精液品质好。作为肉用驴饲养屠宰率可达 53%，出肉率较高。

德州驴抗病能力强，耐粗饲，可舍饲也可放牧。选择优良种驴组群选育，一方面可向社会提供优质种驴，另一方面可培育生长快、产肉性能高的专门化肉驴新品种。

（2）关中驴

体形外貌：关中驴体型高大，结构匀称，略呈长方形。头颈高扬，眼大而有神，前胸宽广，肋弓开张良好，尻短斜，体态优美。90% 以上为黑毛，少数为栗毛和青毛。

生产性能：在正常饲养情况下，幼驴生长发育很快。1.5岁能达到成年驴体高的93.4%，并表现性成熟。3岁时公母驴均可配种。公驴4～12岁配种能力最强，母驴终生产5～8胎。多年来，关中驴一直是小型驴改良的重要父本驴种，特别是对庆阳驴种的形成起了重大作用。

（3）晋南驴

体型外貌：体型呈长方形，外貌清秀细致，是有别于其他驴种的特点。头清秀，大小适中，颈部宽厚，背腰平直，尻略高而斜，四肢细长，关节明显，肌腱分明，前肢有口袋状附蝉，尾细长似牛尾。皮薄而细，以黑色带三白为主要毛色。此外，还有一种灰色大驴。

生产性能：据测定，老龄淘汰驴平均屠宰率为52.7%，净肉率39%。

（4）广灵驴

体型外貌：体型高大、骨骼粗壮、体格结实、结构匀称、耐寒性强。驴头较大、鼻梁直、眼大、耳立、颈粗壮，背部宽广平直，前胸宽广，尻宽而短，尾巴粗长，四肢粗壮，肌腱明显，关节发育良好，管骨较长，蹄较小而圆，质地坚硬，被毛粗密。被毛黑色，但眼圈、嘴头、前胸口和两耳内侧为粉白色，当地群众叫"五白一黑"，又称黑化眉。此外，还有全身黑白毛混生，并有五白特征的，叫做"青化黑"，这两种毛色的驴均属上等。

生产性能：其繁殖性能与其他品种近似，但多在2～9月发情，3～5月为发情旺季。终生可产驹10胎，经屠宰测定，平均屠宰率为45.15%，净肉率30.6%。有良好的种用价值，曾推广到全国13个省区，以耐寒闻名，对黑龙江省的气候适应也较好。

（5）佳米驴（绥米驴）

体型外貌：体型中等，略呈方形，体格结实，结构匀称，眼大有神，耳薄而立；颈肩结合良，背腰平直，四肢端正，关节强大，肌腱明显，蹄质坚实。公驴颈粗壮，胸部宽，富有悍威。母驴腹部稍大，后躯发育良好，毛为粉黑色。因白色部分多少不同，当地又分为两种：一种是黑燕皮，全身被毛似燕子，仅嘴头、鼻孔、眼周及腹部为白色；一种是黑四眉，除具有黑燕皮特征外，腹下的白色面积较大，甚至扩展到四肢内侧，胸前、额下及耳根处，这种驴骨骼更粗壮、结实。

生产性能：2岁性成熟，3岁开始配种，每年5～7月为配种旺季，母驴多为3年2胎，终生产驹10头。公驴每次平均射精量为78.7mL，密度为每毫升2亿～3亿，活力为0.8～0.9。据测定，屠宰率49.2%，净肉率达35%。佳米驴对干旱和寒冷气候的适应性强，耐粗饲，抗病力强，消化器官疾病极少，也能适应黑龙江、青海等地寒冷气候。

（6）泌阳驴

体型外貌：体型中等，呈方形或高方形。结构紧凑、匀称，灵俊清秀，肌肉丰满，多双脊双背。背腰平直，头干燥，清秀，口方正；耳大适中，耳内中部有一簇白毛；头颈结合良好，腰短而坚，尻高宽而斜，四肢直，系短而立，蹄质坚实。毛色为三粉为主。

生产性能：1～1.5岁表现性成熟，2.5～3岁开始配种，发情季节不明显，但多集中于3～6月份，繁殖年限可达15～18岁，成年公驴每天采精或配种一次，平均射精量64mL，屠宰率可达50%左右。

（7）淮阳驴

体型外貌：属中型驴，体高略大于体长，体幅较宽，头略显重，肩较宽，高躯发达，中躯显短，呈圆桶形，四肢粗大、结实，尾帚大。红褐毛色驴还有体型较大，单脊单背和四肢高长的特点。毛以粉黑色为主，其次为灰色，纯黑色、红褐色。

生产性能：繁殖性能好，繁殖年限母驴可达15～18岁，公驴可达18～20岁，屠宰率可达50%左右，净肉率为32.3%。

（8）庆阳驴

体型外貌：体格粗壮结实，体长稍大于体高，结构匀称，头中等大小，耳不过长，颈肌肥大，胸部发育良好，腹部较大，四肢端正，关节明显，蹄大小适中而坚实，性情温顺，行动灵活，毛色以三粉为主，还有少量青色和灰色。

生产性能：1岁时就表现性成熟，公驴1.5岁配种时，就可使母驴受孕；母驴不到2岁就可产驹。幼驹初生时，公驴重约27.5kg，母驴重约26.7kg。公驴以2.5～3岁、母驴以2岁开始配种为宜，饲养得当可利用到20岁，终生可产10胎。屠宰率可达50%以上，净肉率35.7%。

3. 驴皮的选择

中药讲究"地道正出"，李时珍在《本草纲目》中如是说："以乌驴皮得阿井水煎成乃佳尔……真者不作皮臭，夏月亦不湿软。"驴虽举目即见，但却是"外国来宾"，而非中国土产。其中，黑驴来自阿拉伯之西奈半岛，褐色驴来自美洲之墨西哥。前者魏晋之时即已来华落户，后者却是明末清初才乘船而至（以上见《清稗类钞》卷十）。《名医别录》载："阿胶生东平郡，煮牛作之，出东阿。"说明此时的阿胶是用牛皮熬制而成的。宋代用皮则出现了驴皮，《本草图经》云："大抵以驴皮得阿井水乃佳耳……今时方家用黄明胶，多是牛皮。《本经》阿胶亦用牛皮，是二皮亦通用。"在明代，所用之皮更加广泛，并对皮质量的好坏有了评价。如《本草纲目》云："凡造诸胶，自十月至二三月间，用牛、水牛、驴皮者为上，猪、马、骡、驼皮者次之，其旧皮、鞋、履等物者为下。"《本草纲目》还有记载，阿胶是驴皮熬制所得，牛皮胶叫黄明胶，其他皮子的胶不得入药。后世由于牛作为农业耕种的主力，牛皮是军队铠甲的必备之物，又由于"牛皮胶制作不精"，故不堪用（《本草备要》）。清代以来，阿胶几乎均以驴皮熬制，甚至只用黑驴皮。而"贡品阿胶"有着更严格的制作要求，如熬制阿胶所用之驴皮，必须是黑色健驴，冬季取皮，在银锅内加阿井之水，并用金铲搅拌熬制而成。《中国药典》规定，阿胶的原料是马科动物驴的皮。

但由于现代的生产规模化及需求的激增，仅用黑驴皮为原料已远远不能满足市场需求，目前阿胶生产所用原料驴皮已采购自全国各地，甚至须从国外进口驴皮。高端产品则仍坚持传统，要求纯种黑色德州驴，冬至时节宰杀取皮，银锅金铲以阿井之水熬制。

阿胶是加工制成品，消费者无法从外观上看出原料的优劣，这就更要求生产者应具备职业道德及社会良知。驴皮质量有"五不要"原则：①有皮肤病的驴皮不要；②当年的驴驹子皮不要；③没有明显鉴别特征的皮不要（有些供货商把骡子皮也混入其中，因骡子耳朵小，所以将其头部截去）；④有霉斑的皮子不要；⑤化学物品处理过的驴皮不要。张张验收，层层把关，责任到人。

为了保障原料来源，目前山东东阿阿胶股份有限公司在山东的无棣、新疆伊犁和岳普湖、辽宁阜新等地建立了20多个大型的养驴基地。基地按GAP标准建设，保证了驴皮的质量，从而对保证阿胶的质量有重要意义。

第二节 水的选择

要做上等的阿胶，除了有优质的原料和现代工艺是不够的，还需要东阿独特的地下水，郦道元《水经注》记载："大城北门内西侧皋上有大井，其巨若轮，深六七丈，岁常煮胶以贡天府，本草所谓阿胶也。"沈括《梦溪笔谈》记载："东阿亦济水所经，取井水煮胶谓之阿胶，用搅浊水则清，人服之下膈、疏痰、止吐皆取济水性趋下、清而重，故以治淤浊及逆上之疾……"其中"济水伏流"乃指济水源远流长，伏行地中，涵至阴之气，始从千百眼井汩汩流出一事，用以比喻济水清而重也。东阿乃济水所经之地，以清重之水制滋阴生血之阿胶，可谓相得益彰。以后历代的医药学家都记录只有东阿井水熬制的胶才是真正的阿胶。

1980年，山东省水文地质勘测局联合山东大学对全国二十余处的熬胶用水进行了勘测。经勘测得知：东阿阿胶股份有限公司的熬胶用水与阿井水属于同一水系，都是由泰山与太行山脉的地下溶水汇集而成的，阿井属于浅水区，熬胶用水属于深水区，两种水的比重分别为 1.0038 和 1.0036，比全国其他地方的熬胶用水的每立方米重 3.8kg，主要原因是经过层层沙砾及岩石的过滤作用，产生了大量的矿物质及微量元素，水含锶很多，在水面放硬币，硬币不沉。阿胶是采用驴皮中的胶原蛋白水解浓缩而成的，驴皮分三层，上下表皮角质层相当于人的毛发与指甲，中间的一层是胶原层，熬胶时，比重大的水有助于杂质的提纯和阿胶药效的发挥。

2011 年 12 月 10 日，在东阿县举办的中国冬至阿胶文化节开幕式上，中国科学院研究员宋献方发布东阿水质检测报告，东阿地下水有七大特征：

（1）东阿地下水含有适量的矿物质，非常适合阿胶的炼制，且有一定的保健效果。

（2）东阿地下水是天然的弱碱性水，pH = 7.39，有调节新陈代谢、消除酸性废物、预防疾病等作用。

（3）东阿地下水硬度比较适中，达到地下水Ⅱ类标准，高于一般生活饮用水标准（地下水Ⅲ类）。

（4）钾元素含量丰富，有维持心肌和神经肌肉应激性的作用；同时钠离子含量相对较低，在一定程度上可起到预防心脏病的保健作用。

（5）镁元素含量非常丰富（Ca^{2+}/Mg^{2+} 约 3/1），镁可以激活人体内各种酶系统，对于维护胃肠道和激素的功能具有一定作用。

（6）富含对人体有益的锌、铁、矾、锰等微量元素。

（7）东阿地下水偏硅酸含量较高，有利于促进胶原合成，预防心血管疾病。

以上七大特征的东阿地下水对东阿阿胶的炼制和保健效果的发挥具有非常关键的作用。宋献方还就水的形成做出了明确说明，东阿水的汇聚是来自泰山方向的水占 35%、来自黄河方向的占 46%、来自太行山山脉的占 19%。两山加一河，特殊的自然地理环境造就出东阿地下水特殊的作用。而山水宝地，又造就了底蕴深厚的阿胶文化。报告最后指出，水资源保护至关重要，希望各级政府高度重视东阿地下水的保护。

第三节　辅料的选择

1. 冰糖

中医认为，冰糖具有润肺、止咳、清痰和去火的作用。也是泡制药酒、炖煮补品的辅料，主要成分为蔗糖。功效补中益气，养阴生津，和胃润肺，止咳化痰。味甘、性平、无毒，入肺、脾经。主治：肺燥咳嗽，干咳无痰，痰中带血。用于肺燥、肺虚、风寒劳累所致的咳喘、小儿疟疾、噤口痢、口疮、风火牙痛。

冰糖在汉代已有生产。冰糖以纯净、杂质少、口味清甜、色白透明的质量最好，半透明者次之。阿胶中加入冰糖，能起到增加透明度和硬度的作用，同时有矫臭矫味的作用。

2. 油类

通常采用花生油、豆油、麻油三种。质量以纯净无杂质的新制油为佳。

花生油由 20% 饱和脂肪酸（其中含软脂酸、硬脂酸和花生酸等饱和脂肪酸 19.9%）和 80% 的不饱和脂肪酸（其中含油酸 41.2%、亚油酸 37.6%）所组成。此外，还含有甾醇、麦胚酚、磷脂、维生素 E、胆碱等。碘价 80～110，属于干性油。

豆油中含棕榈酸 6%～10%、油酸 25%～36%、硬脂酸 2%～5%、亚油酸 50%～60%、花生酸 1%～3%、亚麻油酸 5%～9%。中医认为，豆油具有润肠通便、驱虫解毒的功效。豆油中含有大量的亚油酸，而亚油酸是人体必需的脂肪酸，具有重要的生理功能。幼儿缺乏亚油酸，皮肤会变得干燥、鳞屑增厚，发育生长迟缓；老年人缺乏亚油酸，会引起白内障及心脑血管病变。

麻油是从胡麻科植物脂麻种子中榨取的脂肪油，药剂中通常作为润滑剂及赋型剂。内服可润肠、润肺；外用可作为软膏及硬膏基质；外敷可治疗烫伤、烧伤、疮等。麻油中主要成分为不饱和脂肪酸，占 85%～90%，油酸和亚油酸各占 50%，因为麻油中含有一种天然抗氧化剂——芝麻素，所以其特点是稳定性强，易保存。麻油中还含有蛋白质、维生素 E、卵磷脂、钙铁等微量元素。

阿胶中加入油类的目的是降低胶的黏度，便于切胶；且在浓缩收胶时，锅内气泡容易逸散。

3. 黄酒

黄酒的主要成分除乙醇外，还含有 18 种氨基酸，其中的 8 种氨基酸，在黄酒中的含量比等量啤酒、葡萄酒多一至数倍。黄酒还含有糊精、麦芽糖、葡萄糖、脂类、甘油、高级醇、维生素及有机酸等成分。此外，黄酒中维生素 B_1、B_2、尼克酸、维生素 E、锌、镁、硒的含量均较高。

阿胶制作过程中加酒的目的是矫臭矫味，同时浓缩出胶前，在搅拌下加入黄酒，利于气泡逸散。

第四章　阿胶的生产过程

第一节　阿胶传统制备工艺

《本草蒙荃》载："文火渐进熬就。"《本草乘雅半偈》载："煮法，必取乌驴皮，刮净去毛，急流水中浸七日，入瓷锅内，渐增阿井水煮三日夜，则皮化，滤清再煮稠，贮盆中乃成耳。"阿胶生产技术的发展是一个漫长的历史过程。新中国建立之前，阿胶生产是东阿县一带农民的家庭副业，在东阿县城一带农村，村村点火，户户熬胶，因此东阿县成了有名的阿胶之乡，传统工艺（图4-1、彩图6）流传至今。

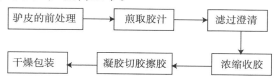

图4-1　阿胶传统制作工艺流程图

阿胶在10月份至来年3月份适宜加工，将驴皮浸入清水内2~3天，使其软化后取出，刮去驴毛，切成小块，用清水洗净，放入沸水中煮约15分钟，至皮卷起时取出，放入另一有盖锅中加水至浸没驴皮，煎煮约3天，待液汁稠厚时取出，加水再煮，如此反复5~6次，直至大部分胶质都溶出为止。将所得液汁用细铜丝筛过滤，滤液中加入少量白矾粉搅拌，静置数小时，待杂质沉淀后，收取上层溶液加热浓缩。在出胶前2小时，加入矫臭剂及矫味剂（1000斤驴皮加黄酒7.5斤及冰糖15斤），出胶前半小时加入豆油（1000斤驴皮加15斤油），以降低胶的黏性。熬至用铲挑取黏成一团不再落入锅中时即可出胶。放入木盘中（预先涂搽豆油以免粘连）待胶凝固，取出并切成小块。块长10cm，宽4~4.5cm，厚1.6cm或0.8cm。置网架上晾，每隔2~3天翻动一次，以免两面凹凸不平，7~8天后整齐地排入木箱中，密闭闷箱并压平，待外皮回软时再取出摊晾，干后再闷，再晾干（也可用鼓风干燥法干燥）。在包装前用湿布拭去外面膜状物，即为成品。

过去，由于阿胶是采用驴皮的真皮层（胶原蛋白）熬制而成的，所以要把表皮层和脂肪层去掉。先从泡皮开始、然后洗皮、晾干、刮毛（去掉表皮层），然后铡成小块，放到锅内化皮、打沫（把杂质提取出来）、提纯、浓缩，最后放到凝胶箱内凝胶、切胶、晾胶。其中古书中提到凝胶、晾胶这两个工序，只有每年的十月份到来年的二三月份才能进行，因此，夏季是不能生产阿胶的。

如今，使用微波和空调技术，温度常年保持在20℃左右，实现了全年均可生产阿胶的愿望。而擦胶、包装则使用机械化生产和微机自控化程序。阿胶传统工艺作为中药古方制作技术中的一枝独秀，博得参观者的青睐。古方生产线设计方案和选址已由东阿阿胶组织多方专家历时3年完成，这条生产线建在东阿县东阿阿胶养生文化苑内，采用金锅银铲的古典生产方式，让健在的老熬胶工亲自出马带徒，经过99道工序，全部按古方手工操作，从每一头毛驴的筛选，到用料、用水等每一道工序的操作均严格规范，编号登记。整条生产线用一年多的时间建成并投产，除生产少量极品阿胶外，还供游人观赏，以展示东阿阿胶文化和传统技艺。该项目发起者为国家级非物质文化遗产——东阿阿胶制作技艺传承人秦玉峰先生。有关专家评价说："阿胶文化作为非物质文化遗产，在中医药中最具代表性，挖掘、保护、开发的潜力极大。阿胶为什么产生在东阿县，为什么用驴皮，为什么有近3000年经久不衰的历史？说明阿胶绝不是自然形成的，而是祖先有意识的发明和长年经验积累的结果。""在东阿县有曹植墓、药王庙，药王庙里供奉着天皇、地皇、人皇和扁鹊、张仲景、华佗、孙思邈等十大名医的全石雕塑，这本身就是个重大研究课题，说明阿胶的产生不是孤立的。"此外，东阿阿胶股份有限公司将中医古籍中收载含阿胶的3200多首验方，进行分析、研究、运用，使阿胶事业发展成为文化大产业，为人类的健康长寿作出贡献。阿胶文化涵盖了中医药学、史学、古典文学、哲学、养生、保健等多学科内容，传统制作工艺仅仅是阿胶文化的一个组成部分。阿胶文化很有可能率先随同中医药文化进入世界非物质文化遗产名录。

附：阿胶传统生产术语

（1）冬板、春秋板、伏板
专指不同季节剥取的驴皮。冬季剥取的驴皮叫"冬板"，质量最好；春秋季剥取的驴皮称为"春秋板"，质量次之；夏季剥取的驴皮称为"伏板"，质量最差。

（2）打沫（又叫提沫）
专指阿胶制备中除去杂质的过程。当胶液达到一定浓度时，便兑入适量的生水，胶液稀释后用武火熬至沸，再用文火缓缓加热，这样胶液内轻浮及细微的杂质便与水中的金属离子结合成比重较小的络合物悬浮于液面，由锅边向中央聚集。等上浮的杂质聚于锅中央时，用打沫瓢和打沫刀将此上浮物取出，这一操作过程称为"打沫"。一般1小时左右打沫一次。

（3）挂珠

胶液浓缩至一定程度后，用胶铲挑起，胶液呈连珠状流下，这种现象称之为"挂珠"。此时胶液流动的速度很慢，可根据胶液流下的速度快慢，判断含水量。

（4）砸油

是指胶液中加入植物油后，将胶液与油类进行混匀的过程。即胶液中加入油类后，用出胶勺将加入油类的胶液舀起，再用力将其砸入锅中与锅中胶液混合，使加入的油类均匀地分布在胶液中。

（5）吊猴

胶液浓缩至一定程度时，用胶铲挑起，胶液则悬吊于胶铲上形如猴状，称之为"吊猴"。

（6）发泡（又叫发锅）

胶液浓缩至一定浓度，辅料加完后，文火加热一段时间，在胶液表面将鼓起较大的气泡，如馒头状，俗称"发泡"。

（7）醒酒

胶液加入绍酒并浓缩到一定浓度后，或胶锅中出现"发泡"现象即将要出胶时，停止加热，使锅内的热气自然逸出，胶液内无油泡、气泡，这个过程称之为"醒酒"。

（8）挂旗（又叫挂铲）

胶液浓缩至一定程度后，用胶铲挑起，胶液粘附于胶铲上呈片状缓缓坠落，这种现象称为"挂旗"。

（9）胶凝与凝胶

胶液熬成后，趁热倾入已涂有植物油的凝胶盘内，自然使胶液凝固成大胶块，此过程称之为"胶凝"，所得到的固体胶称之为"凝胶"，又叫"胶坨"。

（10）开片

将胶坨切成一定规格小胶片的过程，称之为"开片"。手工操作要求刀口平，一刀切过，以防出现刀口痕迹。

（11）闷胶（又称伏胶、瓦胶）

开片后的小胶片，在晾胶床上阴晾数日后，整齐地装入木箱内，密闭闷之，称之为"闷胶"。此过程包括瓦箱、立箱、倒箱、压箱、闷箱等。闷胶的主要目的是使胶片内部的水分向外扩散，以缩小胶片内外的水分差，同时通过闷胶达到整形胶片的目的。

（12）晾风

是指将瓦胶箱中经过"闷胶"的胶块拾出，摆放在晾胶床上，把胶块上已闷出的水分挥散掉的过程。

第二节　阿胶现代制备工艺

《中华人民共和国药典（2010 版）》阿胶制法项下规定：将驴皮漂泡去毛，切块洗净，分次水煎，滤过，合并滤液，浓缩（可分别加适量黄酒、冰糖、豆油）至稠膏状，冷凝，切块，晾干即得。一般阿胶制作工艺可分解为：原料炮制→提取胶汁→澄清过滤→浓缩出胶→凝胶切胶→晾胶→擦胶印字→灭菌→包装入库。整个过程至少需要 49 个工序，计 40～60 天才能完成。

1. 原料炮制

所有工业生产企业为保证产品质量稳定，对原料的质量都有一定的要求，阿胶也不例外，其生产用原料驴皮的质量标准，首次收载于《山东省药材标准（1995 年版）》中，各阿胶生产企业按驴皮质量标准的要求采购和生产阿胶。但驴皮的来源不同，驴的宰杀季节各异，即使符合驴皮质量标准的皮子，也存在着差异。因此，必须首先进行炮制处理，才能进行后续的加工生产。驴皮炮制处理的目的：使皮子均匀一致，以便于工艺操作条件的统一，保证产品的质量；将驴皮进行洁净处理，保证投料准确，根据皮料的块度规格制定出最适宜的工艺标准；确定物料输送形式及设备，为提高产品的质量、缩短生产周期创造有利条件。原料炮制是将驴皮浸泡进行前处理的过程，包括挑拣、称重、泡皮、去毛、切皮、洗皮、掇皮。

（1）挑拣

按照驴皮的质量标准，将皮料进行分类整理，并挑拣出其中的杂质，如木屑、铁器、石块、草根、树叶及杂皮等。将驴皮和杂质分类堆放、处理。

（2）称重

将挑拣合格的驴皮进行计量、称重，按计划投料量将准确称重的驴皮投入泡皮池内。

（3）泡皮

向投有驴皮的泡皮池中加入水，一般加水的量为高出驴皮表面 10cm 以上（以淹没驴皮为度），浸泡驴皮 5～7 天，每天换水 1～2 次，至皮泡透。

泡皮的目的：一是将驴皮泡透，便于切制、清洁等工序的操作；二是在泡皮的过程中，通过换水，翻动驴皮，对原料进行预处理，使附着在驴皮表面上的杂质去掉，达到洁净的目的；三是通过漂泡，将驴皮在贮藏过程中产生的部分挥发性碱性物质除去，提高阿胶的内在质量。

泡皮的注意事项：此工序在操作过程中，应特别注意加水量、换水次数和浸泡的时间。加水量不足，会使驴皮泡不均匀，影响后续工序的操作；长时间不换水也会使驴皮腐烂变质。浸泡时间过短，驴皮泡不透；而时间过长，则会发生腐败现象。

泡皮工序的优点：一是用水作溶媒，安全，经济；二是不加入化学物质，保持原物质的特性；三是不需要复杂的生产设备，操作简单；四是成本低。

泡皮工序的缺点：操作周期长，工艺落后，生产环境差。

建议改进的方法：用浸灰法、浸酸法、浸盐法、浸酶法等。

（4）去毛

将泡透的驴皮置于刮毛架上，用刮毛刀将驴皮上的毛刮尽。目前，阿胶生产企业一般采用传统的刮毛工艺。

去毛工序的优点：保持了传统的阿胶生产工艺。去毛工序的缺点：一是费时费力，劳动强度大，生产环境差；二是由于刮毛时只将驴皮背上的毛刮除，而其他部位上的毛则不易去除，同时还会将驴皮上的胶质刮去而降低出胶率；三是此种工艺与现代化的生产设备格格不入，应及早改进。

建议改进的方法：滤过去毛、酶法脱毛、灰法脱毛、盐碱脱毛、氧化脱毛等。

以下简要介绍两种方法：

滤过去毛方法：将驴皮浸透、切块、洗净后，直接投入掇皮容器（如蒸球）内，加入规定量的碱面，加水加热掇皮，至驴皮打卷时，放出掇皮的碱液，加水洗至驴皮干净即得净皮。然后将净皮装入提取容器中加水加热提取，等胶汁提出后，通过过滤的方法将驴毛去掉。此种方法的优点：一是成本低，便于操作；二是不加化学物质，阿胶的成分没有改变；三是将驴皮带毛一起提取，较刮毛工艺易于滤出胶汁；四是没有刮毛现场，改善生产环境，提高洁净程度。

酶法脱毛方法：将驴皮浸没于约等量的1%漂白粉水溶液中，于30℃左右浸泡5~10天，至充分膨胀（腹部皮质较软，背部较坚硬，可分别处理）。取出水浸皮，洗净漂白粉，移入等量的1.2%氢氧化钠溶液中，在28℃~30℃浸泡脱脂1~2小时。脱脂皮用水洗到中性，移入带搅拌浆的容器内，加约等量水，必要时调节水的pH值至6.5~7.5，温度40℃~43℃，再按每

50kg 水加入 40000U/g 的 1398 蛋白酶 300g，保温搅拌脱毛 2 小时。将去毛的驴皮洗净，切块，备用。酶脱毛法对驴皮损伤少，周期短，并可改善劳动和卫生条件，减轻劳动强度。

（5）切皮

阿胶生产工艺中的切皮，是将泡透去毛的驴皮置于切皮架上，用刀将皮料切成边长为 40cm 左右的方块。或将泡透去毛的驴皮置于切皮机内，用切皮机切成一定规格的小块。

将整张的大驴皮事先进行切碎的好处有：一是经切碎的驴皮，体积减小，利于充分提取，可大大减少胶渣的比例，提高出胶率，降低皮料的损耗；二是由于驴皮表面积的增加，有利于物理作用（如吸水膨胀）和化学作用（如碱水掇皮）的进行，使反应速度加快；三是由于体积的缩小，为装卸搬运、提升运输及输送物料的管道化都创造了有利的条件；四是由于体积的缩小，原料的容量增加，使生产设备如提胶罐的容量相应减少，可提高设备的单位生产能力。

但皮块也不能切得太小，以免造成不必要的物料损失和增加单元操作的负担。

此为传统工艺，有些阿胶厂已对此工艺进行了改进。如将干驴皮进行切块后，再进行以后步骤的操作。但由于干驴皮是非常坚韧的，需要锋利刃口的刀板才能将其切断。在明胶生产企业，目前已有成熟的切皮机，如圆刀纵向切皮机、剁皮机、纵横刀联合切皮机、卧式螺旋切皮机等。切干皮的优点有：一是切皮后驴皮体积缩小，便于贮存和保管；二是驴皮体积缩小，充分利用泡皮池，相对地扩大了泡皮池的生产能力；三是驴皮体积缩小，加快泡皮的速度，提高生产效率。其缺点是：由于驴皮入库时已经被切碎，因而给药监工作带来困难，不利于药监部门对驴皮质量的监督管理，同时也会使一些不法生产者钻营，将杂皮切碎，混入已切碎的驴皮中，以次充好，以假乱真。

（6）洗皮

将切制的驴皮置洗皮池中，加水，洗涤，至驴皮洗净为止，捞出，备用。

（7）掇皮

将泡透、切块、洗涤的驴皮，投入已清洁的掇皮容器（如蒸球）内，加入一定量的碱面和一定比例的水，通入蒸汽加热，至驴皮打卷时，放出碱液。然后继续加水，清洗至驴皮洁净为止，备用。

掇皮的目的是将驴皮上带有的脂肪及驴皮上皮层的角质成分去掉，以保证阿胶的质量。驴皮结构中所含的脂肪层及角质层部分都不是阿胶的有效成分，因而在驴皮化皮提取前，应将其彻底处理掉。

脱脂：顾名思义是脱去脂肪的意思，因为驴皮中含有少量的脂肪，脂肪对阿胶的生产有严重的危害，能使阿胶生产工艺过程的反应速度减慢，同时脂肪混入胶液内，可使其成为混浊不透明的乳浊液，使阿胶的理化指标受到影响，也会使胶内产生孔洞。因此，在整个生产过程中，必须将脂肪清除。

对于皮料的脱脂，除掇皮外，还可采用水力脱脂机进行。水力脱脂机是凭借水的涡流冲击及高速铁锤的打击作用，清除皮上层的脂肪污物，并能使皮纤维组织疏松、柔软，有利于在工艺过程中各种物理作用和化学作用的迅速进行，缩短处理时间，提高效率。水力脱脂时，原料和水同时进入脱脂机内，加料应均匀一致，不能忽多忽少。根据原料的性质、软硬程度及产品的质量要求，水力脱脂可进行一次，也可将几台水力脱脂机串联，连续脱脂 2 ~ 3 次。

2. 提取胶汁

阿胶的制备过程是一个有机整体，上述原料的炮制，对原料进行挑拣、浸泡、去毛、洗涤、掇皮等处理都是为了使原料驴皮达到适宜转化为阿胶产品的条件，而提取胶汁则要求最大限度地将原料中的胶原蛋白提取出来，并使之水解成降解产物（即阿胶溶液）。由于此时阿胶溶液中还会有一些杂质，这些杂质的存在将会影响到阿胶产品的质量，因此，还要经过一系列的后处理，诸如过滤、蒸发、提沫等过程。在阿胶生产中，如果说原料炮制处理是基础的话，那么提取胶汁则是关键的一环，而胶液的后处理则是对阿胶产品质量的保证。

提取胶汁的目的在于将驴皮进行分解，提出胶汁，将毛渣、角质层、脂肪层与胶原蛋白分离，便于下一步的阿胶制备。

提取胶汁的三个操作阶段：将上述洗净的驴皮准确称重，投入提取设备容器内；加水加热提取两次，滤取胶汁后；置于蒸发锅内，提取完毕后出渣。

胶汁提取目前有敞口提取、密封提取等方法，工艺各有优缺点。

（1）敞口提取（静态提取）

敞口提取是用敞口锅常压提取。此法是将切制的净驴皮置于敞口锅内，加入适量的水，加热化皮，提取胶汁，提取一定时间后，把胶汁滤出或撇出。

该法较原始，但由于设备结构简单，操作方便，因此至今仍有许多阿胶生产厂还在沿用。敞口锅制胶有两种基本形式，一种是自然对流型的、一种是强制对流型的。

自然对流型的胶锅，在锅内中部有对流筒，锅底设有蒸汽盘管，锅底还设有假底（篦子），以便排放胶液。该型锅是利用底部加热促使锅内溶剂和提出物的对流，由于自然对流是很缓慢的，故称之为"静态提取"。静态提取由于对物料和胶液都不给予外力的搅动，而让胶质自然溶出，这样提出的胶汁比较纯净，杂质少，易于后续工序的处理，生产的阿胶透明度好，但出胶慢，熬胶时间长。

强制对流型胶锅，通常是用泵作为胶液的锅外循环动力，也就是利用泵通过锅外的加热器，将锅内的胶液再从锅上面淋回锅内，从而提高了相对运动速度，加快了传质过程，因而出胶快，缩短了提胶时间。

敞口锅提取一般是采用分道式提胶的方法，即先在胶锅内放入一定量的热水（温度一般不超过熬胶温度），并将已处理好的原料投放到锅内进行翻动搅松，同时皮料因受热而收缩。该操作称之为"掇皮"过程，待掇皮结束后放掉掇皮水，然后由锅底部进水管加入事先加热的熬胶水。在一定的温度下经过自然对流或强制对流，胶原便渐渐水解而溶于水中，经过几十个小时，当胶水达到一定浓度时即可放出第一道稀胶液；再向锅内加入热水，继续提胶，这样反复多次，直至将原料中的胶原全部提取完全。

（2）密封滚动提取（动态提取）

密封滚动提取是用容器加压提取，在提取过程中，容器始终是运转着的。此操作过程是将处理好的驴皮置于洁净的容器内，密封，加水、加汽，滚动提取。

上面提到的敞口提取，不论是自然对流还是强制对流提取，皮料在提胶锅内都是相对静止不动的。而密封滚动提取则恰恰相反，皮料在锅内始终是运动着的。在该过程中，皮料与提胶热水逆流运动，在固液两相之间，不断缓慢地进行传质与传热，使皮料中的胶原与水共热，当胶原水解，达到一定程度后，放出胶汁，卸出毛渣，完成提胶。

此种方法的优点：一是提高了工作效率：密封提取新工艺减少了一次次进水、加热、放汁等繁琐手续，缩短了提取时间，提高了工作效率，比敞口锅化皮提高工效30倍以上。二是降低了煤耗：密封提取新工艺和敞口锅化皮工艺熬制1kg阿胶分别需要耗煤7kg、12kg，前者与后者相比，降低煤耗率41%。三是节约了原料：敞口锅化皮经历几十个小时后，仍不能将真皮层中胶原成分全部提尽。容器在密封提汁新工艺化皮提胶过程中不断转动，增加了固液两相接触，有利于传热与水解速率的提高，可在较短时间内将真皮层所含的胶原成分全部化为胶汁，提高了阿胶收胶率。容器排出的残渣全部是毛渣、碎表皮、皮下层及碎肉。每熬制1kg阿胶，旧工艺需要毛皮2.5kg，新工艺则仅用1.9～2.0kg。四是改善了劳动条件：敞口锅常压化皮过程中，投料、掇皮、抢锅、压毛、出渣等均是强体力劳动，且车间内蒸汽弥漫，生产环境差。采用密封提汁新工艺后，除投料一项尚未实现机械操作外，其余工作都是通过容器转动完成的，工人只需看压力表、流量计，操纵水、气阀门，启动电钮，大大降低了劳动强度，同时，车间的环境亦有较大改善。五是保证了产品质量：通过对两种工艺生产成品的黏度、灰分、氨基酸测定对比，证明新工艺生产的阿胶与旧工艺熬制的阿胶质量没有改变。

该方法的缺点：一是因为在提胶过程中提取容器一直在转动，会使胶液与杂质混悬在一起，因而给后续工序的处理带来困难；二是由于该工艺是高压提取，若工艺条件控制不好，可能会影响到提取胶汁的质量，进而影响到阿胶的最终产品质量。

（3）密封静态提取

密封静态提取是在密封动态提取的基础上改进而来。这种工艺方法是上述静态提取和动态提取的完美结合。基本方法：利用动态提取容器，按照动态提取的部分工艺参数和条件提取胶汁。但与动态提取不同的是，将动态提取工艺时容器的不断转动改进为间歇式转动；且将密封动态提取的压力进行调整。这样既保留静态提取和动态提取的优点，又克服了两种方法的缺点，是目前阿胶生产最理想的提取工艺。

（4）影响提取的因素

提取温度、提取时间、加水量是提取工序的三要素，它们的变化将直接决定着阿胶的质量。

①提取温度：温度越高，扩散越快，越有利于胶汁的提取。而且温度高会使角质蛋白水解，降低胶液中的水不溶物。但温度过高会使阿胶中的部分氨基酸产生脱羧脱氨反应，生成游离氨、低链烃胺和芳香胺等小分子碱性物质，这些物质大多具有毒性和异臭味，是挥发性碱性物质的主要来源。另一方面，温度过高易使阿胶的黏度受到影响，使胶块碎裂等。

②提取时间：提取时间与提取量成正比，即时间越长，扩散值越大，提取越完全，阿胶的出胶率越高；同时亦会降低水不溶物的含量，故在提取胶汁时，适当延长提取时间会提高出胶率，降低水不溶物；但当提取达到一定时间后，出胶率不再提高。此外，过长时间的提取，往往会使杂质增多；且时间太长，亦会使生产效率降低，增加生产成本。

③加水量：加水量越多，与原料的接触面积增大，越有利于提取。但加水量过多，会增加浓缩工序的工作量；同时，加水过多，加入的金属离子也越多，当水分蒸发后，水中的金属离子仍然保留在胶液中，会增加阿胶中灰分的含量。

（5）注意事项

胶汁提取是阿胶生产的关键工序，故在密封提汁操作时应特别注意以下几点。

①排掉容器内的空气：假如容器内有空气存在，则压力计上所指示的压力是容器内蒸汽和空气的总和，虽然压力表指示出较高压力，但实际上达不到应有的温度，造成提取效果差。因为空气携带热的能力低于蒸汽，有空气存在时，其穿透力亦降低，蒸汽不能很好地穿透皮料而将之化开，提出胶原。

②采用饱和蒸汽：提取时，必须注意加入的水量应该比产生蒸汽实际所需的水量为多。如果加水量不足，待液态水形成蒸汽后，再继续加热，即形成过热蒸汽。此时往往温度上升而压力不变，其作用只相当于一种高温的气体所产生的干热，失去了饱和蒸汽的性能。

③保证容器内的温度：随着提取的进行，在容器内会产生冷凝水，易使容器内的温度降低，所以在提取胶汁时，应随时补充蒸汽，以保证所需的稳定气压。容器内冷凝水的量与加料量、加水量、提取时间、提取压力、气温、排气量等因素有关。一般来讲，加料量、加水量、提取时间与冷凝水量成正比，提取压力、气温、排气量与冷凝水量成反比。

3. 澄清过滤

本法是采用澄清过滤的方法将胶汁内的杂质除掉的过程。澄清过滤后的胶汁方可进入下一道生产工序。

提胶工序所得的稀胶液是液相非均一的，或多或少地含有原料细粒、畜毛、脂肪等不溶性杂质，如不除去这些杂质，不仅增加阿胶中的灰分、水不溶物等杂质的含量，而且还影响到胶的黏度、色泽和透明度。所以，只有对胶液进行澄清过滤、除去杂质，才能保证胶的质量。可用化学澄清法、离心分离法和过滤法等方法。

（1）化学澄清法

该法由于操作费用高，且使阿胶的质量降低，因此目前在阿胶生产中很少采用。

（2）离心分离法

用离心分离法对胶液进行初步澄清处理，能够分离出粗分散的颗粒和脂肪球。在实际操作中，离心分离有两种情况需要考虑：一是胶液形成泡沫，形成泡沫后表面积扩大，不仅阻碍着分离的继续进行，而且阿胶的质量也会受到影响。二是经过离心分离，当粗分散的颗粒被消除之后，某些中等的和微细的分离质点受到离心力的作用又产生，使过滤变得更加困难。目前国内各阿胶生产企业一般采用离心分离法分离稀胶液中的脂肪等杂质，离心分离是利用两种物质的不同重度进行的。

阿胶液的离心分离是在高速离心机中完成的，常用的高速离心机有管式和叠片式两种，普遍认为叠片式更适于阿胶的工业生产。叠片式离心机主要是由许多高速旋转的不锈钢碟片组成，稀胶液从中央加入，由碟片中几个圆孔流到每层碟片之间。受离心力的作用，油脂和沉淀物很快粘在碟片表面而与胶液分开，胶液则从转钵盖内四周向上从中心流出，一般离心机的转速在4000~8000转/分。粘在碟片上的油脂和沉淀物可人工或自动定期除去。

影响胶液透明度的几个因素：①原胶液的透明度：原胶液的透明度越低，离心分离后越易提高胶液的透明度；②原胶液的黏度：胶液的黏度越高，越不易提高透明度；③离心操作时的温度：离心操作时的温度越高，越易提高胶液的透明度；④处理量：每台离心机单位时间内处理的胶液量越多，越难以提高透明度；⑤离心分离的次数：胶液经过一次离心分离后，如再进行第二次离心分离，可使透明度进一步提高；⑥原胶液的浓度和 pH 值：原胶液的浓度和 pH 值与离心分离时提高透明度无明显关系，然而胶液在离心分离后透明度的提高与离心机内沉积在碟片表面上的油脂及杂质的多少有密切关系。随着油脂杂物在碟片上不断沉淀，间距减少，流速增加，分离效果将逐渐降低。因此，操作到一定时间后，就应停止离心分离，进行离心机的清洗。

（3）过滤法

如果说化学澄清法用作前胶液的预处理，离心分离则主要用于胶液中微量油脂的去除，那么，胶液中的大部分固体杂质应该是用过滤方法除去的。过滤是应用非常普通的化工单元操作，过滤分为常压过滤、抽滤压滤和加压 - 真空过滤等。

过滤操作的基本原理是利用一种具有众多毛细孔的物质作为介质，使液体由小孔通过而将悬浮在胶液中的固体杂质截留。此种介质称为过滤介质，过滤介质主要有三种：粒状介质、纤维状介质、多孔陶瓷介质。在胶液过滤中，常用的过滤介质为过滤棉。

阿胶溶液是一种难以过滤的胶体物质，常压过滤时，过滤的速率非常低，在工业生产中是不能应用的。为使胶液通过过滤介质时有较高的速率，需要增加过滤介质两侧的压差。工业上利用真空泵，使过滤介质一侧的压强低于大气压，以提高过滤速率，称之为真空抽滤。如果在原胶液的一侧加压造成过滤介质两侧的压力差，从而提高过滤速率，称之为加压过滤。加压 - 真空过滤则是在过滤介质两边分别加压和减压的一种过滤形式，然而在阿胶的生产中很少应用。

真空抽滤：真空抽滤是借助抽滤桶进行的，抽滤桶是一短圆桶，在桶内设有一个多孔滤板，在滤板上铺一层滤布，滤布上铺20~40cm的过滤棉，在过滤棉上再覆盖一层金属丝网，过滤桶底部的清液排出口连接真空蒸发的真空系统。过滤棉是进行过滤的主要介质，金属丝网和滤布分别起到胶液进入时不至冲开和带走过滤棉的作用，未经过滤的原胶液自然流入抽滤桶，通过过滤介质将悬浮在胶液中的杂质截留后，清液用真空抽出。抽滤速度与胶液的黏度、浓度和滤棉层厚度成反比，和胶液温度成正比。

压滤：压滤大部分是利用板框过滤机进行的，根据过滤介质的不同，板框过滤机分为棉饼过滤机和滤布板框过滤机，胶液用齿轮泵加压注入过滤机进行过滤。普通的滤布板框过滤机是若干片滤板和滤框依次叠加在一起所组成的，在滤板上铺一层滤布，胶液自进胶管经滤框进入，通过滤布截留下杂质，然后沿着滤框的沟槽流入排出管。棉饼过滤机的每片板是一体的，但分左板框和右板框，在左右板框内都装有过滤棉饼，然后一左一右，顺次叠加紧贴在一起，即可进行胶液的过滤。胶液自进胶管输入板框，穿过过滤棉，滤下杂质，清胶则从卸出管排出。

阿胶溶液中的混浊物，都是软性、呈扁形或纤维状的，过滤时不易搭桥，用滤布作过滤介质时，开始时杂质几乎全部可以通过过滤介质，起不到过滤作用，然而一旦在滤布上形成柔软的甚至厚度还不到1mm的滤饼时，滤布的孔眼就会被堵塞，使过滤速度降低，甚至完全流不出清胶液。因此，当采用滤布板框时，需在胶液中加入适量的助滤剂，预铺到滤布上。助滤剂是一种性质坚硬、不可压缩的颗粒物质，如硅藻土、活性炭等。由于助滤剂表面有吸附胶体的能力，而且颗粒细小、坚硬、大小不可压缩，使滤孔不至于完全堵塞，因此，可以起到防止胶体微粒堵塞滤布孔隙的作用。

因过滤棉有较好的吸附作用，故当胶液经纤维间隙时，呈微量油脂性的蛋白性沉淀物被吸附在纤维表面，使胶液透明度提高。

板框过滤机构造简单，制造方便，但也存在某些缺点。如过滤后期速率低，洗涤费时间，特别是洗涤过滤棉，既要清洗洗棉机，还要用压片机将洗涤过的滤棉重新压制成棉垫，装入过滤机，装卸费人工，劳动强度大。目前，有些胶厂采用市售滤板代替过滤棉，以减少过滤棉的清洗和重新压制，或采用装有不锈钢网的过滤罐进行过滤。

4. 浓缩出胶

将上述胶汁进行初浓，去除细小杂质，转入夹层锅中进行续浓，浓缩至一定程度后，进行提沫除杂。加入豆油、冰糖、黄酒，熬至稠膏状出胶，将稠膏状的胶液倒入凝胶箱中，冷凝后，形成凝胶（胶坨）。

此生产过程包括初浓、续浓、提沫、加辅料、出胶、冷凝。

（1）初浓（蒸发）

初浓（蒸发）操作是将已过滤放入初浓锅内的胶汁加热至沸，进行初步浓缩，放出胶汁，转至浓缩锅内进行续浓。

在阿胶生产工艺上，初浓又叫做蒸发，即把从提取设备中提出的胶液进行初步浓缩，以提高胶液浓度的过程。

用蒸发的方式使胶液蒸浓谓之"浓缩"。在提胶过程中，受提胶时间、温度、pH 值等因素的影响，出胶浓度仅在 4%～8%。显然，这样的稀溶液必须进一步浓缩提纯后才能进行下一步的处理。胶液随着浓度的逐渐增加，流动性越来越差，以致蒸发过程无法进行下去，因而蒸发浓缩工序只能是尽量提高胶液的浓度，以达到在节省能量的基础上对胶液进行初步浓缩的目的。

蒸发是借加热的作用，使胶液中的溶剂——水汽化逸出，从而提高胶液的浓度。也就是说，蒸发有两个必要条件：一是热能的不断供给，二是汽化蒸汽的不断移去，两者缺一不可。

目前的阿胶生产，蒸发时多采用常压蒸发。假定在大气压下使胶液沸腾，则沸点在 100℃（由于有溶质的存在沸点会略有提高），此时胶液的蒸发速度慢，且室内弥漫大量的水蒸气，因而在部分真空的情况下，将沸点降低进行蒸发是必要的。这样有如下优点：在较低的沸点下蒸发可以保证胶液的质量；沸点降低后与加热蒸汽温度差（即 Δt）增加，使传热加速，蒸发时间缩短；由于有部分真空的存在，可利用二次蒸汽的排出，促进蒸发效率；有条件利用低温蒸发热源。稀胶液在不同温度下的沸腾温度及其吸收的蒸发热是不同的。真空度愈高，沸点越低，但真空度太高，胶液的黏度增加，不易流动，这样不仅使蒸发速率降低，同时还会造成胶液的局部过热。

目前，阿胶初浓工序采用的设备很多，但常用的有盘管式蒸发装置、三效浓缩器或真空浓缩器等。

蒸发时应注意的事项：一是浓缩过程应保持稳定的真空度。当真空度下降时，胶液沸点升高，需要更多的热量才能使胶液沸腾，因此，在一定时间内将降低沸腾速度。当真空度骤然上升时，则胶液沸点突然下降，会造成高速沸腾形成大量泡沫而被真空抽走。二是严格控制蒸发的各项工艺参数在规定的范围之内，以免浓缩过程的波动。这些参数主要有：加热蒸汽的流量及压力、胶液的浓度及流量等。三是蒸发器在使用一个阶段之后，要对设备和管路进行必要的清洗。

（2）续浓提沫

阿胶的续浓提沫是阿胶生产上的又一关键工序。胶液在此工序中进一步得到提纯，胶原蛋白进一步被水解，并达到规定的要求。续浓提沫的目的是将胶液中的细小杂质进一步除去，将胶原蛋白进一步降解成䏡、肽、多肽、氨基酸等，并遵循一定的分子量分布状态。

续浓提沫的操作过程是将初浓后的胶液置浓缩锅内，通入蒸汽，徐徐蒸发，至一定浓度后，向胶锅内加入一定量的水，然后使胶液在浓缩锅内保持一定气压，徐徐蒸发，待胶液表面上浮出的浮沫杂质聚于锅中心时，将浮沫提出。如此反复操作，提至胶液表面泛起黄细沫为止，再将胶液转至出胶锅内。

浓缩提沫的设备主要采用可倾式浓缩夹层锅，因为在此过程中要将胶液中的杂质除去，所以在续浓提沫操作过程中应注意的事项有：蒸汽压力不宜过大，以锅边胶液微沸、锅中心不翻起沸腾波浪为宜；提沫时，胶液的浓度要适当控制，不宜过稠，也不宜过稀，否则不利于杂质的提出；提沫时应不断地加水，并控制加水量；提出的胶沫应回收，以减少胶汁的损失。

传统的提沫，一般用特制的提沫刀、提沫盆、提沫瓢等生产工具。用此种方法提沫时，胶沫中会带出部分胶汁，故应将提出的胶沫重新用水化开，提杂，回收胶汁。目前，阿胶生产企业亦采用真空抽吸提沫，改进传统的提沫方法，提高了文明生产程度。

（3）加辅料出胶

加辅料出胶在阿胶生产过程中是至关重要的。主要操作过程为：当胶汁浓缩至用胶铲挑起挂珠时，在已浓缩提沫至净的稠胶液内依次加入豆油、冰糖、黄酒，再继续浓缩熬至稠膏状（挂旗时），即达到规定出胶水分，然后将稠膏状的胶液倒入事先涂有植物油的专用不锈钢凝胶箱内。

加辅料出胶操作过程的注意事项：一是胶液浓缩至糖浆状后应过滤，将过滤后的胶液再置锅中继续浓缩至一定浓度，即当胶液"挂珠"时，可加入豆油，强力搅拌均匀后，再加入冰糖。加糖后浓缩的时间不宜过长，以免糖转化过度，降低阿胶的硬度和透明度。二是加入豆油后，应强力搅拌，使油分散均匀，以免豆油不能均匀地分布在胶液中，形成油气孔。此过程在传统工艺上称之为"砸油"。三是加酒的时机，胶液加入油、糖后，应继续浓缩，使胶液内的含水量接近出胶（即吊猴）时，搅拌加入黄酒。加酒后，应强力搅拌，尽量将阿胶液内残留的腥臭味随酒的不断蒸发而蒸发。四是应保证"醒酒"的时间。加酒后，继续浓缩至胶锅内，当出现大泡如馒头状（即达到出锅的程度）时，应关闭热源，停止加热，将胶膏自然静止一定时间，使胶膏内的气泡完全挥散出来，以免使形成的阿胶内出现油气孔，影响阿胶的质量。五是浓缩收胶时，从加豆油、冰糖、黄酒辅料开始，就应减小气压，降低温度，以促使水分蒸发；同时应不断搅拌，防止胶液焦化；如有泡沫产生，应及时除去。随着水分的不断蒸发，胶液的黏度也越来越大，这时应防止焦化。六是出胶时应控制出胶的水分。当出胶锅内产生较大的气泡，如馒头状时（俗称"发锅"），挑起胶液使其粘附在出胶铲上呈片状，而不坠落（也叫挂旗），最后将胶液浓缩至无蒸汽逸出为度。浓缩程度应适当控制，水分过多，成品在干燥过程中常出现四面高、中间低的"塌顶"现象。七是出胶前应将出胶箱进行处理，以便使胶坨易于取出。八是出胶时，胶液流入出胶箱内的速度应均匀一致；装入的胶液量应适当，要充分利用出胶箱。

5. 凝胶切胶

（1）凝胶

将装有胶液的凝胶箱送至冷冻房内，放置在规定位置，并使胶箱中胶液面保持水平，在规定的温度下冷凝至适宜硬度。这一使胶液凝固的过程叫做胶凝，所得到的固体胶坨叫做凝胶。具有一定浓度的阿胶液有固定的凝冻点，胶液在被冷却时，黏度逐渐增加，流动性越来越差，在达到一定温度时，由液态的阿胶变为凝胶状态。

凝胶具有一定的强度，凝胶强度的大小与下列因素有关：一是胶液中胶含量的多少。实验证明，凝胶强度与胶液中胶含量的平方成正比。二是胶液的分子量。胶液的分子量越高，凝胶强度越高，低分子量的胶液难以凝固。三是凝胶时的冷却速度。快速冷却的凝胶强度低。四是胶液的 pH 值。胶液的 pH 值在 4~6 之间，凝胶的强度几乎不受影响，如果超出了此范围，凝胶的凝冻点下降，凝胶时间延长，凝胶强度下降。

由于胶液浓度的不同，胶液的凝冻点略有差异，胶凝时间也不尽相同。凝胶的凝冻点、凝胶的强度关系到阿胶的切块及块重、干燥的速度和胶块的外观质量等。在胶液浓度一定的情况下，凝胶的时间及冷凝的温度是影响凝胶形成的重要因素。

凝胶操作过程的注意事项：在凝胶时，当出胶箱在冷冻室放稳后，应及时将出胶箱再进行一次调平，并将粘附在出胶箱周围的胶液刮下，这样可避免冷冻出的胶坨，因为出胶时胶液的温度过高，突然遇到温度骤降，胶液内的水分来不及蒸发，而上层胶液就被凝固封顶，使胶坨内产生较大的孔洞，影响切胶率。同时，应控制冷凝的温度和冷凝的时间。

（2）切胶

将上述冷凝所得的合格胶坨取出，称重，并按标准规格先用切大胶条机切成规则的大胶条，再用刨胶机将大胶条四面刨平，刨成规格的胶条，然后用切小块机依据水分含量计算出下刀量，按规定要求切成规格的小胶块，将切好的胶块摆在晾胶板上即得。

切胶过程中的注意事项：一是控制好切胶的下刀量。既要保证阿胶的块重，还要控制阿胶的单位成本。若胶块切得过重，将会使阿胶的成本增高；若胶块切得过轻，将影响阿胶的块重差异。二是控制好阿胶的装量差异。按包装规格的要求，控制好每一盒阿胶的重量，使之符合中国药典规定的要求。三是切胶刀的锋利程度。要经常更换切胶机上的小刀片，否则会因为刀片不锋利，而使切出的胶块上留有刀印或刀痕，影响胶块的质量和切胶率。四是大胶条的刨制程度。大胶条是切制胶块的原料胶坯，如果大胶条切得过大，则会使切出的胶块块重差异不好控制；过小，则会导致切出的胶块块重差异不合格。五是不合格胶块的挑捡。在切块操作时，应及时将超出块重差异范围的不合格胶块挑出，是保证下道工序能否生产出合格产品的前提，所以应特别注意挑捡，加强阿胶外观质量的控制。

6. 胶块晾制

胶块晾制简称晾胶，是将切胶工序切制的鲜胶块在一定的条件下进行晾制、干燥而达到一定水分要求的过程。

（1）晾胶干燥概述

阿胶的溶液或胶冻，在常温下或较高的温度下仍会慢慢水解，当胶液或胶冻染菌之后，水解、分解腐化的速度就更快了。即使是切成的鲜胶块因含水量较高，在适宜的温度和湿度环境下也会染菌变质。只有当胶块干燥至水分含量15%以下时，才能长期保存。所以不仅要对胶液冷凝切片，还要进行胶块晾制工序的操作，即晾胶操作。

胶块的晾制一般在晾胶房内进行。与晾胶干燥速度相关的因素有二：一是晾制的条件（外因），二是胶块的特性（内因）。

晾胶条件与晾胶干燥速度的关系：晾胶条件主要是指干燥介质（空气）的流速、湿度和温度等。空气的流速：是指流过胶块表面的空气流的速度。在一定范围内风速越大，胶块表面水分蒸发就越快；反之就越慢。加大风速的作用：一是利于将空气中的热量传递给胶块；二是利于从胶块表面周围迅速带走蒸发的水分，以促进胶块表面水分的不断蒸发。但风速不宜太大，否则会使胶块表面产生裂纹或碎裂。空气的湿度：一般来讲，相对湿度越低，胶块干燥速度越快，当空气的相对湿度达到100%时，由于胶块表面的水蒸气压力与空气中的蒸汽压力相等，晾制过程即停止。但在等速干燥阶段，相对湿度不能过低，否则，即使大大加快了胶块表面水分的蒸发，但也容易造成胶块表面的干燥结壳，影响内部水分的向外扩散。故晾制车间的相对湿度应按GMP要求及生产的实际情况来确定。空气的温度：在胶块不溶化的允许范围内，空气的温度越高，晾制的速度越快。对干燥用的空气进行加热有两个作用：一是提高胶块的温度，使其表面蒸汽压力提高，随之蒸发速度相应提高；二是通过加热提高空气的温度，可降低空气的相对湿度，从而提高胶块的晾制速度。故晾制车间的温度应按 GMP 要求及生产实际来调整。

胶块的翻动次数：胶块通过翻动可以加大与干燥介质的充分接触，从而提高胶块的干燥速度，故胶块在晾制过程中应定时进行翻动，以便提高晾制速度。胶块翻动次数多，则晾制速度快，反之则慢。但翻动次数过多，劳动强度大，同时在胶近干时，频繁的翻动易造成胶块的破碎，故胶块的翻动次数应根据阿胶的规格及生产环境等适当掌握。

胶块的特性与晾胶干燥速度的关系：胶块的特性主要是指胶块的厚度、大小、含水量等。胶块的含水量：胶块含水量低，则晾制速度快；反之则慢。因为胶块本身含水量少，使晾制负荷减小，缩短胶块晾干的时间，提高了晾制的速度。胶块的大小及厚度：胶块小或胶块薄，胶块总的表面积增加，减少了胶块内部水分扩散的距离，与干燥介质的接触机会增多，提高了晾制速度；反之，晾制的速度减慢。胶块晾制的数量：晾胶房间内晾制胶块的数量少，则晾制速度快；反之，数量多，晾制速度减慢。

胶块晾制操作过程分为三个阶段：即等速干燥阶段、第一降速阶段、第二降速阶段。等速干燥阶段：即胶块晾制的初始阶段，也就是胶块表面水分的蒸发阶段。此时由于胶块表面水分多，水分的蒸发速度与蒸发温度、湿度、风速、胶块的数量成正比，此阶段称为等速干燥阶段。等速干燥速度与胶的种类、含水量、厚度、大小无关。第一降速阶段：当表面水分蒸发完，表层附近的水分即扩散到表面来继续维持蒸发，此时蒸发速度逐渐减慢。第一降速阶段干燥速度的快慢，部分取决于蒸发的温度、风速、湿度等干燥条件，部分取决于胶块内部水分扩散速度。第一降速阶段实质上是由表面水分蒸发到内部水分扩散的过渡阶段。第二降速阶段：当表面接近完全干燥，而胶块内部的残余水分还要继续扩散到表面蒸发时，水分扩散蒸发的速度极为缓慢，直到干燥为成品。在第二降速干燥阶段中，水分在表面汽化的速度高于水分从内部扩散的速度，故干燥速度几乎与空气的湿度及流动速度无关，而与胶块的大小、厚度及温度有关。

（2）干燥介质——空气的处理

阿胶的干燥介质——空气，在质的方面主要有两项要求，即空气温湿度、空气的洁净程度。其中，前者是决定干燥正常进行的保证条件，后者则是保证产品质量的决定因素。为得到温湿度适宜的洁净空气，必须对空气进行除湿调温及净化处理。

空气的污染主要是由尘埃、有毒气体、烟雾、微生物等造成的。为了保证阿胶产品的质量，污染的空气是不能直接作为干燥介质的，所以干燥风应采取以下措施，以保证洁净度。

厂址远离污染源：厂址应设在自然环境和水质较好，大气含尘浓度较低，地形、地物、地貌造成的小气候有利于生产、节能的区域。应远离大量散发粉尘、烟雾、有毒气体和微生物的区域，如机场、铁路、码头、交通要道等，厂址设在污染源和全年主导风向的上风侧，且有一定的防护距离。设置有洁净室（区）的洁净厂房与交通主干道间距宜在50m以上。

厂区布局应合理：阿胶企业的生产、行政、生活和辅助区应相对独立。厂区地面应固化，如沥青、混凝土。道路应平整、通畅，宜形成环行消防车道。厂区道路应人流、物流分开，以减少尘粒通过人体带入车间。厂区应绿化，尽量减少露土面积，绿化面达30%以上。厂区内宜种植草坪和不长花絮、绒毛的常青灌木，不宜种植花卉，以防花粉污染。

厂房符合工艺流程：生产厂房应按生产工艺流程及所需要的洁净度等级进行合理布局。包括一般厂房和有空气洁净度级别要求的洁净厂房。一般厂房按一般工业生产条件和工艺要求设计，洁净厂房则按《药品生产质量管理规范》对洁净区的要求进行设计。

空气要净化处理：凡进入洁净区的空气要净化，空气净化系统通过初、中、高效过滤器对空气进行净化。空气净化的目的：对空气进行过滤，调整其温湿度；调节新风比例，合理节省能源。空气净化通过合理的气流组织来实现。气流组织是合理地组织进入洁净室的洁净气流流动，使室内空气的温度、湿度、速度和洁净度能满足工艺和人们舒适感的需要；气流组织合理与否关系着空调效果与能耗。气流组织、送风量与换气次数等按我国《医药洁净厂房设计规范》的规定设计。一般采用非单向流组织形式；30万级洁净室换气次数 n≥12 次/小时；新风量为洁净室总送风量的 10% ~ 30%；洁净区与室外的静压差大于 10 帕。厂房设计与装饰符合 GMP 要求。

制度要切实可行：阿胶生产企业应制定切实可行的管理规程、操作规程、清洁规程等。凡进入洁净区的人员、物料（包括容器具、洁具、维修器具等）及水等均应按规定的程序，分别通过人流、物流按净化程序进入，以减少污染。对环境卫生、厂房卫生、设备卫生等均制定清洁规程及卫生查证制度，并按规定的周期进行清洁处理以减少污染。

目前，阿胶生产企业均按 GMP 要求组织生产。对进入出胶、凝胶、切胶、晾胶、擦胶、印字、灭菌、包胶等工序洁净室（区）的空气，均进行净化处理，使洁净室（区）达到 30 万级洁净级别的要求。即洁净室（区）的尘埃粒子（≥0.5μm）控制在 1050 万个/m³ 以下，尘埃（≥5μm）应控制在 6 万个以下，沉降菌应控制在 15 个/皿以下；噪声不超过 60 分贝；温度 18℃ ~

26℃，相对湿度46%~65%；照度一般为300勒克斯。通过以上措施，确保干燥介质——空气的质量。

（3）晾胶工艺操作

按晾制干燥的三个过程的理论，阿胶的晾制工艺要求为三晾、三瓦。第一次晾瓦：将切制的鲜阿胶块置于板床上翻晾数日后，转于帘子床上晾制数日，再放到瓦箱内进行第一次瓦胶；第二次晾瓦：将第一次晾瓦后的胶块置于晾胶床上翻晾数日后，装入瓦胶箱内进行第二次瓦胶，并不断地闷箱、倒箱、立箱。第三次晾瓦：将二次晾瓦的胶块置于晾胶床上翻晾数日后，瓦入瓦胶箱内进行第三次瓦胶，并报请质检部门检验，检验合格后转下道工序，不合格者继续晾制。

晾胶操作过程的注意事项：一是板床上晾胶的时间：当胶块切出后应先在板床上晾制数日，待胶块"挺身"后再转至帘子床上。若鲜胶块在板床上晾制的时间过短，即过早地将胶块转入帘子床上晾制，因胶块内水分含量过大，在帘子床上继续晾制时，胶块易产生搁坑及粘床等现象。二是晾胶车间的温湿度：随着胶块水分的不断蒸发，胶块内水分的蒸发越来越困难，为此，晾胶车间的温湿度应在晾、瓦工艺中适当调整。随着晾、瓦工序的进行，湿度应不断降低，温度应不断提高，以保证胶块内水分的蒸发，使阿胶胶块达到规定的水分要求。三是瓦胶（闷胶）的时间。闷胶是晾胶工序的关键操作，通过闷润，使胶块内部水分向外扩散，同时还可达到整形胶块的目的。所以控制好闷润的操作是至关重要的。胶块闷胶的时间过长，一方面会使晾胶的时间延长；另一方面，因胶块在闷胶箱内闷润，胶块内的水分由胶心散发到胶块的表面，进而散发在闷胶箱内，使胶箱内的水分含量增加，加之瓦胶箱密闭而箱内温度相对增高，给细菌的繁殖创造了条件，因而会使胶块霉变。而胶块闷胶的时间过短，胶块内部的水分不易散发出来，达不到阿胶规定的水分要求。同时，由于时间短，胶块得不到很好的整形，使胶块的平整度降低，影响阿胶的外观质量。四是胶块晾风的时间（胶块在晾胶床上阴凉的时间）：晾风时间过长，会使胶块干裂，产生细小的裂纹，因为胶块在晾胶床上晾制时，胶块表面上的水分很快蒸发掉，胶的表面上会形成一层膜，对胶片产生保护作用，阻碍水分的继续散发，此时应适时闷润。若不及时闷润，随着晾风时间的延长，胶块表面上的保护膜因水分减少而破裂，胶块内水分散发加快，胶片产生裂纹或碎裂。晾风时间过短，胶块表面上的水分尚未散发完全，就将胶块进行闷润，此时因胶块表面上有水分的存在，当胶块叠压在一起时，会使胶块粘结在一起，发生粘连。目前，阿胶生产企业多采用传统的晾制工艺，但已有阿胶生产厂家，如山东东阿阿胶股份有限公司已将微波干燥技术应用于晾胶工艺上，大大缩短了晾胶时间，提高了生产效率，也提高了胶块的平整度。

此工序是胶块外观形成的重要工序，控制不好会影响胶块合格率，因此应控制无霉率、胶块平整度、边角齐全率、块重差异、水分等指标。

7. 擦胶印字

（1）擦胶

擦胶的目的：是通过擦胶擦去胶块在晾制过程中胶块表面上碎屑，达到洁净胶块的目的；同时，通过此操作将胶块六面擦至光亮，且显现出直而明显的粗布纹理，保持传统阿胶特色。

擦胶操作过程：擦胶是指将在晾胶工序已经晾制好的胶块，用湿粗布擦拭胶块的六面擦至光亮，且显现出直而明显的粗布纹理，使之符合要求。

擦胶操作过程的注意事项：一是擦胶水的温度：擦胶水的温度要适宜，温度过高会因手无法接触到水，使擦胶无法进行。温度过低则使擦胶布达不到应有的热度，擦不出应有的粗布纹理，擦出的胶块不够光亮，影响阿胶的传统特色。二是擦胶布的质量：擦胶时要用粗布，这是阿胶传统生产工艺的特殊要求。若不用粗布擦胶，则擦不出布纹，生产出的阿胶就失去了传统的特色，影响到阿胶的光洁度。

目前，阿胶生产企业多沿用传统的工艺操作，以保持"粗布擦胶、布纹清晰、色如琥珀、黑如瑿漆"的传统工艺特色。然而药品 GMP 要求擦胶布应不脱落纤维，不对胶块产生污染等，故擦胶布的选择除兼顾传统特色外，还必须符合 GMP 的要求。

（2）验胶印字

验胶印字的操作：将擦好的胶块按工序控制标准进行质量验收，合格者，用印字工具蘸取朱砂或红氧化铁，在检验合格的胶块上面印上规定的字样。

印字操作过程的注意事项：一是朱砂的质量：朱砂应符合《中华人民共和国药典》朱砂项下质量标准的规定。二是银珠液的调配：首先将朱砂用"水飞法"制备银珠粉，或直接用药用银珠粉，然后再根据标准操作程序配制银珠液。三是银珠的替代。采用银珠印字，是阿胶传统工艺保留下来的一部分，用于阿胶的生产，重金属限量等检查仍符合规定。但随着科技的发展，加之加入世贸组织后各国的要求不同，部分生产企业对其进行了改进，如山东东阿阿胶股份有限公司目前使用红氧化铁代替朱砂印字于阿胶块上，避免了机体因摄入朱砂造成中毒现象的发生。

8. 胶块灭菌

药物被微生物污染后，在适合的条件下因微生物生长繁殖而使药物变质，降低疗效。如服用这样的药物后，还可能引起机体发热或发生传染。因而防止微生物污染，在制药工作中是十分重要的。在阿胶的生产中，除采取防止微生物污染的措施外，还应对阿胶块进行灭菌处理，以保证达到《中国药典》阿胶项下微生物限度的要求。

用物理或化学方法将物体上所有的致病菌和非致病菌的微生物以及细菌芽孢全部杀死，称为灭菌。常用于灭菌的物理因素有温度、辐射（可见光线、日光与紫外线、电离辐射、微波灭菌）、干燥、声波、渗透压和过滤等。

阿胶富含胶原蛋白，具有被接种微生物分解的敏感性，是细菌的高级营养培养基。而阿胶又是内服中药制剂，不仅具有确切的疗效，而且必须安全可靠，便于长期保存。但如果不对阿胶产品微生物指标加以控制，致使阿胶被微生物污染的话，在贮存、销售和使用过程中，在适宜的条件下，微生物就会繁殖生长，使阿胶变质、腐败，疗效降低或失效，甚至产生一些对人体有害的物质。服用后，不仅不能起到预期的治疗作用，而且往往还产生一些不良反应。因此，应加强生产过程中对阿胶生产的卫生管理，防止微生物的污染。

为了防止微生物的污染，使阿胶产品中不含致病微生物，就必须采取综合措施，对阿胶的生产过程进行控制，切实注意药品生产卫生，以确保产品质量。应采取必要的措施降低阿胶灭菌前的微生物污染及灭菌后的再次污染，因此，对阿胶产品进行灭菌仍是必要的环节。

阿胶生产中不加防腐剂，但在出胶凝胶时，因凝胶液的温度很高，且一直处于沸腾的状态，胶液内的微生物在凝胶前即已被杀死，故阿胶的灭菌一般是指胶块表面微生物的灭菌。阿胶灭菌一般采用紫外线灭菌法，其他灭菌方法，如辐射灭菌法、环氧乙烷灭菌法、微波灭菌法等正处于研究阶段。

（1）紫外线灭菌法

将印字的胶块送入隧道式灭菌箱内，用紫外线灯照射灭菌。或将胶块摆放于灭菌间，用紫外线对胶块照射灭菌，每面照射30分钟。

紫外线的波长范围为 $100 \sim 400nm$，其中波长为 $200 \sim 300nm$ 的紫外线有杀菌作用，尤以波长为 $253.7nm$ 的紫外线杀菌力最强。其作用于核酸蛋白质，使蛋白质变性而起到杀菌作用。也就是说，细菌吸收致死量的紫外线后，紫外线所含的能量使细菌细胞的物质分子发生了化学变化［紫外线对 DNA 可引起多种损伤，主要是核酸吸收了紫外线，使 DNA 一条链或两条链上相邻近的胸腺嘧啶之间形成二聚体（TT），从而干扰了 DNA 的复制］，因而导致细菌死亡。此外，空气受紫外线照射后产生微量臭氧，起共同杀菌作用。一般认为，繁殖型微生物在紫外线下暴露 $3 \sim 5$ 分钟即杀死，芽孢也可在 10 分钟内杀死，紫外线对酵母特别是霉菌的杀菌力较弱。

紫外线进行直线传播，其强度与距离平方成正比例减弱。紫外线对一般物品的穿透力很弱，作用仅限于被照射物的表面，不能透入溶液或固体的深部，同时普通玻璃、水等也吸收紫外线，但较易穿透清洁空气和纯净的水，故紫外线主要用于空气灭菌和物体表面灭菌。灭菌操作间一般在 $6 \sim 15m^3$ 的空间安装 30 瓦紫外线灯一只，灯距地面应为 $2.5 \sim 3m$，室内温度 $10℃ \sim 55℃$，相对湿度在 $45\% \sim 60\%$ 之间，每次照射 $30 \sim 60$ 分钟，杀菌效果比较理想。

空气中的灰尘或烟雾、蒸汽等易吸收紫外线，因而会降低杀菌力。因此，阿胶灭菌房间应达到 GMP 规定的洁净级别要求，一般为 30 万级洁净级别。紫外线灯管必须保证无尘、无油垢，否则辐射强度大大降低。紫外线对人体照射过久会发生结膜炎、红斑及皮肤烧灼等症状，故一般均在操作前照射 $1 \sim 2$ 小时，操作时关闭。

各种规格的紫外线灯，皆规定了有效使用时限，一般为 $2000 \sim 3000$ 小时，灭菌效果随时间的延长而减弱，故每次使用时应登记起止时间，并定期进行灭菌效果检查，也可用照度计来测定辐射强度。紫外线灯使用到期后，应及时更换。

（2）辐射灭菌法

本法是将最终产品的容器和包装暴露在由适宜放射源（通常用^{60}钴）辐射的 γ 射线或适宜的电子加速器发出的射线中，从而达到杀灭细菌的目的。常用灭菌最小吸收剂量为 25 千戈瑞，使用其他剂量时应事先进行验证。当剂量小于 25 千戈瑞时，应在照射前后增加微生物检测，并用适当的化学和物理方法测定被测物质吸收的射线剂量，以确保该剂量是否适合。

放射性同位素放射高能量的 α、β、γ 射线均具有电离作用，可将物质原子或分子放出电子变成离子。如水被电离成 H^+ 和 OH^-，这些离子具有很强的还原性和氧化作用，它们直接作用于细胞本身而杀伤细胞。此外，还与溶液中经常存在的分子氧结合，形成一些强氧化离子，如氧自由基引起 DNA 解链、不饱和键氧化、某些组分发生聚合作用等，从而导致细菌死亡。电离辐射也可直接作用于微生物，当辐射线通过微生物时，放出一个以上的能量量子，能量量子导致包括 DNA 降解在内的微生物内部物质的分解，使细菌死亡或发生诱变。

辐射灭菌是应用 β 射线、γ 射线杀菌的方法，其特点是不升高药品的温度。大剂量照射时，灭菌温度只升高约 $3.6℃$，特别适用于某些不耐热药物的灭菌。γ 射线通常可由放射性同位素^{60}钴（^{60}Co）产生，γ 射线波长极短，在

0.1~10nm之间，被空气吸收也少，不但射程远，而且穿透力强，适用于较厚的样品，可广泛用于各种液体、半固体、固体药物的灭菌；对已包装的产品也可灭菌，从而减少药品污染的机会。β射线由电子加速器产生，通常仅适用于非常薄和密度低的物质灭菌。这类电离辐射已为《英国药典（1969年版）》和《日本药局方》Ⅸ版收载。辐射灭菌法设备费用高，辐射后对药物产生什么影响还应进行深入研究。

放射性同位素如^{60}Co有良好的灭菌效果。如用^{60}Coγ射线对维生素C和B等水溶液注射剂的灭菌，少量的照射剂量即可达到灭菌目的，且对药物的破坏极微。对耐热性抗生素、激素如促皮质激素、可的松等使用后，有满意的灭菌效果。对磺胺类、多种抗生素制剂、生物碱类、血浆和抗血凝剂亦安全有效。

但用核辐射方法进行灭菌，在中药材的养护特别是在阿胶的养护上并不多见。我们曾对阿胶进行了少量灭菌试验，试验证明阿胶采用辐射灭菌方法可取得较好的灭菌效果，但其应用还有待于深入研究。

（3）环氧乙烷灭菌法

将产品暴露在环氧乙烷的环境中，使之达到灭菌的目的。本法适用于气体中稳定的物质，用于阿胶灭菌尚处于实验研究之中。由于环氧乙烷本身具有毒性，且与空气以一定的比例混合时有爆炸危险，因而灭菌程序的控制有一定的难度。整个灭菌过程应在技术熟练者的监督下进行，并具微生物监控设备。

环氧乙烷的灭菌效果与气体浓度、温度、暴露时间、湿度以及物质性质有关，在灭菌过程中，待灭菌品在腔室中达到一定的温湿度平衡时，方可开始通入环氧乙烷进行灭菌。应随时监控腔室的温度、湿度、环氧乙烷浓度及暴露时间，并通过分布在物质周围的生物指示剂得以监控灭菌效果。

被灭菌物质暴露在环氧乙烷或带适量惰性气体的混合气体中完成灭菌后，应给予足够时间或采取适当措施使残留环氧乙烷和其他易挥发性残渣消散，并应采用适当方法对灭菌后的残留物加以监控。

环氧乙烷的分子式为$(CH_2)_2O$，沸点为10.9℃，室温下为气体，在水中溶解度很大，1mL水可溶解195mL（20℃，101.325kPa），易穿透塑料、纸板及固体粉末，暴露于空气中的环氧乙烷就可从这些物质中消散。环氧乙烷对大多数固体呈惰性，但环氧乙烷具有可燃性。当与空气混合、空气含量3%（V/V）时即可爆炸，故在应用时，需用惰性气体——二氧化碳或氟利昂稀释。环氧乙烷吸入后的毒性大小与氨相似，但无氨样刺激臭味，能损害皮肤及眼黏膜，可产生水泡或结膜炎，故应用时要注意。

环氧乙烷的杀菌作用机理：环氧乙烷作用于菌体后，能使菌体蛋白质中的 $-COOH$、$-NH_2$、$-SH$、$-OH$ 基中的 H 被 $-CH_2-CH_2-OH$ 所置换，对菌体细胞的代谢产生不可逆的损害。

环氧乙烷灭菌的一般程序：将待灭菌物品置于灭菌器内后，密闭灭菌器并抽出空气，在减压状态下输入环氧乙烷混合气体，保持一定浓度、湿度和温度，经一定时间后送入无菌空气以完全排除环氧乙烷。环氧乙烷的浓度为 $850 \sim 900\text{mg/L}$ 时，在 45℃维持 3 小时；浓度为 450mg/L 时，在 45℃维持 5 小时。相对湿度以 30%为宜，低于 30%将大大降低灭菌效果。有人认为温度最高 55℃，以求大幅度减少灭菌时间，温度每升高 17℃，接触环氧乙烷的时间可缩短一半。

9. 包装入库

（1）包装

包装包括包小块（叠合、印批号、生产日期、有效期）、装盒（装说明书）、封口贴签（贴封口签、贴防伪标志）、包大皮（叠箱、印批号、生产日期、有效期至等）、装箱（装箱单）、封箱、称重、待验、请验等。

包小块：即是用玻璃纸或 PVC 板把灭菌合格的胶块按批包装指令包装成规定小包装（即把灭菌合格的胶块包严的过程）。把已灭菌的小胶块包在玻璃纸内，此工序可用手工操作，亦可用机器操作。

装盒：把包好的胶块按包装规格的要求装入已经备好的阿胶盒内，同时将阿胶说明书装入阿胶盒内。已备好的阿胶盒包括叠合、在盒上印批号、生产日期、有效期、暗记等。

封口贴签：用封口签将阿胶盒两头封严，有防伪标签的还应在阿胶盒表面的某一部位贴上（电话）防伪标记。

包大皮：用已备好的玻璃纸将装有阿胶块的包装盒密封。目前，阿胶生产企业可手工操作用玻璃纸包封，也可机器操作用玻璃纸热塑包封。

装箱：按批包装指令将已包好的规定数量的阿胶盒装入已经准备好的大包装箱内，装入装箱单，印上规定内容。

封箱：用铁钥子或塑料钥子等将装入阿胶的木箱或纸箱封严。

称重：对已封好的胶箱逐一称重，并做好记录。

待验：将封好的阿胶放于待验区待验。

请验：包装车间将包装好的阿胶填写请验单，请质检部门检验。

（2）检验入库

检验入库，包括取样、检验、报告、发证、领证、贴证、验收、入库等。

取样、检验、报告：质检部门接请验单后，按取样程序取样检验，发放合格报告或不合格报告。

发证：质量控制人员对阿胶的生产记录、检验记录、物料平衡及检验报告等有关内容进行审核。合格者，发放合格证；不合格者，按相关规定处理。

领证、贴证：由专人领取合格证，并将合格证由专人逐一贴于阿胶每一个包装箱上（也有将合格证装入胶箱内的）。

验收、入库：将贴有合格证的阿胶由仓库保管员验收、入库，即将合格的阿胶产品入成品库。包装车间、仓库保管员做好记录。

第三节　阿胶的制备机理

1. 炮制工序制备原理

就驴皮而言，其由三层组成，分别是表皮层、真皮层和皮下层。其主要成分，分别为角质蛋白、胶原蛋白及脂肪。胶原蛋白是制胶的主要成分，而角质蛋白和脂肪等都必须除去。在原料炮制处理过程中，漂、泡、掇、洗等都是除去上述杂质的主要手段。角质蛋白是水不溶物的主要来源，在制备过程中不易水解，但它可溶解于碱性溶液中，因此，用碱水掇皮可将其部分除去，降低水不溶物的含量。掇皮过程就是利用了角质蛋白及脂肪不溶于水而溶于热碱性水溶液的原理。此外，驴皮（特别是驴皮内皮层的脂肪部分）易在细菌及酶的作用下产生腐败，发生脱羧脱氨反应，生成游离氨和挥发性低链烃胺、芳香胺，如三甲胺、尸胺、酰胺、色胺、甲吲哚、吲哚等小分子碱性物质，这些物质大多具有毒性和异臭味，是挥发性碱性物质的主要来源，服用后易引起恶心、呕吐等不良反应。此物质具有水溶性，通过漂泡、掇洗等处理，可不同程度地将其除去，降低阿胶中挥发性碱性物质的含量。

2. 提取工序制备原理

组成胶原纤维的（胶原分子）是一个三链螺旋体，是由三条螺旋形的肽链相互盘绕而组成。肽链与肽链间由氢键连接，使结构稳定。此外，在肽链的螺旋体上还环绕分布着氨基、羧基、羟基和酰氨基。胶原纤维这种紧密固定的三链螺旋体结构不溶于水，提胶时可利用水作溶剂，使水分子进入胶原分子链间的空隙中去，这三股螺旋结构便松散开来，继之使胶原分子中的一些氢键断裂，从而使胶原分子变成明胶分子呈不规则盘曲的肽键结构，而溶于水（成为明胶溶液）。该过程称为水解过程，加热加速了这个过程的进行，但胶原的水解作用并不是在转变成明胶后就停止了，而是继续不断地进行，直到生成氨基酸为止。整个水解过程可用下式表示。

生胶原＋水（加热）－明胶原－胨－多肽－低肽－氨基酸。

目前，阿胶胶汁提取工序均采用高温高压工艺，在此工序中，若给予适当压力（温度）、时间及加水量，可使驴皮结构发生变化。首先，驴皮胶原蛋白中的肽键（ $-CO-NH-$ ）部分断裂，形成许多较大的颗粒（明胶原），继而继续水解，生成一系列降解产物，此工序是阿胶生产最关键的一步，在此过程中要尽可能多地将生胶原水解为明胶原及其降解产物。尽管影响这一过程的因素有提胶的温度、时间、pH 值、加水量和胶汁浓度等，但温度是最主要的因素，即温度（压力）是决定成败的关键。

我们知道，各种物质的扩散速率在不同程度上将随着温度的增高而增大，对胶原的水解反应也不例外，也将会随温度的增高而加快胶原的水解过程，但温度过高将会影阿胶的质量。

当温度过高时，由于高温作用，部分氨基酸可能发生脱羧脱氨反应，进一步增加了挥发性碱性物质含量。另一方面，由于温度过高，驴皮很快被水解成许多较大颗粒的混悬液，往往会给人以一种水解完全的错觉而提前转入下道工序，造成产品的粗糙。同时，采用高温水解工艺，由于温度高而忽视了必要的水解时间，胶原蛋白不能进一步水解，胶的平均分子量偏高，不对称性增大，分子链也越长，有利于形成网状结构，黏度的切速依赖性越显著，流变性增大，切块越困难。同时，会产生较多的大质点颗粒，加剧了体系内各质点的大小差异，致使网状结构不均衡。在晾胶过程中，随着水分的蒸发，各个相互独立的质点开始发生物理形态上的变化，使网状结构破坏，胶的结构黏度（由网状结构引起的黏度）也随之减小，胶块发生碎裂。

一般来说，采用低温工艺并适当延长水解时间来生产阿胶，有利于阿胶内在质量的提高，但如果温度太低，水解时间太长，仍可导致阿胶内在质量发生变化。在阿胶生产过程中，若温度太低，胶原水解条件太缓和，水解速度太慢，势必延长水解时间。在长时间阿胶水解生产中，易使阿胶胶汁发生质的变化。长时间的水解会给酶和细菌创造适宜的生存条件。在酶和细菌的作用下，易使胶汁腐败而产生游离氨和挥发性低链烃胺、芳香胺等碱性物质，这些物质大多具有毒性和异臭味，是挥发性碱性物质的主要来源，易使阿胶产生特殊的臭味，人服用后易致恶心、呕吐等不良反应。同时，胶的弹性、可塑性降低，流变性增大，胶不易形成，易发生"沦墩"或"瘫胶"等现象。同样，若水解时间太长，则水解过度，产生大量的小分子物质，不利于完整稳固的网状结构的形成，造成流变性增大，易在重力的作用下发生变形，在晾干过程中，由于变形性增高，胶块易与晾胶支持物（如晾胶床）发生粘连，或胶块与胶块之间相互发生粘连，影响阿胶的质量。若温度过低，水解时间又太短，则达不到水解程度，阿胶中蛋白质的平均分子量增大，体系内网状结构失衡，造成不易切块。在晾胶后，阿胶仍坚硬而且具有韧性，不易打碎，人服后不易吸收而碍胃。

实践证明，在阿胶生产过程中，应选择适宜的温度和时间，以保证阿胶的质量。在胶液提取的各种因素中，提取的温度、pH 值及胶液之间是相互联系的，提胶过程中要严格加以控制。在实际生产操作中，工艺条件应根据原料投入量、生产设备及产品质量等要求作适当的调整。

3. 澄清工序制备原理

从提取工序提取出来的胶汁应进行澄清过滤处理，澄清过滤处理的方法很多，如化学澄清过滤、离心分离法和过滤法等。传统工艺中一般采用沉降过滤法，并加入明矾助沉。此原理是明矾在胶汁中，由于水的存在，硫酸铝钾 $[KAl (SO_4)_2]$ 发生水解反应，生成氢氧化铝 $[Al (OH)_3]$ 絮状物，此物吸附胶汁中的杂质一同沉于底部而被除去。根据胶体溶液的特性可知，氢氧化铝只吸附胶汁中的杂质而不吸附胶粒。然而，胶液是一种蛋白高分子溶液，对氢氧化铝应起保护作用，使其难以产生预想的沉淀效果，故目前有些阿胶生产企业已经将明矾沉淀工艺进行了改革。

离心分离法：是利用两种物质的不同重度而进行的。当胶液进入离心机后，受离心力的作用，油脂和沉淀物被粘在碟片上而与胶液分开，达到澄清胶液的目的。

过滤：过滤操作的基本原理是利用一种具有众多毛细孔的物质作为介质，使液体由小孔通过而将悬浮在胶液中的固体杂质截留，进而使胶液澄清。

4. 浓缩工序制备原理

胶汁由单体胶原所组成。胶原是不溶于水的，但原胶原在中性或弱酸性溶液中是可溶的，原胶原的分子量约为 30 万。由原胶原交联聚集而成的胶原蛋白，分子量可达数百万。由于条件不同，胶原水解产生的碎片差别很大。最小的碎片分子量为 2 万左右，最大的碎片则有 45 万左右。

浓缩过程是胶原蛋白水解成氨基酸的主要过程，也是除去杂质的主要过程。众所周知，蛋白质分子是由许多氨基酸分子借肽键依次缩合而成的高分子化合物。在提取工序中，胶原蛋白的部分肽键发生断裂，分子量已有所降低，但在浓缩工序中，在温度、水共存的情况下，给予一定的时间，即完成胶原蛋白的继续水解，生成一系列降解产物，分子量按蛋白质 - 胨 - 多肽 - 氨基酸依次递降，而在阿胶中的含量却依次增加，达到阿胶标准的分子量分布状态。

随着胶原蛋白的逐渐水解，蛋白质颗粒的变小，亲水性成分与疏水性成分由原来的紧密结合而逐渐分离开来，且混悬在胶汁中；同时，在原料掇皮等前处理过程中没有被彻底处理掉的角质蛋白、脂肪等也混悬在溶液中。此时，加入一定量的生水（水中含有矿物质），当一部分水蒸发后，水中的离子浓度增大，达到一定程度，离子的电性将中和疏水性胶体粒子的电性，使胶体离子聚合，聚合的离子团因结构疏松、比重稍小而上浮。此上浮物即是要除去的杂质，它是水不溶物的主要来源。此过程中应反复进行，一次次加水，一次次打沫，将杂质彻底除去，胶质逐渐纯净，使阿胶质量得以提高。

综上所述，阿胶生产是一个复杂的化学、水解反应过程，温度是必备的条件，在适宜的温度下，蛋白质按胶原－胨－多肽－氨基酸等步骤水解，并使各种水解产物在阿胶溶液中均匀分布。阿胶的生产原理虽然复杂，但归纳起来，贯穿始终的无非是提纯胶原蛋白，并使其逐步水解。

5. 晾胶工序制备原理

晾胶工序制备操作实际上是一个水分蒸发、胶块整形的过程，浓缩出胶、切制后胶块的含水量一般在 20% ～ 30%，而标准规定成品阿胶的含水量不得超过 15%。

在适宜的环境下（空气的流速、湿度、温度等），胶块表面的水分汽化而被蒸发；继而胶块表面附近的水分即扩散到表面继续蒸发；当表面接近完全干燥时，胶块内部的残余水分还要继续扩散到表面蒸发，直至干燥。"晾胶"是实现水分蒸发的主要手段，"瓦胶"则是胶块内部水分扩散到表面及胶块整形的主要措施。

第四节　阿胶的质量问题

1. 色泽浅

原因：水解时间不足，或所用原料混入了杂皮。

《中华人民共和国药典》规定阿胶的颜色为黑褐色，但由于水解时间的不同，亦可影响阿胶的色泽。如水解时间长，阿胶的颜色就深；水解时间短，阿胶的颜色就浅。此外，阿胶的原料不纯也会影响到阿胶的色泽。阿胶的原料若全用纯驴皮，阿胶的色泽为黑褐色；若为牛皮，阿胶的色泽为棕黄色；若为猪皮，阿胶的色泽为棕红色。

解决办法：适当延长水解时间；严把原料投料关，杜绝杂皮混入，用纯正驴皮熬制阿胶。

2. 凝胶黏度过高

原因：水解程度不够，辅料油用量不足或变质。

凝胶的黏度是由各质点通过肽链上的酰胺基团相互交联形成网状结构引

起的，阿胶的平均分子量越大，分子形状越不对称，分子的链越长，则越有利于形成这种网状结构。在高温水解工艺中，由于温度高，往往忽视了必要的水解时间，胶原蛋白不能进一步水解，致使凝胶的平均分子量偏高，不对称性增大，因而具有较大的黏滞性，造成切块困难。

新鲜植物油为不饱和脂肪酸，在阿胶含水量较低时，其分子可通过不饱和键和酯键参与蛋白质的网状交联，从而破坏肽键间原有的稳固网状结构，使黏度降低。部分未交联的细小油滴在切胶过程中起到润滑作用。如果辅料油不足，必然会使半成品产生粘刀现象。植物油变质多表现为不饱和键的氧化和酯键的水解，与多肽键的亲和力下降，造成半成品黏度过高。

解决的办法：适当降低加热温度，延长水解时间；严格控制辅料油的用量和质量。

3. 胶块弹性降低

原因：是由于水解过度引起的。

胶液过度水解产生的大量小分子不易形成完整稳固的网状结构，流变性增大，易在重力作用下变形。在晾制过程中，能与晾胶支持物粘连，闷胶时还可互相粘连。但在温度、湿度适宜时，凝胶切块并不困难，驴皮中含有大量的胶原纤维和少量的弹性纤维，而弹性纤维是由螺旋形细纤维组成的，可赋予组织弹性和运动性功能，对维持阿胶的弹性具有重要意义。高温长时间加热，使弹性蛋白被破坏，从而使胶块的弹性降低。

解决办法：适当降低煎煮的温度，缩短水解时间。

4. 胶块碎裂或脆裂

原因：胶块碎裂由剧烈水解引起，胶块脆裂则是因晾胶场所湿度过低所致。

驴皮水解产物是由组织碎片、蛋白质、多肽、氨基酸等组成的混合体。常压水解时，由于反应比较温和，当水解时间相对固定时，体系中各组分所占的比例大致是稳定的。高温水解时，由于反应剧烈，当水解时间较短时，体系中水解产物的比例极易发生变化，水解形成的质点大小悬殊，使胶块内部网状结构的均衡性降低。在晾胶过程中，随着水分的不断散失，一些较大的质点开始发生物理形态上的变化，使网状结构内部产生不均衡力，当这种力足以抵抗某些部位质点间的引力时，此处便发生碎裂，形成大小不均匀、不规则的小胶块。

由于晾胶环境湿度过低，胶块表面水分蒸发太快，而胶块内部的水分又不能很快到达表面，整体出现变形趋势，从而产生不均衡的力。边角处受到来自各个方向的力更不平衡，最易发生脆裂。

解决办法：防止胶块碎裂，应控制水解温度不宜过高，并适当延长水解时间。解决脆裂问题，应适当降低晾胶室的温度，提高相对湿度，并不断改变胶块放置位置，必要时装箱静置闷胶。

5. 成品有异臭味

原因：原料的质量差、掇皮不彻底、提取温度或压力过高、浓缩时的温度低且时间长，从而造成细菌繁殖、水解过度。

驴皮在细菌和酶的作用下易腐败，产生游离氨和挥发性低链羟胺、芳香胺等，这是阿胶具有异臭味的主要原因。在高温生产过程中，此类致臭物质不仅不易挥发掉，而且还会使一部分氨基酸发生脱羧脱氨反应，进一步加剧了致臭物质的含量，挥发性碱性物质含量增高。在返工复制时，因胶头经反复热处理，其中的冰糖部分焦化，而使阿胶味变苦。

解决办法：把好驴皮原料关，是消除阿胶异味的关键。生产中应控制驴皮的掇皮工序，使驴皮洁净。提取时应防止温度过高，并注意不断排气。提沫浓缩时，要控制时间和温度。胶头要单独复制，减少阿胶循环热处理的次数。

6. 成品粗糙

原因：生产时间短或提沫不彻底等。

采用高温高压工艺生产时，驴皮很快被水解成含有许多较大组织碎片和蛋白颗粒的混悬液，会造成水解已完成的错觉而转入下道工序，致使成品粗糙。提沫是阿胶提纯的关键工序，若提沫时间不够，提沫不彻底，可使产品粗糙。

解决办法：适当降低加热温度，延长水解时间。保证提沫时间，彻底提出胶中杂质。

7. 成品有油气孔

原因：使用了变质植物油，或加入植物油后未搅拌均匀，或胶液未"醒酒"即出胶。

以变质的植物油作辅料时，由于其不饱和度降低，难以分散均匀，常在胶块内形成小油滴，表面可见小油孔。植物油在变质过程中产生醛、酮、酸等低分子物质，它们在高温下易挥发，产生小气泡，使成品出现气孔。浓缩制胶过程中，当加入植物油后，如果搅拌不均匀，油不能很好地分布在胶液中，故出现油气孔。

解决办法：使用新鲜植物油，严禁使用变质的植物油作辅料。在"醒酒"时尽可能地将胶液内的气泡挥散掉，待无蒸汽逸出时再出胶。

8. 成品总灰分偏高

原因：主要是制胶用水的硬度偏高，或与加入明矾沉淀杂质有关，或与加入辅料中的杂质高有关。

阿胶的生产与水质有极大关系，东阿阿胶之所以能闻名天下，就是因为采用得天独厚的制胶用水——阿井水的原因。

在阿胶生产过程中，如果应用硬度高的水，阿胶的灰分就会增高，相反则会降低。同样，在胶汁中加入明矾助沉时，会增加阿胶成品内的总灰分。加入辅料中的杂质高亦会增加阿胶成品的总灰分。

解决办法：采用硬度低的水质，或采用蒸馏法、离子交换法、反渗透法或其他适宜的方法对制胶用水进行软化处理。改进明矾沉淀工序，改用自然沉淀法或离心分离法等。

9. 成品卫生学指标超标

原因：人员卫生未能达到洁净要求，灭菌装置失效（灭菌灯使用时间和质量），灭菌的时间、生产车间洁净度未达到要求，产品在擦、包过程中被污染等。

阿胶生产，特别是擦胶、验胶、灭菌、包装工序，目前仍采用传统的手工操作。由于人是直接的细菌污染源，所以在生产阿胶时，应特别注意人员的卫生要求，如进行手消毒、洁净衣消毒、操作人员要定期洗澡等。

阿胶灭菌目前一般采用紫外线灭菌法，而紫外线灯管有一定的寿命周期，超出则失去杀菌的效力。同样，灭菌时间不够，杀菌效果也不理想。

生产车间的环境，应达到洁净级要求，按规定的时间熏杀消毒灭菌。同样，生产环境的洁净度也会影响到紫外线灯的灭菌效果。

解决办法：制定人员卫生管理规程、洁净室管理规程、紫外线灯的使用管理规程等。定期对人员、房间进行消毒，定期更换紫外线灯，并保证灭菌的时间。亦可实验采用其他灭菌方法。

10. 水不溶物含量高

原因：制胶用水中硬度过高，过滤效果不理想，原料驴皮炮制处理不洁净，掇皮不彻底。

解决办法：制备阿胶采用硬度低的水或采用纯化水。采用先进的过滤方法或适当延长沉淀过滤的时间。制定驴皮的净料内控标准，对驴皮进行炮制处理。

第五节　阿胶的贮藏保管

阿胶是我国最早的传统中药之一，药用历史已有近3000年。其道地产区是山东省东阿县，我国南方地区应用普遍。古代医家多以贮存日久的阿胶入药，故又称陈阿胶。在贮存养护方面，我们的祖先积累了丰富的经验，目前，山东省东阿县中国阿胶博物馆仍保存有道光八年（1828）东阿制胶作坊所产的阿胶，除表面有裂纹外，质量仍佳。

1. 阿胶的变异现象

阿胶是马科动物驴的皮，经煎熬浓缩制成的胶块，主要成分是蛋白质及其水解产物氨基酸等。阿胶质量与原料、操作工艺等有直接关系，但在贮存保管过程中，如果贮存、养护不当，也可引起变异现象，常见的变异现象主要有变软溶化、变色发臭、霉变、粘连、碎裂等。

（1）变软溶化及粘连

根据实验，阿胶的含水量超过21%，贮存温度在25℃以上即开始生霉，可见阿胶的安全含水量应控制在20%以内。含水量18%的阿胶，在温度35℃、相对湿度84%，既不增加水分，也不减少水分且不生霉，证明其临界安全湿度为84%。阿胶长期贮存在35℃、相对湿度81%的空气中，含水量会降至16%左右；贮存温度在35℃、相对湿度75%的空气中，含水量会降至14%以内。故阿胶也不宜贮放在过于干燥的环境中，以防水分散失，造成胶块脆裂。实验表明，阿胶的含水量应控制在16%～18%，适宜的相对湿度为80%～84%。如含水量和相对湿度均在安全范围内，夏季温度对阿胶的贮存保管影响不大。

《中华人民共和国药典（2010版）一部》阿胶项下规定，阿胶的含水量应控制在15%以下。在这样的条件下贮存阿胶一般不会发生变软溶化现象。但如果贮存条件发生了变化，阿胶吸潮或受热后则易于发生软化，甚至还可能发生溶化。

粘连是指胶块与胶块或与包装材料粘连在一起，常因贮存房间的温度过高或湿度过大、包装不严等原因所致。此现象是阿胶贮存过程中发生的主要变异现象。

（2）生霉及变色变臭

生霉：当阿胶表面染有霉菌孢子，在温度、湿度适宜的情况下，胶块表面便形成了一个天然的霉菌培养基，促使孢子迅速生长，便出现了白色、形状不一的菌丝，从而发生霉变。

变色变臭：在贮存过程中，胶块发生霉变、颜色变暗、味道变臭等现象，病人服用后引起恶心、呕吐等不适症状，甚至发生过敏反应。这主要是因为阿胶吸湿后，动物蛋白在霉菌及酶的作用下，腐败分解而产生游离氨或挥发性碱性低链羟胺、芳香胺等碱性含氮物质，这些物质都有臭味，故引起阿胶发臭，此种阿胶已不能药用。

（3）裂纹或破碎

在胶块表面产生裂纹现象，有的轻触就会破碎。这主要是阿胶的贮存空间过于干燥或贮存过程中吹风过多，阿胶含水量偏低等原因所致。当阿胶的含水量低于10%时，胶块即有碎裂现象，甚至破碎。

2. 阿胶的保管养护

在阿胶贮存过程中引起变质的因素很多，因此应采用相应的控制温度、湿度、防止风吹、防霉等综合性的养护措施，创造适宜的贮存条件。

（1）阿胶的在库养护

加强库房管理：贮存库房应阴凉、避风，并保持仓库周围温度、湿度适宜。库内地板、墙壁应定期进行灭菌消毒。胶箱应贮存于货架上，不要直接放在地上以免受潮。

加强监督检查：阿胶在入库前或贮存过程中要定期或不定期地进行库房检查，如包装情况及库内温度、湿度及透风的情况等，发现问题及时处理。

防止风吹日晒：阿胶的贮存库房应避免风吹日晒，特别是春、秋季节。

控制适当的温度：阿胶的贮存库房温度不宜过高，尤其是在夏季及库房湿度较大的情况下，更应该注意。一般库房温度应控制在20℃以下为宜。贮存阿胶的库房应在门窗上挂上竹帘，以防阳光照射。当温度过高时，可适当通风降温，或空调降温。

控制适当的湿度：控制湿度是防止阿胶软化、粘连、霉败变质的主要措施。如果库内湿度过高，可适当通风降湿或空调除湿。亦可将石灰等干燥剂放在房间四周，以降低湿度。库房干燥后，应立即将干燥剂撤去。

（2）变异产品的处理

包装：阿胶的包装生产一般应在30万级洁净条件下操作，将小块用防潮纸或PVC铝箔包严，或将块与块之间隔离，然后装入适宜的盒内，密封。消费者在服用阿胶时，一盒阿胶如一次服用不完，应继续密封保存。

对霉菌胶块的处理：阿胶在包装入库前都要进行灭菌处理，保存得当，阿胶一般不会生霉。如果保管不当，一旦生霉，则不能药用。

对变软或粘连胶块的处理：先将粘连的胶块掰开，把变软或掰开的胶块放置于竹帘子床上晾干（水分在15%以下），再用灭菌过的粗布擦至光滑，灭菌包装。

对裂纹胶块的处理：裂纹胶块采取相应的吸潮方法，并排除导致水分降低的因素后，可防止胶块的继续破碎。

在阿胶贮存过程中，若胶块发生变软、粘连、破碎等现象，经处理后尚可继续使用，因为，此时胶块只是发生了物理变化，尚未发生质的变化。若胶块发生严重的变质现象时，则不能药用，例如胶块变色、发臭等，此时阿胶的内在质量已经变化，其内已产生了对人体有害的物质。

（3）阿胶的贮藏方法

阿胶的贮藏包括生产经营企业的贮藏、使用过程中的贮藏。阿胶的生产经营企业均应建立符合 GMP、GSP 要求的阴凉库贮藏阿胶，如阿胶的法定贮藏；阿胶在使用过程中的贮藏则以如何保管好阿胶为原则，如阿胶的夏季贮存、石灰缸内贮阿胶、阿胶的谷糠保管、阿胶的隔离保管等。

阿胶的法定贮藏：密闭〔《中华人民共和国药典（2010 年版）》〕。

阿胶的夏季贮存：为了解决阿胶在 30℃ 以上高温天气（夏季）的贮存问题，在夏季可将阿胶贮存于电冰箱的冷藏室中，温度保持在 5℃ 左右，保持阿胶的原包装不动，配方时拆一包用一包，需要即取。其他季节只要贮存在阴凉处，就可保证阿胶的原有特点，保持其包装原形，既便于保管，又方便调剂（江西省宜春市中医院）。

石灰缸内贮阿胶：将阿胶包妥装于盒内，或原包装不动，置阴凉干燥处。夏季可存放于石灰缸中；亦可立放或平放于密封箱内，层层架起（上海《中药材保管技术》）。

阿胶的谷糠保管：阿胶放在石灰缸或瓮内，虽然干燥，但容易碎裂。将其用油纸包好，埋在放有充分晒干了的谷糠容器内密封保管，效果很好（上海喜定县医药商店）。

阿胶与蒲黄炭同贮：以阿胶重量 10% 比例的干燥蒲黄炭先在贮存容器底面铺一薄层（约 3mm），然后将阿胶块平铺于蒲黄炭上，胶块间隔 3mm 左右。依此交叉排放。要强调的是，蒲黄炭必须干燥，一旦发现蒲黄炭已经吸湿，就应及时更换。这样，在夏季自然高温下，完全可以避免阿胶的溶化、粘连、发霉等变异现象（江苏省高邮县医药公司）。

阿胶的隔离保管：做一个大小适宜的木箱，其内壁（包括箱盖）钉一层无毒厚塑料膜，膜上再钉一层 1 寸厚的棉垫。将阿胶置于箱内，加盖封闭（安徽省怀宁县人民医院）。

3. 阿胶的库存要求

（1）**库房设施要求**

《中华人民共和国药典（2010 年版）一部》对阿胶贮存要求"密闭"即指将容器密闭，以防止尘土及异物进入。为此，阿胶生产的库房应满足如下要求：

库房应满足生产的需要。库房建设应符合 GMP 要求并与生产规模相适应，便于存放取样及防止交叉污染，杜绝差错。一般应设有驴皮原料库、辅料库、包装材料库、标签库等。其中，固体库与液体库要分开，常温库（温度不超过30℃）与阴凉库（温度不超过20℃）要分开，如需要还应设有危险品库。各种物料及产品均应按贮存条件的要求进行贮存保管。

库区布局要合理。一般应设有收料区、发料区、合格区、不合格区、待验区、退货区等。不合格的产品应专库或专区存放，有易于识别的明显标志，并按有关规定及时处理。仓库宜设取样室或取样车，其空气洁净度级别与生产要求一致。

库房要保持清洁和干燥，有照明、通风、温度和湿度监测控制的设施。一般阿胶保管仓库温度应控制在20℃以下，相对湿度在65%～75%。

仓库应设有五防设施：即库房应有防虫、防鼠、防盗、防火、防潮或防霉措施。仓库门口应设防虫灯、挡鼠板等；窗户、排风扇应装铁纱网，预防小动物爬（飞）入库。仓库内应设电子猫、粘鼠胶、鼠笼等防鼠措施。仓库内应设置防火、防盗、防水淹设施，宜采用防爆灯。按照国家有关消防技术规范，设有醒目的防火安全标志，设置消防设施，做到安全有效，严禁火种入库及在库区内动用明火。仓库必须按有关要求设计安装防雷装置，并定期检测，保证有效。

产品应码垛存放。产品入库后应按批号码垛存放。码放时，离地应不少于10cm，离墙应不少于50cm，货行间距离不少于100cm，离梁、离柱不少于30cm，主要通道宽度应不少于200cm。散热器、供热管道与货垛距离不少于30cm，照明灯具垂直下方不准堆放物料及产品，垂直下方与物料垛的水平间距不少于50cm，照明设施及开关应有防爆性能。

库房内有明显的状态标志。库房内各种设施、器具、物料上均应有明显的状态标志。待验标志为黄色，其中印有"待验"字样；检验合格标志为绿色，其中印有"合格"字样；不合格标志为红色，其中印有"不合格"字样；待销毁标志为蓝色（或黄绿色以外其他颜色），其中印有"销毁"字样；抽检样品标志为白色，其中印有"取样证"的字样；更换包装标志为白色，其中印有"换包装"的字样；仓库内所有计量器具均应贴有计量鉴定《合格证》，并标明有效日期。

仓库保管员应进行专业培训，持证上岗，并加强阿胶在库的管理。

（2）库房养护管理

管理制度：各阿胶生产企业应推行药品生产质量管理规范（GMP），实施GMP认证；各经营企业应按药品经营质量管理规范（GSP），实施GSP认证。为此各企业都应按GMP、GSP要求制定一系列的GMP、GSP文件，加强库房的管理，确保阿胶的质量。

温湿度监控及调节措施：阴凉库主要依靠调节制冷设施或空调设施的开、停来调节温湿度，常温库通过开关窗户、开排风扇、开抽湿机、拖地或在库内四周加生石灰等措施来调节湿度。每天两次记录库房温湿度。

第六节　阿胶制备工艺现代研究

1. 驴皮现代脱毛工艺改进

20世纪70年代后期开始采用酶法脱毛，即将驴皮浸没于等量的1%漂白粉水溶液中，于30℃左右浸泡5~10日，至充分膨胀后取出，用水洗净漂白粉，再浸没于约等量的1.2% NaOH水溶液中，于28℃~30℃浸泡脱脂1~2小时，脱脂驴皮用水洗至中性，投入带搅拌桨的容器内，加约等量的水，必要时调节水pH为6.5~7.5，按每50kg水加入AS-1398蛋白水解酶300g，调至40℃~43℃，保温搅拌脱毛2小时，将去毛驴皮洗净、切块、备用。该法对驴皮损伤少，周期短，并改善了劳动和卫生条件，降低了劳动强度。

2. 降低挥发性盐基氮

挥发性盐基氮是一种有毒物质，是指动物性食品由于酶和细菌的作用，在腐败过程中，使蛋白质分解而产生氨以及胺类等碱性含氮物质。此类物质具有挥发性，在碱性溶液中蒸出后，用标准酸滴定计算含量。这类物质往往具有特殊臭味和毒性。使用后常出现恶心、呕吐、头痛、头晕、血压不稳定等症状。制胶过程当中想要完全除去这些物质很难，采用高温高压的生产条件不利于挥散去除，故除调整蒸汽压力外，还应及时调整温度和加水量，并应采取定期减压排气方法，以尽量除去挥发性盐基氮。

3. 阿胶现代生产线流程

阿胶生产线第一步是洗皮，即把收来的驴皮洗干净；第二步是晾皮；第三步是泡皮；第四步是刮毛；第五步是铡皮，即把整张驴皮铡成小块，便于化皮；第六步是化皮，即把驴皮化成胶状物，这是阿胶生产的主要工序之一；第七步是打沫，即把熬胶过程中产生的杂质沫撇出来；第八步是浓缩，浓缩后的阿胶液呈糊状，色褐，跟熬好的红糖形态相似；第九步是凝胶，把阿胶做成块状；第十步是切胶，把阿胶切成小块；第十一步是晾胶；第十二步是擦胶，用干净的布把胶擦亮，主要是为了美观；第十三步是包装入库。

阿胶制作从20世纪70年代开始，也有过几次重大工艺改革，其中刘维志和章安功不可没。他们开创了蒸球加压提取法，为阿胶现代生产方法的基础，这项技术目前已推广至各阿胶生产企业。现代阿胶生产经历了木柴直火提取-煤炭直火提取-蒸球加压提取-电脑操控蒸球提取的阶段。由于提取过程中伴随胶原蛋白的水解，阿胶提取工艺、提取胶液质量的好坏对成品阿胶质量的优劣影响至关重要。

4. 多能提取罐提取法

取经前处理过的驴皮 400kg（折干品），置多能提取罐中，加水 1.2 倍量，加氢氧化钠 0.5kg，密闭后，开启夹层蒸汽及直气共同加热，煮沸大约 40 分钟左右，压力升至 0.11MPa，反复加水冲洗 3 ~ 4 遍，放净，加水 1.2 倍，再直气夹层共加热、使压力控制在 0.11 ~ 0.12MPa 左右，一次提取时间为 8 小时，二次提取时间为 1 小时。提取过程中，每小时打缩环 1 次，每次循环时间 5 分钟，提取结束并浓缩后均按原工艺操作。多能提取罐提取法的优点是性能稳定，提高了提取效率，操作简单；缺点是挥发性碱性物质得不到充分的散发。

5. 阿胶制备的关键步骤与指标

凝冻浓度标志着阿胶蛋白质水解程度的高低。水解程度的高低与阿胶颜色、透明度、胶块变形有直接关系。水解过度，胶块易吸潮变形、颜色变黑、透明度差。历史记载中"黑如瑿漆，色如琥珀"、"遇夏而不软为真阿胶"其实就是规定了胶原蛋白的水解程度。凝冻浓度一般在 7% ~ 12%，也就是说胶原蛋白水解程度以 50% ~ 60% 为宜。从胶块外观看，胶块应黑中有红头为最佳。

剖析历代对阿胶工艺的记载，之所以规定胶液要文火煎煮数日：其一，是为了不断除杂而使胶液变得纯净；其二，是为了除去挥发性碱性物质，使胶液有好的口感；其三，是为了使驴皮中胶原蛋白得到充分水解，使机体易于吸收。杂质可以通过明胶过滤而除去，挥发性碱性物质可以通过胶液喷淋加热或薄层蒸发，以增大蒸发面来解决。无论工艺如何改进，以上三点应当统一考虑。

张贵峰等研究了阿胶生产工艺中胶原蛋白的降解过程以及关键单元操作。在阿胶生产过程中取样并分析其氨基酸组成和相对分子质量范围，利用 HPLC – MS 技术分析其多肽组成。结果显示，阿胶生产工艺中原料胶中甘氨酸含量提高了 16.8%，表明原料胶中胶原蛋白含量逐渐升高；凝胶过滤色谱分析结果表明，原料胶相对分子质量逐渐降低，胶原蛋白的降解过程主要集中在常压浓缩阶段；原料胶内除胶原蛋白外，还存在细胞外基质蛋白和部分细胞骨架蛋白的降解物。在常压浓缩过程中，以泡沫形式被去除的物质主要为非胶原类蛋白的降解物。因此，常压浓缩过程是影响阿胶产品组成的关键单元操作。

6. 阿胶的传统剂型改革思路

目前中医临床处方使用阿胶的用量大多为每剂 3g、5g、6g、9g、10g、

12g、15g 等，而各厂家生产的阿胶规格均为每块 31.25g，故在调剂发药时必须打碎称量，费工费时，且剩余部分常吸湿变软或风干易碎，导致品质下降。从熔银铸币的做法中得到启发，结合邮票打孔和片剂压槽方法，提出了制备定量阿胶小块的改进建议：

（1）既然货币可以从每只二十五两、五十两的银元宝，过渡为每枚面值一元、计重七钱二分的银元，和五角、二角及一角等面值的辅币，那么阿胶又何尝不能在生产车间直接切制成每片 3g、5g、10g 和 15g 等规格的定量小块，以便药房调剂呢？

（2）我们日常寄信所用的邮票，上面印有面值，纵横方向打了很多小孔，根据需要撕取所用面值就可以了，非常简便。设想阿胶如果能把胶块切得再薄一些，也可以在上面打一些纵横成行的小孔，再印上每个小片的重量，调剂时根据处方用量取用，可免除冲钵冲碎的烦琐和噪声，提高了调剂人员的工作效率。

（3）有一些化学药品片剂，比如复方新诺明片等，规格本是 0.48g/片，因在生产时压上了一道槽沟，如果需用 0.24g 的剂量，则药剂人员调剂时用力对折一下便可分量，非常方便。参考片剂的制备工艺，如果在阿胶生产上也同样压上槽沟、印上每个小片的重量，即可免除很多药剂人员的劳动强度、大大提高调剂工作效率。

速溶阿胶和泡腾阿胶是阿胶剂型改革的新方法，前者采用冷冻干燥技术将浓缩到一定浓度的阿胶浆制成冻干粉，分计量包装，有速溶、保护药物有效成分的特性，但冷冻干燥成本较高。泡腾阿胶是将阿胶制粉后，加入有机酸如枸橼酸和碳酸氢钠，分别制备颗粒，干燥后按一定比例混合而成。阿胶泡腾颗粒有快速溶解、口感好等特点，但需加入较多辅料、同时易受潮变质。

第五章　阿胶的炮制

炮制是保证阿胶质优效佳的重要手段之一。历代文献都非常重视阿胶的炮制方法，随着先进科技和设备的介入，阿胶的炮制工艺都得到了革新。

第一节　阿胶炮制的历史沿革

阿胶的炮制方法散见于历代文献之中，有30种之多，其中汉代1种、南北朝时期1种、唐代4种、宋代11种、元代3种、明代和清代各5种。汉代张仲景的《金匮要略方论》中已有了阿胶炙用的记述；南北朝时期，雷敩开创了用猪脂炙法；唐代除炙法外，另有熬、蛤粉炒、炒成米子、炙捣末等方法；宋代新增了锉碎、微炒、炒黄、炒焦、糯米炒、面炒、蚌粉炒、水浸蒸、洗、切等诸多方法；元代出现了炮、草灰炒和生用之法；明代增添了酥炒、拌粉炒、猪脂浸蛤粉炒、米醋熬、酒炖化等较为新颖的方法；清代在沿用前代部分炮制方法的基础上，发明了酒蜜同制、醋炖化、土炒、童便炒、蒲黄炒等方法。2010年版《中华人民共和国药典》在阿胶项下记载了生品捣成碎块和蛤粉炒胶珠两种炮制方法，为统一阿胶炮制标准、提高阿胶炮制质量发挥了重要作用。

第二节　阿胶炮制的辅料选择

阿胶炮制过程中加入了若干辅料，而在炮制辅料的选择上，我国清代以前就达9种之多，包括目前最常用的海蛤粉和蒲黄粉等。随着近年来有关学者和一线中药工作者的积极探索和研究，拓展了炮制辅料的使用范围，大大丰富了阿胶的炮制内容，如按粳米粉30%、糯米粉30%、面粉40%的比例配成辅料，阿胶和辅料再按1∶1的比例炒效果较好。另有人采用每100kg阿胶用甘草粉30kg作辅料，亦取得较好的炮制效果。还有用滑石粉和牡蛎粉炒阿胶，借两粉的药效来增强阿胶珠治疗各种血虚型出血证的疗效。但也有学者认为，不宜用滑石粉代替蛤粉炒制阿胶的，因滑石属清利之品，故对体质虚寒的患者不宜。

1. 甘草粉炒阿胶

取阿胶块，置文火上烘软，切成小方块（称阿胶丁）备用。先将甘草粉置锅内加热至灵活状态，投入阿胶丁后不断翻动，至鼓起成圆球形，内无硬心时取出，筛出甘草粉放凉即得（每100kg 药材用甘草粉30kg，可重复使用2～3次）。甘草粉性平，味甘，有补脾、润肺、益气的作用，用其炒成阿胶珠，除有补血、止血、滋阴、润燥作用外，兼有补中益气之功。临床上常用于月经量多，崩中漏下，咳嗽，咳血及痰中带血的气阴双虚证等。

2. 滑石粉炒阿胶

炮制方法同上，每100kg 阿胶用滑石粉40kg。滑石粉性寒、味甘，有利水渗湿，清热解暑的作用，用滑石粉炒成阿胶珠，除有养阴、止血、润燥功效外，还兼有清暑利湿作用，并具有扶正祛邪的双重功效。临床上适用于阴虚兼有暑湿或内湿的证候。症见咳嗽无痰，咳甚则咯血，午后低热或颧红，手足心热，胸闷，头昏乏力，泛泛作恶，饮食呆滞，小便色黄，舌质偏红，苔淡黄厚腻，脉濡细而数等。

3. 蛤粉炒阿胶

这是目前应用最多的炮制方法。蛤粉性微寒、味咸，有养阴润肺、滋阴降火化痰功效。用蛤粉炒成阿胶珠，除有补血、止血、滋阴、润燥作用外，兼有降火化痰功效。临床用于血虚萎黄且有虚热者，症见心悸、虚劳咳血、吐血、心烦不眠、咳嗽痰少、咽喉干燥、崩漏等。

加工时，首先将原辅料准备好后取蛤粉，每100kg 阿胶丁用蛤粉30kg。置热锅内，用文火炒至灵活状态，蛤粉温度在140℃～160℃，如果温度偏高，容易烫焦或烫实，温度偏低可能不会全部鼓起，会造成内部有溏心的问题，所以操作时要注意。在加入阿胶丁时，根据药锅的大小投入适量的阿胶丁，若过多过重，转炒中球形胶珠易被压扁，影响鼓泡，造成畸形，或受热不均匀，致内有溏心。如果发现这样的情况应该及时处理查看和观察，烫至成珠，内无溏心，将炒好的阿胶珠迅速取出，筛去蛤粉，放入容器中，待完全晾凉后入库，放置阴凉干燥处备用。成品表面黄棕色，附有少量灰白色粉末，中空、膨松略呈海绵状，质酥，易碎。气香，味微苦者为佳。

炒制的技巧：掌握好投料时机，可提高阿胶珠的质量。其具体方法是：将蛤粉炒至沸水样，如水蒸气般向空中飞腾时，投入阿胶丁。待阿胶珠变圆约5秒钟后离火，继续翻炒，利用余热使之膨大成圆珠形。此法炮制的阿胶珠个头大、浑圆、不焦、无溏心。应注意的是，必须将蛤粉加热至滑利再放入阿胶丁，否则胶丁发不起来，易呈干瘪状，甚至焦煳达不到炮制的目的。

此外，温度不宜过高，胶丁炒至发胖成珠时，要适时用铁丝漏勺抄出。太过则易焦煳，蛤粉可以使用2次以上，但色泽变灰暗后应更换。

4. 蒲黄炒阿胶

每100kg阿胶用蒲黄30kg。将蒲黄置锅内，加热至稍变色，投入阿胶丁，不断翻动，至鼓起成圆球形、内无硬心时取出，筛去蒲黄放凉。蒲黄功能止血，化瘀，通淋；用于吐血、衄血、咯血、崩漏、外伤出血、经闭、痛经、脘腹刺痛、跌打肿痛、血淋湿痛等病证，可以加强阿胶的补血止血作用。

第三节　阿胶炮制工艺的进展

1. 阿胶传统炮制方法的改进

阿胶的传统炮制方法一般是用辅料炒制成阿胶珠。《中国药典》就载有武火炒阿胶珠，其实目前各地的炮制规范都以此为主，但在炮制工艺上也有一定的革新。如用电烘箱炮制阿胶的新方法；采用恒温及真空干燥设备以真空干燥法炮制阿胶。这些新方法的效果优于传统方法，既保证了质量，又提高了生产效率。

改进后的蛤粉炒的方法如下：

（1）原料：阿胶；蛤粉（煅蛤壳经粉碎过80目筛备用）。

（2）阿胶丁的制备：在铁锅内放置一不锈钢丝网，距锅底20~30cm，将阿胶块平摊在铁丝网上，文火烘至阿胶软化后取出，用刀切成1cm³大小的丁块，自然晾干，备用。

此外，郝宇采用2种阿胶块切丁法及漏勺旋转法制作阿胶珠，可供炮制人员参考采用。

①烘烤法：用具为烘箱、托盘、切刀、菜板、不锈钢盆。将阿胶块放到托盘中，排列均匀，放入烘箱中，把烘箱温度调到100℃，当温度达到100℃时，再烘2分钟后取出阿胶块用切刀在菜板上切成1cm×1cm的小方块，放入不锈钢盆中，自然晾干，备用。

②铁锅烘软法：用具为煤气灶、铁锅、笼篦、切刀、菜板、不锈钢盆。将铁锅上放一个不锈钢笼篦，将阿胶块放到不锈钢笼篦上，排列均匀，笼篦距锅底20~30cm，文火100℃，烘至阿胶软化，取出，用刀在菜板上切成1cm×1cm的方形小块后放入不锈钢盆中，自然晾干备用（但锅内不能添水，因阿胶遇蒸汽则化）。

以上两种方法的优点：第一，烘出的阿胶块均匀，方便切丁，改变了过去用切药刀，容易出现大小不匀，外观容易焦煳的现象。第二，改变了过去阿胶块在烘制过程中常出现的表面部分蛋白质焦糊、变质、含量略低的现象。

（3）阿胶珠的制备：将预先准备好的蛤粉按与阿胶重量的比例1∶1，将蛤粉置铁锅内，用铲刀不停翻动蛤粉，当文火炒至无水蒸汽散发，温度达到100℃时，将阿胶丁块放入锅内，用中火使其温度达到150℃，将阿胶丁捞入漏勺中，漏勺埋入蛤粉中，不停地旋转漏勺；30秒后，将阿胶丁埋入蛤粉内，反复操作；2分钟后用文火100℃再炒2分钟，炒至阿胶鼓起呈圆形取出，筛去蛤粉，放入不锈钢盆中，放冷即可（彩图7、彩图8）。

实践证明，此法制作合理，所炮制的阿胶珠大小均匀，表面光滑，特别是增加了阿胶珠的圆度，并改变了过去阿胶块在烘烤中及制作阿胶珠过程中，常出现的表面蛋白质焦糊、变质或含量降低的现象。

2. 温度和时间的控制

传统辅料炒制阿胶用武火，而现代研究并不赞同《中国药典》所载用武火炒制阿胶，强调火候应掌握调节成中火。有人认为蛤粉炒阿胶要求将蛤粉置锅内加热至灵活滑利状态时方可投入阿胶丁，这种灵活滑利状态的温度在120℃～250℃之间，不容易掌握，于是提出了新的方法。

有报道控制火候的经验有4种：一是埋入白光纸法，先武火加热蛤粉至灵活状态后即改用中火，使其温度持续，此时将约二指宽的白色有光纸（纸质25g）的1/3埋入蛤粉内1分钟取出，纸呈焦黄色时即为最佳温度；二是手感法，即先武火加热蛤粉至灵活滑利状态时，将手放至锅内离粉面5～10cm处，手感热而不烫时为合适温度；三是投入火柴法，在蛤粉加热至灵活滑利状态时，埋入2～4根火柴头，若在30秒钟内火柴不自燃即可投入阿胶拌炒；四是用文火把蛤粉炒至无水蒸汽散发时即可放入阿胶丁，然后再加大火力。有人经过反复实践，得出蛤粉炒阿胶所得阿胶珠达到酥脆、无溏心、无焦斑的最佳状态为锅底温度160℃～170℃，拌炒时间5～6分钟；蒲黄炒阿胶的温度是140℃～150℃，拌炒时间7～8分钟。辅料的温度在180℃时较好，190℃容易炒焦或"烫死"，而170℃时则胶丁不会全部发泡鼓起或有溏心，炒的时间过久则又炒僵。用米面粉作辅料时，其温度应控制在80℃～90℃。用现代设备炮制，将阿胶块置于已预热到110℃的烘箱内（不用任何辅料），再升温到140℃～150℃，烘制时间为1小时。蒲黄烘制阿胶温度为160℃，时间为20分钟，炮制所得的阿胶珠在外观、烊化速率、总氮和蛋白质含量等方面均优于传统炒制品。使用真空干燥法炮制阿胶亦不失为妙法，即将阿胶丁放置到真空器中，待真空度达到0.06MPa时，打开夹层蒸汽阀，加热使蒸汽压保持在0.1MPa，干燥，见胶珠鼓起成球状后打开真空阀即可。

3. 近年来发展的阿胶新炮制方法

长期以来，有关学者在不违背《中国药典》根本宗旨的前提下，对炮制阿胶珠所用辅料和方法进行了广泛深入的研究，取得了可喜的成果，大大丰富了阿胶炮制的内容。

（1）《中国药典》记载方法：取阿胶烘软，切成丁。将蛤粉置锅内，用武火炒热后，加入阿胶丁，不断翻动，烫至成珠，内无溏心，取出，筛去蛤粉，放凉。

（2）将阿胶用湿布外敷，放火炕上加热，待稍软后用刀切成 $0.7cm^3$ 方块，置方盘中或铁丝网上铺匀，放入干燥箱中。接通电源，温度达到 120℃时切断电源，10 分钟后取出。

（3）将阿胶烘软或喷水润软，切成小方块，放入不锈钢方盘或搪瓷方盘内摊平，置电热恒温干燥箱中。启动电源，120℃烘 20 分钟，取出，放凉。

（4）将阿胶烘烤至软，切成 $0.5cm^3$ 小方丁。取蛤粉置铁锅中加热，并反复翻动，用温程为 0℃ ~ 400℃ 的温度计插入蛤粉中测试，当蛤粉温度达到 180℃时放入阿胶丁。待阿胶丁鼓起成球形，内无硬心，表面呈灰白色至淡黄色时迅速出锅，筛去蛤粉，放凉。

（5）张振凌等以阿胶珠中 4 种氨基酸的含量为指标，采用 HPLC 测定指标成分含量，选取烘制温度、时间及阿胶丁大小为考察因素，正交试验法优选阿胶烘制工艺。最终得出阿胶最佳烘制工艺条件为 1.27cm × 0.88cm × 0.6cm 的阿胶丁在 180℃烘制 15 分钟。

（6）取阿胶块置文火上烤软，切成 $0.6cm^3$ 的小方块。取蛤粉适量置锅内，先用武火加热至显灵活状态时用中火继续加热。将约一指见方的 40g 白色有光纸块投入蛤粉内，埋 1 分钟取出，纸呈焦黄色时，即表明降为文火。保持其温度，均匀撒布阿胶丁，不断翻动至鼓起成珠，全部胶珠无气体放出时迅速出锅，筛去蛤粉，放凉。此法每千克阿胶丁用蛤粉 3 ~ 4kg，蛤粉可反复使用，烫制时要留 1 ~ 10kg 的冷蛤粉，以备调节温度之用。

（7）将阿胶切制成 $1cm^3$ 的小颗粒。取蛤粉盛方盘内，置入恒温箱100℃ ~ 200℃烘 30 分钟，取出，把阿胶颗粒撒入蛤粉中层，再烘 30 分钟。取出方盘，不停翻动，利用空气膨化作用使其自然成珠。筛去蛤粉，趁热醋淬，放凉备用。

（8）取生蒲黄，平铺烤盘中，厚约 1cm，选择温度至 190℃，烘至颜色由黄变褐（时间约 10 分钟），取出备用。阿胶平铺于盘中，将温度升至 90℃后放入烤盘，10 分钟后取出切丁。再将不同规格丁块摆放于盘中（下铺垫烘过蒲黄炭约 1cm 厚），均匀覆盖一层蒲黄约 1cm，继续进行烘制。

（9）近年来出现了一种以微波进行炮制的方法。微波是一种高频率的电磁波，其频率范围在 300～300000 MHz 之间。不同强度微波的频率不同，频率越高所产生的热量越多，阿胶珠内水分除去越多，所以微波强度为高火时阿胶珠的总氮量最高。同理，相同微波强度的时间越长其所产生的热量越多，则水分除去越多、总氮量越高。但时间过长，会出现焦煳现象，导致总氮量降低，故微波时间为 4 分钟时的总氮量最高。水分子属极性分子，介电常数较大，其介质损耗也大，对微波具有很强吸附能力，所产生的热能就多。所以，加水量越多，热能产生越多，微波炉内温度越高，越有利于除去阿胶珠内的水分，总氮量也就越高。但如果加水量过多，在相同微波强度和时间的情况下，并不能使所有的水分子同时振荡。

崔金玉等通过单因素考察得出微波强度、微波时间、阿胶丁大小、加水量为影响炮制工艺的因素，并以这四种因素进行正交设计，以总氮量为指标，对微波阿胶珠的最佳炮制工艺进行优选。结果微波强度为高火，微波时间为 4 分钟，阿胶丁大小为 0.5cm×0.5cm×0.6cm，加水量为 15mL。通过水分测定可以看出，微波阿胶珠的含水量明显低于生品和蛤粉炒阿胶珠，说明微波阿胶珠总氮量高于其他两种，可能是因为水分减少的原因。传统炮制工艺操作难度较大，火候及温度较难掌握，温度过高，成品焦化。温度过低则溏心，不能鼓起，且费工费时，劳动强度大。微波加热具受热均匀、饮片洁净度高、省工、省时、工艺简便易掌握、准确地控制加热量和时间、避免环境污染，故微波法炮制阿胶珠代替传统炒法是可行的。

第四节　阿胶炮制原理的研究

1. 古籍论述

有关阿胶的炮制理论，古籍论述颇多。汉时即有炮制"去腥味，不腻膈"的记载，以后又有众多新观点面世。梁代《本草经集注》云："凡丸散用胶，先炙使通体沸起燥，乃可捣，有不沸处，更炙之。断下汤直尔用之，勿炙。诸汤中用阿胶，皆绞汤毕，内汁中，更上火两三沸，令烊。"宋代《博济方》曰："火炙令热为妙。"明代《本草纲目》载："今之法或炒成珠，或以面炒，或以火炙，或以蛤粉炒，或以草灰炒，或酒化成膏，或水化膏，当各从本方。"清代《本草述元》说："调经丸药中用，宜入醋重汤炖化，和药。胃弱作呕者，弗烊化服，打碎同蛤粉、蒲黄、牡蛎粉炒，随宜。"清代《本草备要》指出："蛤粉炒去痰，蒲黄炒止血。"清代《药品化义》述及："面与蛤粉同炒，则不粘，去痰用。入膏，汤化、酒化、童便和之更炒，得火良。"

2. 理化分析

阿胶内含胶原蛋白，经炒珠后煎汤不粘锅，服用不腻膈，更有利于人体吸收。大量胶原蛋白吸收入血后，可增加血清的黏滞性，促进血液凝集。同时，阿胶经蛤粉炒后能提高钙的含量。钙离子为促凝血剂，可降低血管壁的通透性，以加强止血作用。阿胶中具有滋补作用的主要成分为蛋白水解物，这类物质均无臭味。但在制胶时，由于长期浸泡发生腐败，以后在煮胶、收胶、晾胶至出成品过程中一直保留着异臭味。此臭味来源于氨基酸的腐败产物游离氨、三甲胺、吲哚、甲基吲哚等挥发性物质。内服时，异臭味可引起恶心、呕吐等，甚至产生过敏反应。经蛤粉或蒲黄炒制后，不仅能使阿胶质地酥脆，便于粉碎，更重要的是此类氨基酸的腐败产物得以挥发，对消化道的刺激作用减轻。

3. 阿胶炮制现代研究

（1）炮制火候研究

实验表明，武火炮制阿胶珠，能使胶块在短时间内骤然膨胀，焦黏现象减少，而中火、文火由于炮制时间过长，胶块不能迅速膨胀，外表受热熔化后粘有蛤粉，内部仍有胶质样生心。崔学义对三种不同火候炮制的阿胶珠进行粉末显微镜检、水溶速度测定、酥脆度测定和层析半定量检试的结果显示，蛤粉制阿胶的最佳炮制火候不具唯一性，其火候与蛤粉温度、炒制时间及其他因素有关。传统将蛤粉加热至"浪动"或"滑利"时，再投料拌炒有一定道理。蛤粉"浪动"温度在145℃左右，炒制时间只需5分钟。如蛤粉温度高于160℃时，则需3分钟，且投料量和辅料量变化对炮制品质影响较小。

（2）炮制方法研究

胡屏山对阿胶丁、烫制阿胶、烤制阿胶珠的总氮、无机氮、游离氨基酸和蛋白质的含量及烊化速率、释放度进行了测定。结果表明，三者的含氮量无多大差别。阿胶丁烊化速率低，溶出慢，服用不便；传统方法烫制的阿胶珠，即使是优质饮片，仍有6%的蛋白质因珠面焦煳变质而不能溶出；烤制阿胶珠烊化速率高，熔出快。还有将烤制阿胶珠与炒制阿胶珠进行耐压强度和粉碎度对比实验后认为，烤制阿胶珠颜色发黄，内部泡酥如蜂窝，无溏心，且产品质量稳定，生产效率高，若仅要求酥脆、无溏心，不要求呈圆珠状，还可省去"切丁"工艺，但烤制时间需适当延长。曹子文的经验告诉我们，掌握好投料时机，可提高阿胶珠的质量。其具体方法是：将蛤粉炒至沸水样，如水蒸气般向空中飞腾时，投入阿胶丁，待胶珠变圆约5秒钟，离火，继续翻炒，利用余热使之膨大成圆珠形。此法炮制的阿胶珠个大、浑圆、不焦、无溏心。

此外，据报道阿胶的烫制条件与蛤粉温度和烫制时间呈函数关系。蛤粉温度在145℃~160℃之间，时间在3~5分钟，炮制品质量较好。阿胶珠与阿胶丁的比较研究表明，相同条件处理的水解液，经用氨基酸自动分析仪测定其所含氨基酸，两者均含相同种类的氨基酸，但阿胶丁氨基酸总量为63.55%，阿胶珠氨基酸总量为73.13%。阿胶珠较阿胶丁含量高，是因为经烫珠后，阿胶珠中的水分大大降低，同时烫珠温度高达140℃，肽键易断裂，引起氨基酸含量提高。而烫炒时间短，氨基酸种类不会发生明显变化。阿胶烫珠后，可入汤剂煎煮，而且易于粉碎制备丸、散等制剂的特点。

（3）炮制品的药理作用研究

崔金玉等研究了阿胶生品与不同炮制品对失血性贫血小鼠血液中RBC、Hb、HCT、PLT值和对腹腔注射环磷酰胺免疫抑制模型的小鼠脾脏指数和胸腺指数的影响。结果表明，阿胶生品及不同炮制品均能提高失血性贫血小鼠血液中RBC、Hb、HCT、PLT值，具有补血作用，微波阿胶珠高剂量补血作用最强，生品最弱。阿胶生品与不同炮制品具有增加脾脏和胸腺重量的作用，对腹腔注射环磷酰胺免疫抑制模型的小鼠免疫器官有增重作用。①脾脏指数：与模型组相比，微波阿胶珠低、高剂量对脾脏的增重作用有显著性差异（$P < 0.01$），并且明显好于阿胶生品和蛤粉炒阿胶珠。与空白组比较，各给药组小鼠的脾脏指数有显著性差异（$P < 0.05$ 或 $P < 0.01$），生品组、微波低、高剂量组的脾脏指数明显高于空白组。②胸腺指数：与模型组相比，微波阿胶珠低、高剂量均对胸腺的增重作用有显著性差异（$P < 0.01$ 或 $P < 0.05$）且好于阿胶生品和蛤粉炒阿胶珠。与空白组比较，各给药组胸腺指数无显著性差异（$P > 0.05$）。蛤粉炒阿胶珠对脾脏和胸腺的作用不如生品和微波阿胶珠，可能是因为蛤粉具有入肺以清热化痰的作用，以蛤粉炒阿胶珠擅长益肺润燥、清热化痰，其作用不如生品和微波品。阿胶生品及其不同炮制品对脾脏和胸腺的增强作用强度为微波阿胶珠高剂量组 > 微波阿胶珠低剂量组 > 生品组 > 炒品组。

第六章　阿胶鉴定与质量标准研究

第一节　阿胶的鉴别

1. 肉眼观察

《本草蒙筌》载："真者质脆易断，明澈如冰；假者质软难敲，枯黯似墨。"《本草备要》载："以黑光带绿色，夏月不软者真。"《本经逢原》载："以顶有鬃纹，极圆整者为真，折之沉亮，不作屑，不作皮臭。"《本草崇原》载："昔人谓光如漆，漆色带油绿者为真……真者拍之即碎。"

正品阿胶为长方形块，规则平整，大小、厚薄均衡；表面棕褐色，有光泽，有纵纹，无气孔、油孔及刀痕；质硬而脆，一拍即碎，碎片对光照视呈棕色半透明；胶块不黏软；气微香，味微甘。伪东阿阿胶状不规则，不平整，大小厚薄不等；表面黑褐色或棕褐色，无光泽，无纵纹，有油孔、气孔及刀痕；质硬而不脆，黏手；手拍不易碎，碎片对光照视不透明；气浊臭。

2. 水试鉴别

正品东阿阿胶少许放入杯中，加沸水适量，盖上杯盖，放置 2 分钟后轻轻打开杯盖，无任何异味；搅拌后，胶块较易溶化，胶汁澄清，无任何肉眼可见的颗粒状异物。而伪东阿阿胶则有较大的异味或臭味，胶汁混浊，有肉眼可见的大量颗粒状异物。

3. TLC

2010 版《中国药典》规定了阿胶的 TLC 鉴别方法：

取本品粗粉 0.02g，置 2mL 安瓿中，加 6mol/L 盐酸溶液 1mL，熔封，置沸水浴中煮沸 1 小时，取出，加水 1mL，摇匀，滤过，用少量水洗涤滤器及滤渣，滤液蒸干，残渣加甲醇 1mL 使其溶解，可作为供试品溶液。另取甘氨酸对照品，加甲醇制成每 1mL 含 1mg 的溶液，作为对照品溶液。照薄层色谱法（附录ⅥB）试验（彩图 9），吸取上述两种溶液各 2μL，分别点于同一硅胶 G 薄层板上，以苯酚 –0.5% 硼砂溶液（4:1）为展开剂，展开，取出，晾干，喷以茚三酮试液，105℃加热至斑点显色清晰。在供试品色谱中，与对照品色谱相应的位置上显示相同颜色的斑点。

后用此法进行实验，发现容易造成薄层色谱板吸附剂脱落、托尾现象。为此，有人对此法进行了改进，方法如下：

将展开剂苯酚 -0.5% 硼砂水溶液（4:1）改变为展开剂正丁醇 - 冰醋酸 - 水（8:3:1）；薄层板改变为以羧甲基纤维素钠为黏合剂的硅胶 G 薄层板。余同《中国药典》（2010 版一部）阿胶鉴别方法。对照品除甘氨酸以外，新增精氨酸、亮氨酸、缬氨酸。其结果是供试品在薄层色谱中，与对照品色谱相应位置上显示相同颜色的斑点，且斑点清晰，分离度好，无拖尾现象（图 6-1）。

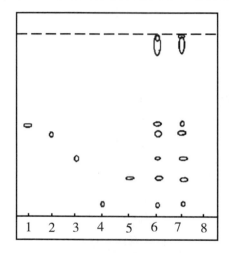

图 6-1 阿胶薄层色谱图

1. 亮氨酸对照品　2. 缬氨酸对照品　3. 丙氨酸对照品　4. 甘氨酸对照品

5. 精氨酸对照品　6. 样品 1　7. 样品 2　8. 阴性对照品

4. 检查项

水分：精密称取本品 1g，加水 2mL，加热溶解后，置水浴上蒸干，使厚度不超过 2mm，按照水分测定法（《中国药典》附录Ⅸ H 第一法）测定，不得过 15.0%。

重金属及有害元素：照铅、镉、砷、汞、铜测定法（《中国药典》附录Ⅸ B 原子吸收分光光度法或电感耦合等离子体质谱法）测定，铅不得过百万分之五，镉不得过千万分之三，砷不得过百万分之二，汞不得过千万分之二，铜不得过百万分之二十。

水不溶物：精密称取本品 1g，加水 5mL，加热使其溶解，转移至已恒重 10mL 具塞离心管中，用温水 5mL 分 3 次洗涤，洗液并入离心管中摇匀。置 40℃水浴保温 15 分钟，离心（转速为每分钟 2000 转）10 分钟，去除管壁浮油，倾去上清液，沿管壁加入温水至刻度，离心，如法清洗 3 次，倾去上清液，离心管 105℃加热 2 小时后取出，置干燥器中冷却 30 分钟，精密称定，计算即得。

本品水不溶物不得超过 2.0%。

其他：应符合胶剂项下有关的各项规定（《中国药典》附录 I G）。

5. 含量测定

按照高效液相色谱法（《中国药典》附录 VI D）测定。

色谱条件与系统适用性试验（表 6 – 1）以十八烷基硅烷键合硅胶为填充剂；以乙腈 – 0.1mol/L 醋酸钠溶液（7 : 93，用醋酸调节 pH 值至 6.5）为流动相 A，以乙腈 – 水（4 : 1）为流动相 B，按下表中的规定进行梯度洗脱；检测波长为 254nm；柱温为 43℃。理论板数按 L – 羟脯氨酸峰计算应不低于 4000。

表 6 – 1 色谱条件与系统适用性试验

时间（分钟）	流动相 A（%）	流动相 B（%）
0 ~ 11	100→93	0→7
11 ~ 13.9	93→88	7→12
13.9 ~ 14	88→85	12→15
14 ~ 29	85→66	15→34
29 ~ 30	66→0	34→100

对照品溶液的制备：精密称取 L – 羟脯氨酸对照品、甘氨酸对照品、丙氨酸对照品、L – 脯氨酸对照品适量，加 0.1mol/L 盐酸溶液，制成每毫升分别含 L – 羟脯氨酸 80μg、甘氨酸 0.16mg、丙氨酸 70μg、L – 脯氨酸 0.12mg 的混合溶液。

供试品溶液的制备：精密称取本品粗粉约 0.25g，置 25mL 量瓶中，加 0.1mol/L 盐酸溶液 20mL，超声处理（功率 500W，频率 40kHz）30 分钟，放冷，加 0.1mol/L 盐酸溶液至刻度，摇匀。精密量取 2mL，置 5mL 安瓿中，加盐酸 2mL，150℃水解 1 小时，放冷，移至蒸发皿中，用水 10mL 分次洗涤，洗液并入蒸发皿中，蒸干，残渣加 0.1mol/L 盐酸溶液溶解，转移至 25mL 量瓶中，加 0.1mol/L 盐酸溶液至刻度，摇匀即得。

精密量取上述对照品溶液和供试品溶液各 5mL，分别置 25mL 量瓶中，各加 0.1mol/L 异硫氰酸苯酯（PITC）的乙腈溶液 2.5mL，1mol/L 三乙胺的乙腈溶液 2.5mL，摇匀，室温放置 1 小时后，加 50% 乙腈至刻度，摇匀。取本品 10mL，加正己烷 10mL，振摇，放置 10 分钟，取下层溶液，滤过，取续滤液，即得。

测定法：分别精密吸取衍生化后的对照品溶液与供试品溶液各 5μL，注入液相色谱仪，测定即得。

本品按干燥品计算，含 L - 羟脯氨酸不得少于 8.0%，甘氨酸不得少于 18.0%，丙氨酸不得少于 7.0%，L - 脯氨酸不得少于 10.0%。

6. 阿胶与其他胶、伪品胶的性状区别

阿胶的代用品或伪品较多，常见的如下：

（1）多种动物的皮熬制而成的胶块：表面黑褐色，光泽差，质硬韧，不易破碎。碎块断面色暗而无光亮，易发软黏合，带腥臭气。加沸水搅拌溶解后，溶液呈暗红棕色，浑浊，静置后溶液变稠，10% 的水溶液温度降至不到 10℃ 即凝固。

（2）骨胶类：系用骨胶厂生产的骨胶，经加水，加热熔化、浓缩，再加色素仿制而成。呈长方块，棕黄色，表面不透明，无光泽，有气泡所致的小孔洞，侧面具有不规则的皱纹，质坚韧，不易打碎，切断面棕色，角质样，无光泽，碎片对光照视呈棕黄色，半透明。

（3）明胶类：为化工厂生产的工业明胶或医用明胶，用上法仿制而成。呈长方块，棕红色或黑色，平滑光亮，除色黑者外均透明。质脆易碎，断面棕黄色，具玻璃样光泽，碎片对光照视呈棕红色，透明。气微或具墨汁样臭，味淡或微甘。火试灰化后，残渣呈白色片状或粉状，质松不与坩埚黏结，味淡，口尝无异物感。10% 的水溶液呈淡棕色或棕红色，澄清而透明，无白色物析出。

（4）杂皮胶：为皮革厂废皮，经煎煮仿制而成。呈长方块，土棕色，不透明，无光泽，质软，不易破碎。断面亦无光泽碎片对光照视不透明，气异臭。火试灰化后，残渣呈土黄色或灰白色，粉泥状，易吸潮，味咸涩，口尝具细砂感。10% 的水溶液呈淡棕色或乳白色，浑浊，白色泡沫较多，有异臭。

（5）牛皮胶（黄明胶）：为牛科动物黄牛的皮所熬的胶。长方形或方形，深褐色，有黏性，质硬不易破碎。断面具玻璃样光泽，碎片对光照视呈乌黑色，半透明。气微，味微甘，灼烧有浓烈的浊臭气，水溶液液面无油滴。

（6）新阿胶：用猪皮熬制所得的为"新阿胶"，呈方块形，表面棕褐色，光泽较暗，硬脆，对光照视棕色不透明，断面不光亮，无光泽。于水中加热溶化，液面有一层脂肪油，具有肉皮汤味，气腥，味微甘。

赵曦等分别对阿胶、新阿胶、黄明胶及伪品胶（动物骨、旧皮革、鞍、靴、橡胶等制成的胶）进行性状比较，结果差异明显（表 6 - 2）。

表 6-2 阿胶、新阿胶、黄明胶与伪品胶鉴别比较

品名	外形	表面性状	质地	对光透视	断面光泽	气味
阿胶	长方形或方形	黑褐色、平滑、有光泽	坚硬易碎	棕红色半透明	光亮	气微味微甘
新阿胶	长方形	棕褐色、光泽较暗	硬脆	棕色半透明	无光泽	气腥味微甘
黄明胶	长方形或方形	深褐色、有黏性	质硬但不易破碎	乌黑色半透明	具玻璃光泽	气微味微甘
伪品胶	长方形或方形	黑褐色、无光泽、有蜂窝点	质坚而韧难折断	中间黑点不透明	断而不齐无光泽	有腥臭味

第二节 阿胶原料皮的 DNA 鉴别

正品阿胶是由驴皮为原料熬制而成，阿胶生产企业在收购阿胶原料驴皮时，需要对皮张进行物种鉴定，防止以马皮和牛皮等冒充驴皮。这几种动物的干皮张外表非常相似，凭肉眼难以鉴别，尤其是在除去毛发并剪碎成小块后，仅凭肉眼是无法鉴别的。因此，阿胶原料的真伪鉴别成为阿胶生产中迫切需要解决的技术难题。有研究用细胞色素 B（cyt B）基因 PCR - RFLP 方法对阿胶原料驴皮进行鉴定。

1. PCR 引物

1991 年报道的采用 Carr 和 Marshall 引物，扩增细胞色素 B 基因保守区间内的 359bp 的片段。引物由上海生物工程公司合成，序列为：

B1：5′ - CCATCCAACATCTCAGCATGATGAAA - 3′。

B2：5′ - GCCCCTCAGAATGATATTTGTCCTCA - 3′。

2. 计算机模拟分析

从 GenBank 中查询出驴、牛、马等动物的线粒体细胞色素 B 基因序列，用 Clustal W 软件将这几种动物的细胞色素 B 基因序列进行多序列比较和对准（align），截取引物 B1/B2 结合位点之间的序列，并用计算机软件 Primer Premier 5.0 模拟限制性内切酶消化，产生理论标准 PCR - RFLP 指纹图谱。从 Hinf I，Hae III，Alu I，Taq I 和 Mse I 等 10 种识别位点为四碱基核苷酸序列的限制性内切酶中筛选合适的内切酶，选择可以根据所获得的 DNA 指纹图谱判定样品所属物种的内切酶。最终确定合适的内切酶为 Hinf I 和 Hae III。

3. 动物干皮 DNA 提取

用改进的干皮 DNA 提取方法提取动物干皮样品总 DNA。用 1% 琼脂糖凝胶电泳检测提取的 DNA 的质量，并用 Eppendorf DNA 微量定量仪检测 DNA 浓度。

4. 细胞色素 B 基因片段 PCR 扩增

经过多次 PCR 扩增条件优化，确定 PCR 扩增条件为：每个 PCR 反应体积为 50μL，含 50ng 模板 DNA10mmol/L Tris – HCl（pH8.3），50mmol/L KCl，0.2mmol/L 4 种 dNTPs，2.0mmol/L MgCl$_2$ 和 2.0 单位 Taq DNA 聚合酶。PCR 反应在 MJPT – 2100 PCR 仪上进行，温度控制程序为：94℃预变性 2 分钟；30 个循环，94℃变性 30 秒，55℃复性 30 秒，72℃延伸 40 秒，最后在 72℃延伸 2 分钟。反应完毕后，用 1.5% 琼脂糖凝胶电泳检测扩增产物。

5. 限制性酶切和图谱分析

将每个 PCR 扩增产物分别用 Hinf Ⅰ和 Hae Ⅲ两种限制性内切酶酶切。反应体积 50μL，其中含有约 500ngPCR 产物 DNA，5U 限制性内切酶 Hinf Ⅰ或 Hae Ⅲ，以及相应的内切酶缓冲液。混匀并离心后，37℃消化 4～14 小时，80℃处理 25 分钟以灭活内切酶。PCR – RFLP 产物用 3% 琼脂糖凝胶电泳并用溴化乙啶（EB）显色。用 Kodak 凝胶成像分析系统扫描获得 RFLP 指纹图谱，将 RFLP 指纹图谱与理论标准 RFLP 指纹图谱对照判断样品的所属物种（图 6 – 2、3、4）。

6. 结果

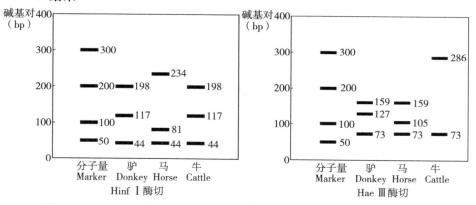

图 6 – 2　驴、马、牛 3 种动物 cyt B 基因 359 bp 片段 PCR – RFLP 模式图

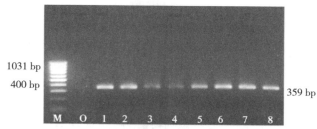

图 6 – 3　细胞色素 B 基因 359 bp 片段 PCR 扩增产物电泳结果

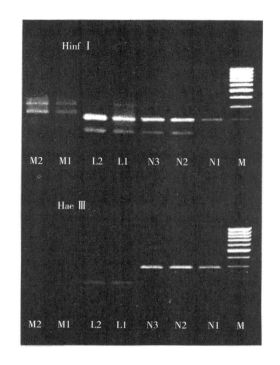

图 6 - 4 PCR 扩增细胞色素 B 基因的 359 bp 片段分别用 Hinf I

和 Hae Ⅲ酶切，琼脂糖凝胶电泳产生的 PCR - RFLP 图谱

图 6 - 4 中 M 为 100bp DNA Ladder。N1、N2、N3 分别为奶牛、黄牛和黑牛，L1、L2 分别为驴和驴骡，M1、M2 分别为马和马骡。其中 Hinf I 酶切可以将马区分出来，但牛和驴的谱带相同。Hae Ⅲ酶切可以将牛区分出来，但马和驴的谱带相似。综合两种酶切图谱可以区分驴、马和牛。

第三节 阿胶电泳法鉴别

目前主要方法是聚丙烯酰胺凝胶电泳（SDS - PAGE）法和等点聚焦电泳（IFE）法。

1. SDS - PAGE

（1）溶液的配制

①30% 凝胶储备液：丙烯酰胺（Acr）150g、N，N′ - 亚甲基双丙烯酰胺（Bis）4.0g 加双蒸水溶解稀释至 500mL，4℃避光贮藏，临用前配制至 7% 浓度。

②电极缓冲液（pH = 8.13）：三羟甲基氨基甲烷（Tris）3.0g、甘氨酸 14.4g 加双蒸水溶解稀释至 1L，4℃避光贮藏。用前加 10% SDS 5mL，稀释 5

倍使用。

③分离胶缓冲液：Tris36.6g，用 1M HCl 调节 pH 至 8.9，加双蒸水至 200mL，4℃避光贮藏。

④浓缩胶缓冲液：Tris6.0g，用 1M HCl 调节 pH 至 6.8，加双蒸水至 100mL，4℃避光贮藏。

⑤2 倍样品缓冲液：浓缩胶缓冲液 2mL、甘油 2mL、β-巯基乙醇 1mL、10% SDS 4mL 加双蒸水至 10mL，新鲜配制。

（2）样品的制备：分别取上述样品各 1g，粉碎，加水 2mL 于水浴加热熔化，离心（3000 转/分）15 分钟。取上清液，用样品水解液按比例稀释、混匀，至冰箱中水解过夜，备用。

（3）加样与电泳：分别取样品液各 80μL，加于凝胶表面，再分别加入指示剂和甘油各 1 滴，接通电源，电流为每管 8mA，于室温下电泳。整个过程维持电流不变，待指示剂电泳至距末端 0.5cm 处，停止电泳。

（4）固定、染色及脱色：将电泳后的凝胶于固定液中固定 30 分钟，浸于染色液中过夜，然后用水冲洗胶条表面，最后于脱色液中反复脱色直至背景清晰为止。

（5）根据各样品泳动距离，按泳动率计算公式（Rf = 谱带移动距离/指示剂移动距离）计算出各谱带的泳动率 Rf 值。

2. IFE

（1）仪器与试剂

DYY-Ⅲ4 型电泳仪；DYY-Ⅲ27 型圆盘电泳槽；90mm×50mm 玻璃管 10 支；pH3.5~10 两性电解质（瑞典 LKB 公司产品）；丙烯酰胺、N-N'亚甲基双丙烯酰胺、四甲基乙二胺（TEMED）、过硫酸铵（AP）、磷酸、乙二胺。所用试剂均为分析纯试剂（AR），水为双蒸水。

样品：阿胶正品、阿胶伪品（3 种）依次编号为 1、2、3、4。

（2）实验方法

①样品液的制备：取阿胶正品和伪品各 0.5g，分别加入适量蒸馏水，水浴熔化，置试管中离心（3000 转/分）20 分钟，取上清液用乙醚萃取 2 次，再将萃取液分置于半透膜袋透析 48 小时（其间更换蒸馏水数次），透析完毕定容至 5mL，离心（3000 转/分）20 分钟，取上清液置冰箱中备用。

②凝胶的制备：参照文献方法制备 1~4 号样品液的凝胶和凝胶柱。

③电泳槽的安装：将制备好的凝胶管的上、下端分别用阴极电极液（5% 乙二胺溶液）、阳极电极液（5% 磷酸溶液）各洗涤 3 次（注意上端用阴极电极液，下端用阳极电极液）。将各凝胶管垂直插入圆盘电泳槽上槽底的各个圆

孔内再进行电泳，并进行 pH 梯度的测定。

（3）结果

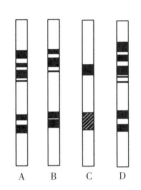

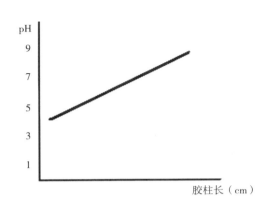

图 6 - 5　阿胶及伪品的 IFE 图谱　　图 6 - 6　阿胶正品 IFE 的 pH - 胶柱长度曲线

以各段胶柱所在位置（即胶柱长度）为横坐标，以相对应的浸泡液的 pH 梯度为纵坐标作图，可得到各样品胶柱上的曲线。以样品 1 为例（图 6 - 5、6 - 6），由 pH - 长度关系曲线求被测样品所含主要蛋白质成分的 PI 所用长度是经校正后的长度。即：胶柱长度 = 蛋白质迁移距离 ×（原胶柱长/现胶柱长）。

各样品固定后的电泳谱带位置经校正后，再分别与各自的 pH 梯度曲线一一对应，可方便地得出各样品主要蛋白质成分的 PI。本实验研究样品 1 所含主要蛋白质成分的 PI 分别为 4.8 和 4.61（指图 9 中的 2 条强带）；样品 2 所含主要蛋白质成分的 PI 分别为 4.40 和 4.65；样品 3 所含主要蛋白质的 PI 为 4.60；样品 4 的主要蛋白质成分 PI 分别为 4.15、4.38、4.58。

（4）由于胶类药材是经水解后得到的大分子胶原蛋白，故这类药材制得的样品液黏度大、密度高，用普通的聚丙烯酰胺凝胶电泳（PAGE）难以得到清晰的没有"拖尾"现象的 PAGE 图谱，而用 IFE 技术可以解决这个问题。除了药材真伪鉴别，蛋白质成分的 PI 值外，由 IFE 得到的图谱还可用来精确测定药材各蛋白质成分的含量。与普通的 PAGE 相比，IFE 中采用了两性电解质。目的在于使电泳支持物上产生适宜平滑的 pH 梯度，故两性电解质的正确选择对 IFE 至关重要。

第四节　阿胶圆二色谱法（CD）鉴别

有文献报道采用 CD 法鉴别阿胶、鹿角胶、龟板胶及伪品（图 6 - 7，表 6 - 3）。

1. 仪器与方法

圆二色谱自动记录旋光仪（日本 JASCO - J20C 型）。测定扫描范围 220 ~

280nm 谱区；室温；时间常数 4 秒；光径 1.0cm；扫描振幅 1、2、5millidegree/cm；狭缝宽度 1nm。将样品研成细粉，用蒸馏水配成样品浓度为 0.3mg/mL，调 pH 至 6.8 进行测定。

2. 结果

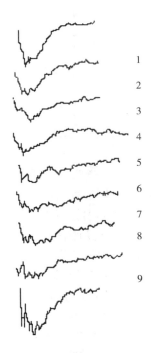

图 6 - 7（左）　不同药胶类圆二色谱图

（扫描振幅 S = 1）

1. 纯阿胶　2. 东阿阿胶　3. 阿胶伪品　4. 纯鹿角胶　5. 周口鹿角胶

6. 鹿角胶伪品　7. 纯龟板胶　8. 湖北龟板胶　9. 龟板胶伪品

表 6 - 3　阿胶、龟板胶、鹿角胶圆二色性分析

样品	阿胶	龟板胶	鹿角胶
分析特征	230nm 为中心形成三重峰，[θ] 最大	229nm 最高峰，从长波阶梯向上的四重峰，224，222 双峰，[θ] 一般	225nm 最高峰，227nm 明显尖锋，232nm 平滑肩峰，[θ] 一般
峰形	良好的尖峰，顶部裂分三重	峰形整齐的近于平台，顶部裂分四重	馒头峰特征明显，蓝移于短波
样品分析结果	典型 3，较好 9，一般 6，不合格 2	典型 2，较好 1，不合格 1	典型 3，较好 1，一般 2，不合格 2

第五节　阿胶水溶液的指纹图谱

王晓坤等采用反相高效液相色谱法对阿胶水溶性成分进行了指纹图谱研究。方法选用 SHIMADZU VP – ODS（4.6mmi. d. ×250mm，5μm）色谱柱，以乙腈 – H_2O 为流动相进行梯度洗脱；柱温 25℃；分析时间为 95 分钟；检测波长 205nm。结果以 28 个主要共有峰为评价指标，建立了阿胶水溶性成分的 HPLC 指纹图谱，同时标定了 5 个色谱峰。具体方法如下：

（1）供试品溶液的制备：精密称取阿胶粗粉 200mg，加水 20mL 后超声 15 分钟，4000 转/分离心 5 分钟后取上清液。向上清液中加入环己烷 20mL，振摇，萃取 5 分钟后弃环己烷层，再加入二氯甲烷 20mL，振摇，萃取 5 分钟后弃二氯甲烷层，将萃取后的水层用 0.45μm 微孔滤膜过滤后即得供试品溶液。

（2）氨基酸标准品溶液的制备：分别精密称取异亮氨酸、亮氨酸各 10mg 及酪氨酸、苯丙氨酸、色氨酸各 2mg 置于 100mL 容量瓶中，加水溶解并稀释至刻度，摇匀即得。

（3）色谱条件：色谱柱：SHIMADZU VP – ODS（4.6mmi. d. ×250mm，5μm）；流动相：乙腈 – H_2O 进行梯度洗脱；柱温：25℃；检测波长：205nm，200 ~ 400nm 全波长扫描；分析时间：95 分钟；进样体积 50μL（表 6 – 4）。

表 6 – 4　色谱梯度表

时间/分钟	H_2O/%	CH_3CN/%	流速/mL · min^{-1}
0	98	2	0.20
20	95	5	0.30
40	90	10	0.40
60	85	15	0.50
80	82	18	0.70
95	80	20	1.00

（4）指纹图谱以及共有指纹峰的标定：按照上述方法测定 10 批阿胶样品的 HPLC 色谱图，获得 28 个共有峰，选择分离度及峰形好的 13 号峰作为内参比峰 S，计算各色谱峰的相对保留时间和相对峰面积，发现各共有峰相对保留时间的 RSD 值及相对峰面积的 RSD 值均小于 3.00%，说明共有峰的重现性较好，符合指纹图谱的要求（图 6 – 8）。

（5）将 10 批阿胶样品的色谱数据导入中药色谱指纹图谱相似度评价系统 2004A 生成对照图谱，并与氨基酸标准品的 HPLC 色谱图进行比较。对阿胶样品图谱中的 9、11、13、20、25 号色谱峰进行纯度检查，各峰纯度较高；同时对比各色谱峰的保留时间，并以同样梯度条件进行 HPLC – MS 分析，可以确定阿胶色谱图中的 9 号峰为异亮氨酸峰、11 号峰为亮氨酸峰、13 号峰为酪

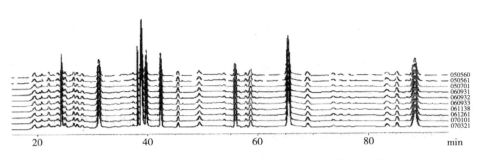

图 6 - 8　不同批号阿胶水溶液成分的 HPLC 指纹图谱

氨酸峰、20 号峰为苯丙氨酸峰、25 号峰为色氨酸峰（图 6 - 9）。

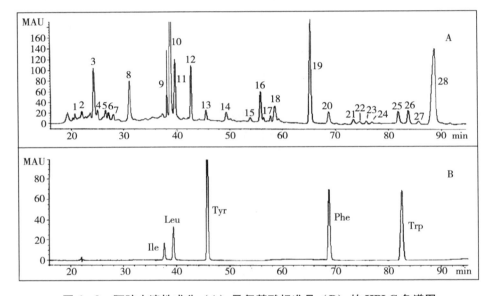

图 6 - 9　阿胶水溶性成分（A）及氨基酸标准品（B）的 HPLC 色谱图

实验共考察了 10 批阿胶样品，建立了 HPLC 指纹图谱分析方法。用于判断阿胶质量稳定性时，一方面通过图谱的直观比较，能够反映出各共有峰的有无及其大致比例，从而判断其质量一致性的情况；另一方面通过计算相对保留时间及相对峰面积，判断是否符合所建立的指纹图谱的技术参数。

第六节　阿胶 UPLC - QTOF - MS 法鉴别

魏锋针对胶类药材的主要成分及特点，利用液质联用法建立专属性的鉴别和检测方法。使用胰蛋白酶对龟板胶、鹿角胶、阿胶、黄明胶、新阿胶等 5 种常用胶类药材进行酶解，利用超高效液相色谱－四极杆－飞行时间质谱（UPLC－Q－TOF）进行测定，再以 PCA 为引导，寻找具有专属性鉴别意义的特征肽段。

1. 酶解

称取胶类药材 0.1g，置 50mL 量瓶中，加 1% NH$_4$HCO$_3$ 溶解并定容至刻度，过 0.22μm 的滤膜，取 100μL 续滤液，加 50μL 胰蛋白酶溶液（1mg/mL，1% NH$_4$HCO$_3$，pH8.0），37℃ 恒温酶解 12 小时。

2. 液相条件

色谱柱为 ACQUITY UPLC BEH C$_{18}$（1.7μm，2.1 × 100mm），流速 0.3mL/min，流动相 A 为 0.1% 甲酸水溶解，B 为乙腈，进行梯度洗脱（表 6 － 5）。

表 6 － 5　液相梯度表

时间	A	B
0	95	5
25	80	20
40	50	50
41	1	99
45	1	99
45.01	95	5
55	95	5

3. 质谱条件

WatersXevoTMQ－TOF 质谱系统。离子化模式为 ESI$^+$。毛细管电压为 3kV，锥孔电压为 40V，除溶剂温度为 450℃，除溶剂气体为 600L/Hr。离子源温度为 120℃。采用 MSE 采集方式，采集时间 55 分钟，离子源为 ESI$^+$。扫描范围 100 ～ 1500amu。扫描时间为 0.2sec。碰撞低能量为 4V，梯度高能量为 20 ～ 30V，碰撞气体为氩。

以 MarkerLynx v.4.1 应用软件对质谱数据进行分析。分析参数设定为：保留时间范围为 1 ～ 40 分钟，质谱范围为 50 ～ 2000Da，质谱允许偏差设定为 0.05Da，噪音消除水平为 6.00，强度阈值设为 100，质谱窗口设为 0.05，保留时间窗口设为 0.2。以保留时间和质荷比作为一个离子的标识。所有离子用 SIMPCA － P 进行 PCA 分析。对 5 种胶类的酶解肽进行了 LC － MS 分析，总离子流色谱图见图 6 － 10。用统计分析软件对 5 种胶类的 LC － MS 数据进行主成分分析比较，可很好地将 3 种胶类进行分类（彩图 10）。用多元数学统计方法对 LC/MS 数据进行分析的第一步是将三维 LC/MS 数据转换成二维矩阵。这一关键步骤由 MassLynx™ 操作软件中的 MarkerLynx 完成。MarkerLynx 将每一个数据点转换成精确质量保留时间（EMRT）数据对，并以二维矩阵形式将结果列出，再利用主成分分析（PCA）法对数据进行处理。

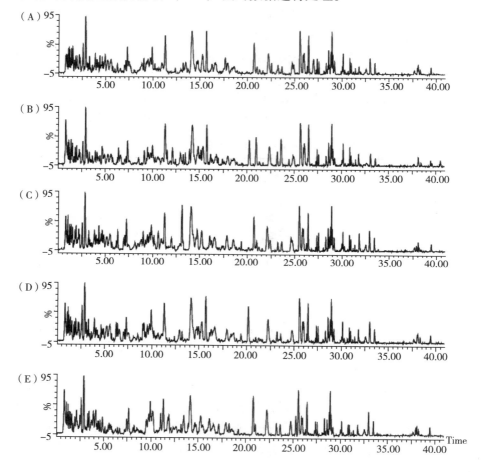

阿胶（A）、黄明胶（B）、新阿胶（C）、龟板胶（D）、鹿角胶（E）

图 6－10　酶解后各胶类样品的 UPLC－MS 总离子流色谱图

4. 特征峰的确认

为进一步鉴定各胶类的差异性，我们结合正交偏最小二乘法进行两维数据分析（OPLS－DA）法对数据进行分析，得到基于正交偏最小二乘法获得的分析结果散点图。在散点图中，每个点代表一个精确质量保留时间数据对，X轴表示可变量。一个数据点距离原点越远，该点对样品差异（检测专属性）的贡献越大。即在 S 形曲线两端的数据对代表来自每个样品组的可信度最高的特征离子。彩图 11 接近 S 图左下角的数据对为黄明胶区别于阿胶、龟板胶、鹿角胶、新阿胶的特征离子。

为了进一步鉴定特征离子，从 Swiss – Prot 数据库中检索出牛、驴、猪的胶原蛋白序列，采用 Biopharmalynx1.2 软件对图 6 – 10 中找出的特征离子进行匹配，得到特征离子的氨基酸序列（彩图 11）。从图中可知，阿胶样品在保留时间 15 分钟检出的特征离子（m/z765.8）在黄明胶、鹿角胶、龟板胶及新阿胶等其他胶类药材中均未检出，表明所选择的离子在检测时具有很强的专属性。用同样的思路和方法，找出了其他几种胶类药材的专属性特征肽段，以及特征离子的保留时间、质荷比、所带电荷及部分序列（表 6 – 6）。

表 6 – 6　5 种胶类药材的特征肽段及 UPLC – MS 信息表

胶类	动物来源	保留时间	质荷比	电荷	序列
阿胶	驴	15.59	765.8556	2	GEAGPAGPAGPIGPVGAR
黄明胶	黄牛	1.52	641.3065	2	GEAGPSGPGPTGAR
新阿胶	猪	1.52	925.4326	1	GEPGPTGVQGPPGPAGEEGK
龟板胶	龟板	4.65	758.3530	2	序列未知
鹿角胶	鹿角	9.08	732.8282	2	序列未知

以所建立的方法对市上购置的 9 批龟板胶、10 批鹿角胶、124 批阿胶样品进行检测。结果显示：龟板胶中有 8 批可检出黄明胶的特征峰，鹿角胶中有 9 批检出黄明胶的特征峰，阿胶中有 116 批检出黄明胶的特征峰，所有样品均未检出新阿胶的特征峰。

第七节　阿胶其他定性鉴别方法

1. 差示扫描量热法（DSC）

用差示扫描量热法对驴皮胶、黄牛皮胶、水牛皮胶和猪皮胶的 4 个温度段 DSC 曲线进行分析。结果表明，不同胶样品在 4 个不同的温度阶段出现了异于其他胶的 DSC 特征曲线，且有较好的重复性，为阿胶的科学鉴别提供了一种可靠方法。

2. 二维相关红外光谱法（2D – IR）

采用傅立叶变换红外光谱法（FT – IR）和二维相关红外光谱技术（2D – IR）对几种阿胶进行真伪鉴别。结果表明，伪品阿胶和黄明胶与东阿阿胶的 FT – IR 图较为相似，不同厂家的正品阿胶的 FT – IR 图更为相似，难以区分，但借助于 2D – IR 后，发现黄明胶、伪品阿胶的 1648cm^{-1} 处蛋白质 C = O 吸收峰强于东阿阿胶，而后者的 1656cm^{-1} 处蛋白质 C = O 吸收峰强于前者，说明黄明胶、伪品阿胶的蛋白质成分及其含量和东阿阿胶有明显不同。说明 2D – IR 能够获取物质微观结构信息，提高图谱分辨率，从而直观有效地鉴别阿胶。

3. 运动黏度法

利用部分水解胶原蛋白的高聚物特性，通过对纯驴皮、猪皮、黄牛皮、水牛皮、杂皮等胶运动黏度的对比研究，发现 5 种纯皮胶的胶浓度与其相应的运动黏度呈良好的线性关系，且阿胶与其他各样品胶的运动黏度的差别有非常显著的意义，为阿胶质量的控制从理化特征上提供了一个简便方法。

4. X 射线荧光光谱法（XRF）

近年报道用此法测定了各样品元素种类、含量并作出了元素特征谱与阿胶对照品的元素特征谱对比分析。结果表明，6 个样品中共有的主要元素为 Ca、Na、Cl、K、Fe、Zn、Al 和 Mg 等，其中 Cl、Ca、Na 和 K 元素的含量与对照品有着显著的差异，且部分特有微量元素只存在于个别样品中。依据这些差异，可以对阿胶的真伪及伪劣品中有害元素的引入来源作出准确识别和判断。基于 XRF 法所作的元素特征谱，可简捷快速、直观有效地鉴别阿胶真伪，有望应用于其他中药的鉴定。

第八节　阿胶含量测定

1. 氨基酸含量的测定

除色氨酸外，均采用标准酸水解法与氨基酸分析仪测定。

对 4 种阿胶及炮制品的分析结果见表 6 – 7。

表 6 – 7　对 4 种阿胶及炮制品分析结果对照表

氨基酸名称		I		II		III		IV	
		g/100g 干样	g/100g 蛋白	g/100g 干样	g/100g 蛋白	g/100g 干样	g/100g 蛋白	g/100g 干样	g/100g 蛋白
必需氨基酸	苏氨酸	1.31	2.30	1.50	1.83	1.32	1.66	1.64	2.04
	缬氨酸	1.95	3.43	2.75	3.35	2.13	2.47	2.98	3.53
	蛋氨酸	0.73	1.28	2.27	2.77	1.54	1.96	1.62	2.26
	异亮氨酸	0.90	1.50	0.91	1.15	0.76	0.95	1.03	1.26
	亮氨酸	2.03	3.57	1.89	2.30	1.63	2.05	2.38	2.96
	苯丙氨酸	1.63	2.84	2.39	2.91	1.92	2.40	2.44	1.04
	赖氨酸	2.96	5.20	3.37	4.35	3.42	4.23	3.73	4.64
	总量	11.51	20.12	15.08	18.66	12.72	15.72	15.82	17.73

氨基酸名称		Ⅰ		Ⅱ		Ⅲ		Ⅳ	
		g/100g 干样	g/100g 蛋白	g/100g 干样	g/100g 蛋白	g/100g 干样	g/100g 蛋白	g/100g 干样	g/100g 蛋白
儿童必需氨基酸	组氨酸	0.50	0.88	0.82	0.76	0.56	0.70	0.60	0.75
	精氨酸	5.73	10.06	5.94	7.24	5.70	7.15	6.21	7.73
	总量	6.23	10.94	6.76	8.00	6.26	7.85	6.81	8.48
非必需氨基酸	天门冬氨酸	3.77	4.62	4.33	5.28	2.73	4.71	4.71	5.81
	丝氨酸	2.50	4.39	2.85	3.47	2.53	3.19	3.15	3.92
	谷氨酸	6.48	11.38	7.64	9.36	5.76	7.23	9.03	11.24
	甘氨酸	14.72	25.86	16.68	20.33	14.70	14.45	10.21	22.65
	丙氨酸	6.23	10.94	6.76	8.24	6.04	2.45	2.67	9.34
	胱氨酸	1.71	3.00	3.90	4.75	2.73	3.43	3.53	4.33
	酪氨酸	1.35	2.37	3.01	3.67	2.19	2.75	2.75	3.42
	脯氨酸	2.23	3.92	14.95	18.23	22.93	23.80	8.52	10.60
	总量	38.99	66.48	60.12	73.33	59.61	62.01	44.57	71.31
总量		56.93	100	62.03	100	78.59	85.58	67.20	97.52
甜味氨基酸		29.95	52.61	46.31	54.45	46.00	57.73	42.92	53.41
鲜味氨基酸		10.25	18.00	12.01	14.44	9.51	11.94	13.70	17.05
苦味氨基酸		13.47	23.66	16.80	20.48	14.23	17.86	17.46	21.73

结论：总含量在 56.73% ~82.03%。其中：苏氨酸 1.31% ~1.64%、缬氨酸 1.95% ~2.98%、蛋氨酸 0.73% ~2.27%、异亮氨酸 0.90% ~1.03%、亮氨酸 1.68% ~2.38%、苯丙氨酸 1.68% ~2.44%、赖氨酸 2.98% ~3.73%、组氨酸 0.50% ~0.62%、精氨酸 5.10% ~6.21%、天门冬氨酸 3.75% ~4.71%、丝氨酸 2.50% ~3.15%、谷氨酸 5.76% ~9.03%、甘氨酸 14.70% ~18.21%、丙氨酸 6.22% ~8.08%、胱氨酸 2.75% ~3.90%、酪氨酸 2.19% ~3.01%、脯氨酸 2.23% ~2.95%。

近年来报道了采用反相高效液相色谱－蒸发光散射检测法（HPLC－ELSD）同时测定中药阿胶中 17 种未衍生氨基酸含量的方法。采用 Prevail

TMC18 色谱柱（250mm×4.6mm i. d. , 5μm），以乙腈－0.7%三氟醋酸溶液（含 5.0mmol/L 七氟丁酸）为流动相进行线性梯度洗脱，流速为 0.8mL/min，在漂移管温度 115℃、氮气流量 2.5L/min 条件下，在 25 分钟内即可完成对阿胶中 17 种氨基酸的分离测定。氨基酸质量浓度为 0.073～2.327g/L 时，其峰面积的对数值与质量浓度的对数值线性关系良好，17 种氨基酸的加样回收率为 93.5%～104.8%；信噪比为 3 时，测得氨基酸的最低检测限介于 18.2～54.6mg/L 之间。该法快速、简便、准确，可作为阿胶中氨基酸的直接测定方法，亦为其他药物中氨基酸的分析提供了参考。

谢谊等采用柱前衍生 HPLC 同时测定阿胶中 17 种水解氨基酸含量。方法为：用 6mol/L 盐酸溶液水解阿胶中的氨基酸，以异硫氰酸苯酯为柱前衍生试剂，Hypersil BDS C18 柱（200mm×4.6mm，5μm），流速为 1.0mL/min，检测波长为 254nm，柱温为 30℃。结果 17 种氨基酸在 60 分钟内均可得到很好的分离。流动相：以乙腈－0.1mol/L 乙酸钠溶液（3:97）为流动相 A（用乙酸调节 pH6.5）、以乙腈－水（4:1）溶液为流动相 B，按表 6－8 进行梯度洗脱。其结果：17 种氨基酸在 60 分钟内均可得到很好的分离，回收率为97.4%～100.1%，RSD 为 1.6%～3.4%。用峰面积按外标法定量计算阿胶中17 种氨基酸含量，结果见表 6－9。

表 6－8　梯度洗脱程序

时间（分钟）	流动相 A（%）	流动相 B（%）	时间（分钟）	流动相 A（%）	流动相 B（%）
0	100	0	29	76	24
7	98.3	1.7	43	76	24
24.9	98.3	1.7	49	65	35
27	97	3	58	20	80
28	91	9	60	0	100

表 6－9　柱前衍生 HPLC 测定阿胶中 17 种氨基酸含量结果　　（n＝2，%）

氨基酸	河南 1 批	河南 2 批	河南 3 批	长沙 1 批	长沙 2 批	长沙 3 批	株洲 1 批	株洲 2 批	株洲 3 批	株洲 4 批	含量范围
天冬氨酸	4.63	4.42	4.53	5.11	4.86	4.70	5.46	4.40	4.45	4.90	4.40－5.46
谷氨酸	8.27	7.95	8.15	9.13	8.81	8.61	9.68	8.01	7.99	8.66	7.95～9.68
羟脯氨酸	9.29	9.26	9.27	10.39	9.63	9.97	10.83	9.39	9.43	10.29	9.26～10.83
丝氨酸	2.65	2.66	2.65	3.25	3.11	2.96	3.13	2.78	2.71	2.95	2.65～3.25

氨基酸	河南 1 批	河南 2 批	河南 3 批	长沙 1 批	长沙 2 批	长沙 3 批	株洲 1 批	株洲 2 批	株洲 3 批	株洲 4 批	含量范围
甘氨酸	18.70	18.63	18.54	20.82	19.07	19.89	21.73	19.01	18.96	20.57	18.54~21.73
组氨酸	0.41	0.40	0.38	0.46	0.43	0.44	0.44	0.39	0.40	0.47	0.38~0.47
苏氨酸	1.66	1.57	1.62	1.88	1.85	1.78	1.86	1.63	1.66	1.82	1.57~1.88
丙氨酸	7.21	7.21	7.14	8.00	7.36	7.69	8.41	7.25	7.28	7.90	7.14~8.41
精氨酸	6.71	6.57	6.58	7.56	6.69	6.99	7.79	6.55	6.75	7.46	6.55~7.79
脯氨酸	11.46	11.41	11.38	12.58	11.62	12.12	13.17	11.47	11.55	12.58	11.38~13.17
酪氨酸	0.47	0.45	0.44	0.53	0.50	0.51	0.51	0.45	0.48	0.56	0.44~0.56
缬氨酸	1.47	1.59	1.43	1.99	1.73	1.83	1.86	1.57	1.70	1.81	1.43~1.99
甲硫氨酸	0.77	0.73	0.92	0.83	0.85	0.86	0.95	0.85	0.73	0.81	0.73~0.95
异亮氨酸	0.87	0.91	0.82	1.02	0.89	0.94	1.07	0.85	0.90	0.98	0.82~1.07
亮氨酸	2.47	2.40	2.33	2.83	2.75	2.72	2.73	2.43	2.48	2.73	2.33~2.83
苯丙氨酸	1.53	1.80	1.55	2.01	1.57	1.78	1.96	1.78	1.73	1.84	1.53~2.01
赖氨酸	4.63	4.46	4.44	5.25	4.47	4.82	5.19	4.45	4.55	5.13	4.44~5.25
总氨基酸	83.20	82.35	82.17	93.62	86.19	88.60	96.76	83.25	83.76	91.46	82.17~96.76

2. 总氮含量的测定

（1）最标准的方法——凯氏定氮法

①原理：蛋白质是含氮的有机化合物。食品与硫酸和催化剂一同加热消化，使蛋白质分解，分解的氨与硫酸结合生成硫酸铵。然后碱化蒸馏使氨游离，用硼酸吸收后，再以硫酸或盐酸标准溶液滴定，根据酸的消耗量乘以换算系数，即为蛋白质含量。

②试剂：所有试剂均用不含氮的蒸馏水配制，如硫酸铜、硫酸钾、硫酸、2%硼酸溶液、40%氢氧化钠溶液。

混合指示液：1 份 0.1% 甲基红乙醇溶液与 5 份 0.1% 溴甲酚绿乙醇溶液，临用时混合；也可用 2 份 0.1% 甲基红乙醇溶液与 1 份 0.1% 次甲基蓝乙醇溶液，临用时混合。

0.05M 硫酸标准溶液或 0.05M 盐酸标准溶液。

③仪器：定氮蒸馏装置：如图 6－11 所示。

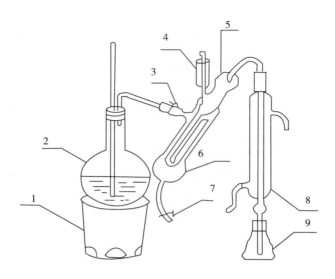

图6-11 凯氏定氮法装置

1 电炉；2 水蒸气发生器(2L平底烧瓶)；3 螺旋夹a；4 小漏斗及棒状玻璃塞（样品入口处）；5 反应室；6 反应室外层；7 橡皮管及螺旋夹b；8 冷凝管；9 蒸馏液接收瓶。

④操作方法

样品处理：精密称取0.2～2.0g固体样品，或2～5g半固体样品，或吸取10～20mL液体样品（相当于30～40mg氮），移入干燥的100mL或500mL定氮瓶中，加入0.2g硫酸铜，3g硫酸钾及20mL硫酸，摇匀后于瓶口放一小漏斗，将瓶以45°角斜支于有小孔的石棉网上。小心加热，待内容物全部炭化，泡沫完全停止后，加强火力，并保持瓶内液体微沸，至液体呈蓝绿色澄清透明后，再继续加热0.5小时后取下放冷，加水20mL。放冷后，移入100mL容量瓶中，并用少量水洗定氮瓶，洗液并入容量瓶中，再加水至刻度，混匀备用。取与处理样品相同量的硫酸铜、硫酸钾、硫酸铵同一方法做试剂空白试验。

按图装好定氮装置，于水蒸气发生瓶内装水至2/3处，加甲基红指示液数滴及数毫升硫酸，以保持水呈酸性，加入数粒玻璃珠以防暴沸，用调压器控制，加热煮沸水蒸气发生瓶内的水。

向接收瓶内加入2%硼酸溶液10mL及混合指示液1滴，并使冷凝管的下端插入液面下，吸取10.0mL样品消化稀释液由小玻璃杯流入反应室，并以10mL水洗涤小烧杯，使其流入反应室内，塞紧小玻璃杯的棒状玻璃塞。将40%氢氧化钠溶液10mL倒入小玻璃杯，提起玻璃塞，使其缓缓流入反应室，立即将玻璃塞盖紧，并加水于小玻璃杯内，以防漏气。夹紧螺旋夹，开始蒸馏。蒸汽通入反应室，使氨通过冷凝管进入接收瓶内，蒸馏5分钟。移动接受瓶，使冷凝管下端离开液面，再蒸馏 1 分钟。然后用少量水冲洗冷凝管下端外部。取下接收瓶，以 0.05M 硫酸或 0.05M 盐酸标准溶液滴定至灰色或蓝紫色为终点。

同时吸取 10.0mL 试剂空白消化液，按上法操作。

⑤计算

$$X = \frac{(V_1 - V_2) \times c \times 0.0140}{\frac{m}{100} \times 10} \times F \times 100$$

式中：X——样品中蛋白质的含量（%）；

V$_1$——样品消耗硫酸或盐酸标准液的体积（mL）；

V$_2$——试剂空白消耗硫酸或盐酸标准液的体积（mL）；

c——盐酸标准滴定溶液浓度（mol/L）；

0.0140——1M 硫酸或盐酸标准溶液 1mL 相当于氮克数；

m——样品的质量（体积，g/mL）；

F——氮换算为蛋白质的系数。

蛋白质中的氮含量一般为 15%～17.6%，按 16% 乘以 6.25 计算。其他如乳制品为 6.38，面粉为 5.70，玉米、高粱为 6.24，花生为 5.46，米为 5.95，大豆及其制品为 5.71，肉及肉制品为 6.25，大麦、小米、燕麦、裸麦为 5.83，芝麻、向日葵为 5.30。

附加说明：本标准由全国卫生标准技术委员会食品卫生标准分委员会提出，由原卫生部食品卫生监督检验所负责起草。

（2）过二硫酸钾碱性氧化 - 紫外分光光度法

该法简化了操作步骤，且结果与凯氏定氮法无显著性差异。

操作方法：准确量取供试液 5.0mL，于 250mL 具塞锥形瓶中，加入 0.1mol/L 过二硫酸钾溶液 20mL，2mol/L 氢氧化钠溶液 4.5mL（其中 2mL 用于中和过二硫酸钾分解过程中所产生的硫酸）；补充蒸馏水 25mL，使瓶中总体积约为 50mL。加塞后，置高压蒸汽消毒器中，在 125℃ 的温度下蒸解 30 分钟，冷却后取出锥形瓶，冲洗瓶塞，用快速滤纸趁热过滤，滤液收集于 100mL 容量瓶中，量瓶中加入 2mol/L 盐酸 3mL，使溶液 pH 在 2～4 之间，最后定容至刻度，摇匀。在 220±1nm 波长处，用 1cm 石英比色皿，以水作参比，测定吸光度，同时做空白试验，并从试样中的吸收值中减去空白值。

工作曲线标准液的配制：按要求准确称取于 105℃ 干燥至恒重的 KNO$_3$ 并溶于水，配成含氮约 25μg/mL 的标准液。准确量取 KNO$_3$ 标准液 0.0、2.0、4.0、6.0、8.0、10.0mL，分别置于 250mL 具塞锥形瓶中，然后按试样分析方法项下操作。用水作参比，在 220±1nm 处测定吸光度，校正空白以后，从标样中测得的吸收度减去空白值后绘制标准曲线。

然后将样品按照上述分析方法进行测定，可以求出含氮量（%）。当 pH = 13、125℃、30 分钟时，阿胶中的绝大多数含氮化合物均能定量地转化为可供紫外分光光度法测定的硝酸盐。

3. 蛋白质含量的测定

凯氏定氮法是蛋白质定量的经典方法，通常由所测得的总氮量乘以经验常数 6.25，以换算成蛋白质的含量。樊绘曾等通过四种蛋白质定量方法的研究表明，阿胶水溶液（Murphy 法）与其经 Gornall 双缩脲和 Lowry 酚试剂反应后的吸收光谱特征皆与参比明胶相同，以明胶作标准，用上述各种光度法测定阿胶蛋白质，结果彼此近似，并与凯氏定氮法一致。

4. 多肽的含量测定

有关阿胶多肽成分的研究很少。陆晓滨等将驴皮分别用三种蛋白酶（木瓜蛋白酶、A. S1398 中性蛋白酶和胰蛋白酶）水解并煮沸使酶灭活之后，分别用 Folin 酚法、磷钼酸沉淀法测定阿胶中可溶性蛋白和低分子肽含量，其结果分别是 15% ~ 45%、10.97% ~ 13.18%。以此为依据，用正交实验确定了 A. S1398 中性蛋白酶最佳水解工艺条件。

笔者采用考马斯亮蓝结合超滤法进行了多肽的含量测定，并进行了多肽的一些药效学试验。

（1）原理

考马斯亮蓝 G – 250（Coomassie G – 250）是一种甲基取代的三苯基甲烷，分子中磺酸基的蓝色染料在 465nm 处有最大吸收值。考马斯亮蓝 G – 250 能与蛋白质、多肽通过范德华力相互作用形成蛋白质（多肽）- 考马斯亮蓝复合物蓝色溶液，引起该染料的最大吸收 λmax 的位置发生红移，在 595nm 处有最大吸收值。由于蛋白质（多肽）- 考马斯亮蓝复合物在 595nm 处的光吸收远高于考马斯亮蓝在 465nm 处的光吸收，可大大提高蛋白质、多肽的测定灵敏度。蛋白质（多肽）- 考马斯亮蓝复合物溶液颜色的深浅与蛋白质（多肽）的浓度成正比。利用溶液颜色的差异进行比色测定，适合于蛋白质、多肽类的微量分析，而氨基酸则无类似反应。

考马斯亮蓝 G – 250 试剂的成色反应颜色稳定、灵敏度高，最低测定蛋白质（多肽）量在 1μg 左右。若实验制得的溶液通过了超滤（分子量截流值为 3kD），其大分子蛋白被除去，而氨基酸又无该显色反应，所以测得数据即为分子量 <3kD 低肽的含量，故可直接用考马斯亮蓝为染色剂、可见分光光度法测定阿胶低肽含量。

（2）操作步骤

①试剂配制

牛血清白蛋白标准液：结晶牛血清白蛋白或酪蛋白，预先经微量凯氏定氮法标定该蛋白质的百分含量或者根据牛血清白蛋白的消光系数 6.6 来计算其百分含量。然后根据该蛋白的纯度，配置成浓度为 $100\mu g/mL$ 的蛋白溶液。

考马斯亮蓝 G - 250：精密称取其 100mg 溶于 90% 乙醇 50mL 中，加入 100mL 质量浓度为 0.85g/mL 的磷酸，作为母液保存，使用时用水稀释到 1000mL。试剂的最终浓度为 0.01% 考马斯亮蓝 G - 250、质量浓度为 0.085g/mL 的磷酸。

②标准曲线的制备：分别取六只试管，其中一只加入 1.0mL 蒸馏水作空白对照，5 只分别加入不同体积的浓度为 $100\mu g/mL$ 牛血清白蛋白标准液，补充水到 1.0mL。然后每只试管加入 5.0mL 考马斯亮蓝 G - 250 试剂，摇匀放置 5 分钟，采用玻璃比色皿，在紫外 - 可见分光光度计 595nm 处测定吸光度。以 A_{595} 吸光度为纵坐标，牛血清白蛋白（μg）的数量为横坐标绘制标准曲线。具体操作及结果见表 6 - 10 及图 6 - 12。

表 6 - 10　蛋白质标准曲线测定加样及结果

试剂	空白	1	2	3	4	5
$100\mu g/mL$ 牛血清白蛋白（mL）	0	0.1	0.2	0.4	0.6	0.8
牛血清白蛋白（μg）	0	10	20	40	60	80
去离子水（mL）	1	0.9	0.8	0.6	0.4	0.2
考马斯亮蓝 G - 250 试剂（mL）	5	5	5	5	5	5
吸光度 A	0.734	0.775	0.85	0.945	1.06	1.162

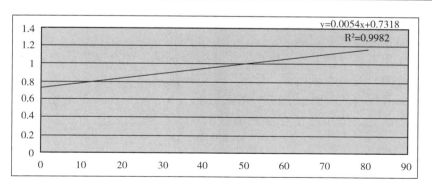

图 6 - 12　牛血清白蛋白含量测定标准曲线

上表可见，牛血清白蛋白含量在 $0 \sim 80 \mu g$ 范围内线性关系良好，$R = 0.9991$。

③样品溶液的制备与测定：将阿胶粉碎，加 20 倍量水，先进行脱脂，然后调 pH 为 2.0，加入胃蛋白酶（100kU/g）于 42℃ 水浴中水解 2 小时，之后于 85℃ 水浴中灭活 15 分钟；然后调 pH 为 8.0，加入胰蛋白酶（5kU/g）于 42℃ 水浴中水解 3 小时，于 85℃ 水浴中灭活 15 分钟，得到阿胶酶解液。再通过单层滤纸，分别通过分子量截流值为 30kD 和 3kD 的超滤柱，取续滤液于旋转蒸发器中浓缩至相当于原药材 0.6g/mL（保持温度 <65℃），得阿胶低肽溶液。取一支试管加入 1.0mL 蒸馏水作空白对照，一支加入 0.5mL 待测阿胶低肽溶液，补充水到 1.0mL。然后每支试管中加入 5.0mL 考马斯亮蓝 G-250 试剂，摇匀放置 5 分钟后，用玻璃或石英比色皿，在紫外-可见分光光度计 595nm 处测定吸光度。用测得的吸光度从标准曲线上查得相当于牛血清白蛋白的微克（μg）数量，计算出待测低肽的含量。

在标准蛋白质和蛋白质样品的测定时，为了缩小误差，每一个浓度的蛋白质做 3 支平行管。结果见表 6-11。

表 6-11　样品含量测定结果表

次数	吸光度	MWt. <3kD 低肽浓度（$\mu g/mL$）	$\overline{X} \pm s$	RSD（%）
1	1.151	77.66667		
2	1.162	79.7037	78.84 ± 0.75	1.34
3	1.159	79.14815		

5. 分级过滤法测定有效成分含量

由于阿胶的组成可以分为三部分：一是小分子部分，包括糖、无机盐、低级脂肪醇和酸等；二是大分子部分，主要是蛋白类物质；三是不溶性杂质。必须采用不同方法将它们分开。

（1）基本原理和方法

首先用半透膜将小分子渗出：半透膜渗析是一种可递的动态平衡，平衡时膜内外两边的渗透压相等。由于半透膜不能通过膜内的大分子，但可通过小分子，故膜内浓度要小于膜外浓度，即 $C_内/C_外 < 1$。如果半透膜两侧的液体互不相融的话，那小分子在膜两侧的浓度关系可以应用分配定律做近似的处理。

$$K = C_内/C_外 < 1 \qquad\qquad ①$$

设小分子在渗析前的含量为 W_0，胶液的体积为 V_1，渗析平衡时没有渗出的小分子量为 W_1，渗析用的蒸馏水体积为 $V_2 + V_3$。根据分配定律，第一次渗析平衡时，小分子在胶液中的剩余量可用下式表示：

$$W_1 < W_0 V_1 / (V_2 + V_3) \qquad\qquad ②$$

如果进行多次渗析，每次均使用蒸馏水，几次渗析后，小分子在胶液中的剩余量 W_n 可用下式来表示：

$$W_n < W_0 \left[V_1 / (V_2 + V_3) \right]^n \qquad\qquad ③$$

根据③式可以估算经过几次渗析后小分子在胶液中的最高含量。如果取 2g 样品加热后溶解在 50mL 蒸馏水中，放入半透膜内，在 50℃用 200mL 蒸馏水渗析，平衡后（约 3 小时）更换一次蒸馏水，每次均为 200mL，当更换 7 次后，膜内小分子最高含量为：

$$W_7 / W_0 < \left[50 / (50 + 200) \right]^7 = 1.28 \times 10^{-5}$$

可见，经 7 次渗析后，小分子最高含量已不足 1mg，可以认为渗析完全。在 80℃的条件下，将胶液烘干、称重，就可以得到渗析后的质量为 m_1。

$$小分子含量 = (m_0 - m_1) / m_1 \times 100\% \qquad\qquad ④$$

式中 m_0 为原样品的质量。

（2）不溶性和蛋白质的测定

渗析后的样品 m_0 由蛋白类物质和不溶于水的杂质组成，这两部分可用滤纸过滤分离，其方法先将阿胶用 50mL 热水溶解，用已知重量的滤纸过滤，并用 100mL 热蒸馏水冲洗滤纸，将胶液定容 200mL，把滤纸烘干、称重。用过滤后的滤纸重量减去原滤纸的重量，即得到不溶物的重量 m_2。

$$不溶物的含量 = m_2 / m_0 \times 100\% \qquad\qquad ⑤$$
$$蛋白质的含量 = (m_1 - m_2) / m_0 \times 100\% \qquad\qquad ⑥$$

（3）蛋白类黏均分子量的测定

用毛细管黏度计测定纯水的黏度和定容后胶液的黏度，用"一点法"确定胶液的特性黏度。

$$[h] = \left[2 (Hsp - \ln h_r) \right]^{1/2} / C \qquad\qquad ⑦$$

式中：$[h]$ 为特性黏度；Hsp 为增比黏度；h_r 为相对黏度；C 为胶液浓度（g/mL）。

特性黏度与分子量的关系式：

$$[h] = kM^2$$

试中：k 和 M 是两个参数。在 30℃的条件下，对于蛋白质的水溶液 $M = 0.885$，$k = 1.66 \times 10^{-3}$ mL/g。这样就可计算出蛋白类的黏均分子量。

刘颖等采用上述原理测定了阿胶样品，半透膜为玻璃纸。结果见表 6-12。

表 6-12　两种阿胶样品的测量结果

样品名称	样品重量（g）	小分子渗出量（%）	不溶物含量（%）	蛋白类含量（%）	黏均分子量
I	2.0030	29.3	2.8	67.9	23400
	2.0310	30.7	2.5	66.8	22700
	1.9836	29.7	2.9	67.4	23900
II	1.9872	32.4	2.5	65.1	22500
	2.0075	33.2	2.9	63.9	23100
	2.0125	33.8	3.1	63.1	22700

特性黏度采用"一点法"测定，其结果与采用稀释外推法所得的结果相近，计算所得的分子量相差不超过5%。蛋白类物质的含量和黏均分子量与膜的孔径大小有关：孔径大、含量少，但分子量要大；孔径小时，其结论相反。渗出液可以是无色透明液体，氨基酸可以用茚三酮法测定含量。因为含量很低，一般在万分之几，有的甚至更低。因此，氨基酸不影响质量指标，可不进行测量，且可直接得到有效成分的含量，并可做部分性质测定，没有破坏原有成分。

6. 粗多糖含量的测定

谷陟欣等以改进硫酸－苯酚法测定阿胶口服液中粗多糖的含量：样品中分子量 >10000 的高分子物质在 800mL/L 乙醇溶液中沉淀，与水溶性单糖和低聚糖分离，用碱性二价铜试剂选择性地从其他高分子物质中沉淀具有葡聚糖结构的多糖，用苯酚－硫酸反应以碳水化合物比色测定其含量，其颜色强度与粗多糖中葡聚糖的含量成正比，以此计算样品中粗多糖含量。

精密取液体样品 10.0mL，置于 100mL 离心管中，加入无水乙醇 40mL，于旋转混匀器上充分混匀，静置 10 分钟。以4000 转/秒、离心 15 分钟后弃去上清液，残渣用800mL/L 的乙醇溶液 5mL 洗涤，4000 转/秒离心 5 分钟后弃上清液，反复操作 3 次。残渣用水溶解（必要时超声溶解）并定容至 25.0mL，混匀后，供沉淀葡聚糖。精密取上述溶液 5.0mL 置于 50mL 离心管中，加入 100g/L 氢氧化钠溶液 5.0mL、铜试剂溶液 5.0mL，沸水浴中煮沸 30 分钟，冷却后以 4000 转/秒离心 15 分钟，弃去上清液。残渣用洗涤液 5mL 洗涤，4000 转/秒离心 5 分钟后弃上清液，反复操作 3 次后，残渣用 100mL/L 硫酸溶液 2.0mL 溶解（必要时超声溶解）并转移至 10.0mL 容量瓶中，少量多次用水洗净离心管，并加水稀释至刻度混匀（必要时超声溶解）。此溶液为样品测定液。精密吸取样品测定液 2L 置于 25mL 比色管中，加入显色剂

10.0mL 后，于旋转混匀器上混匀 2 分钟，后置沸水浴中煮沸 30 分钟，再冷却至室温后，用分光光度计在 485nm 波长处，以试剂空白为参比，1cm 比色皿测定吸光度值。以葡聚糖标准使用液（0.10mg/mL）为对照品做标准曲线，测定阿胶中粗多糖的含量。

7. 微量元素的含量测定

采用硝酸 – 硫酸消化法和原子吸收火焰分光光度法测定阿胶炮制品中钙、铁、锰、铜、锌含量，钒钼黄比色法测定磷含量，表明这些成分在不同炮制方法获取的四种炮制品中的含量存在差异。以硝酸 – 高氯酸混酸消化中药阿胶，采用火焰原子吸收法测定其中的铜；石墨炉法测定其中的铬、镉、铅；氢化物法测定其中的砷、锑、锡。以硝酸 – 硫酸加过氧化氢水浴加热消化处理样品，采用冷原子法测定其中的汞。结果：铜、铬、镉、铅、砷分别为 16.7 ± 0.9、0.64 ± 0.07、0.0068 ± 0.0012、0.89 ± 0.09、0.19 ± 0.03μg/g；锑、锡、汞均未检测到。用硝酸 – 高氯酸对阿胶进行湿法消化后，用导数火焰原子吸收光谱技术测定阿胶中的铜、锌、锰含量，结果分别为 10.48、12.38、18.09μg/g。表明导数火焰原子吸收法较常规火焰法具有更高的灵敏度、更低的检出限和较好的精密度，此法用于测定阿胶中微量金属元素的含量不失为一种可靠的方法。

8. 硫酸皮肤素

通过降解驴皮蛋白聚糖分离获得硫酸皮肤素（DS），并用不同浓度的 DS 标准液，加适量天青Ⅰ试液，于 536nm 处测定吸收值，建立工作曲线回归方程。精密吸取经脱脂、水解后的驴皮酶解液，离心，取上清液，参照标准曲线制备，并测定吸收值，计算驴皮中 DS 的含量为 1.24～1.83mg/g。

9. 生物酸

以阿胶为原料，分别在 pH = 4、pH = 2 的条件下，将游离氨基酸和微量元素洗脱，使游离生物酸吸附在活性炭上，将用 pH = 10.5 的 NaOH 洗脱获得的生物酸溶液浓缩、冷冻、干燥后的深棕色无定型样品用 KBr 压片后，在5 – Dx 型红外光谱仪上测定，发现其红外光谱特征吸收峰与报道过的单峰黄腐酸的特征峰几乎完全一致，表明二者有着非常近似的结构。

综上所述，阿胶主要成分为蛋白质水解产生的多肽、多种氨基酸、金属元素及硫酸皮肤素、生物酸等。前人通过对阿胶与龟板胶、鹿角胶及其他同类胶（如黄明胶、猪皮胶、马皮胶、杂皮胶、明胶和阿胶伪品）组成成分和理化性质差别的分析，为阿胶的真伪优劣提供了大量实用可靠的鉴别方法和参考。近年来，随着科学技术的发展，生物技术在阿胶质量标准方面的研究有了很大突破，DNA 鉴别方法和质谱鉴别方法成为有效鉴别阿胶真伪的手段。

第九节 阿胶蛋白质组的成分分析

王若光等应用激光解析及离子化－飞行时间质谱技术对传统中药阿胶蛋白及肽成分进行了蛋白质组初步分析，建立了阿胶蛋白质质量指纹图。

1. 材料

设计：重复测量设计。

材料：阿胶，每块 30g 左右。

试剂：硫酸铵、液氮、尿素、乙腈、三氟乙酸、冻干葡萄球菌 A 蛋白。

仪器：AmiconUltra 离心、Microcon 离心超滤装置（低吸附 Ultracel－YM 超滤膜截留规格 3000 相对分子质量）；FW80 型高速万能试样粉碎机；GL20A 全自动高速冷冻离心机；美国 Ciphergen BiosystemsInc. Protein Chip Biology System 及配套的 NP10 芯片；90 型磁力搅拌器；超低温冷冻干燥机 FD－1B。

2. 方法

样品制备：药物阿胶超低温粉碎：加入适量液氮，与阿胶碎块一起快速粉碎，水溶；盐析：饱和硫酸铵法沉淀，高速低温离心机 3000 转/分，离心 15 分钟，弃上清液；超滤法脱盐，冻干。根据预实验结果，检测前三蒸水溶解并稀释 4 种质量浓度 100、10、1、0.5mg/L 上样检测。

芯片选择及平衡：阿胶蛋白质为水溶性蛋白，选用 NP10 芯片（亲水表面芯片）。芯片每孔加入 150μL 结合/洗脱缓冲液（50mmol/L 羟乙基哌嗪乙磺酸，pH7.0），置于振荡器上，室温孵育 5 分钟后除去缓冲液，重复 1 次。

样品与芯片结合：每孔加入 10μL 稀释好的样品，置于振荡器上，4℃孵育 60 分钟后除去缓冲液。

芯片冲洗：用 150μL 结合/洗脱缓冲液冲洗 3 次，每次振荡 5 分钟，最后一次用 1mmol/L 羟乙基哌嗪乙磺酸、pH7.0 液快速冲洗。

添加能量吸收分子：取出芯片，在每孔周围用疏水笔圈样品孔并风干，在能量吸收分子中加入乙腈 75μL、10g/L 三氟乙酸 75μL，充分振荡 5 分钟后，确保能量吸收分子全部溶解，离心 1 分钟；每孔分 2 次加能量吸收分子（每次 0.5μL），两次之间允许各孔风干。

读片程序编辑：用加有 All－in－one 的 NP20 芯片校正质谱仪，设定仪器参数，根据预实验结果，读取 Mr1500～13000 区间设定激光强度值。

数据读取：在 Ciphergen Protein Chip 软件中以设定的读片程序读取芯片。结合能量吸收分子后，蛋白质在激光打击下从芯片表面解离，在电场作用下，不同大小的蛋白质以不同的速度飞行。根据在真空管中飞行的时间不同，从而得出其精确的相对分子质量和蛋白含量。

数据分析：采用 Ciphergen Protein Chip 软件和 Bio Marker Wizard 软件对数据进行处理。

主要观察指标：阿胶蛋白质/肽 SELDI – TOF – MS 相对分子质量及其在各区间的峰值。

3. 结果

以所设定的参数进行检测，4 种不同质量浓度阿胶蛋白质及肽均可获得稳定图谱以保存分析。对获取的相对分子质量比较分析，共计 38 个蛋白质及肽相对分子质量峰，根据对比氨基酸相对分子质量分析，约计 9 个有意义蛋白质及肽峰，同一蛋白质及肽相对分子质量的差异可能因为误差、电荷数或其他修饰所致。结果见表 6 – 13。

表 6 – 13　阿胶蛋白质/肽激光解析/离子化 – 飞行时间质谱相对分子质量表

相对分子质量区间	相对分子质量峰（按质量大小升序排列）
1500 ~ 3000	2400.0 $^{+H}$ 2401.9 $^{+H}$
3500 ~ 4000	3967.0 $^{+H}$ 3969.8 $^{+H}$
4000 ~ 4500	4115.0 $^{+H}$ 4118.7 $^{+H}$ 4152.9 $^{+H}$
4500 ~ 5000	4805.1 $^{+H}$ 4805.4 $^{+H}$ 4805.5 $^{+H}$ 4807.0 $^{+H}$ 4808.7 $^{+H}$
5000 ~ 5200	5132.4 $^{+H}$ 5139.0 $^{+H}$ 5141.3 $^{+H}$
5200 ~ 5300	5217.3 $^{+H}$ 5218.9 $^{+H}$ 5220.8 $^{+H}$ 5222.5 $^{+H}$ 5283.4 $^{+H}$ 5288.5 $^{+H}$ 5288.6 $^{+H}$ 5289.4 $^{+H}$
5300 ~ 5400	5365.1 $^{+H}$ 5365.5 $^{+H}$ 5366.1 $^{+H}$ 5368.8 $^{+H}$ 5370.2 $^{+H}$
8000 ~ 8500	8193.3 $^{+H}$ 8197.9 $^{+H}$ 8199.2 $^{+H}$ 8202.1 $^{+H}$ 8202.6 $^{+H}$
11000 ~ 12000	11326.4 $^{+H}$ 11344.7 $^{+H}$ 11347.3 $^{+H}$ 11349.0 $^{+H}$ 11355.0 $^{+H}$

分析上表可见：

①4115.0 $^{+H}$ 与 3967.0 $^{+H}$ 相差 148，与 3969.8 $^{+H}$ 相差 145.2；4118.7 $^{+H}$ 与 3969.8 $^{+H}$ 质量相差 148.9，与 3967.0 $^{+H}$ 相差 151.7，均提示两组肽相对分子质量之间相差 1 个氨基酸残基，可能是苯丙氨酸（Mr147.18）。

②5132.4 $^{+H}$ 与 4805.1 $^{+H}$ 相差 326 左右，相差 2 ~ 4 个氨基酸残基。

③5220.8 $^{+H}$ 与 5132.4 $^{+H}$ 相差 88.4，可能是丝氨酸残基（Mr87.08）。

④而 5289.4 $^{+H}$ 与 5217.3 $^{+H}$ 相差 71.7，可能是一个丙氨酸残基（Mr71.08）。

⑤5370.2 $^{+H}$ 与 5283.4 $^{+H}$ 相差 86.8，可能是丝氨酸残基（Mr87.08）。丝氨酸在两组相对分子质量差异中出现，提示阿胶蛋白质丝氨酸部位肽键较易断裂。

在蛋白质化学、蛋白组学研究的方法学上，二维电泳 – 质谱仍是目前最流行和较可靠的技术平台。但也存在一些不足，如高通量分析对分离后的每一斑点进行提取、消化和分析是一个庞大耗时的过程。此外，有限载样量和以常规染色方法进行检测的限制，以及对低相对分子质量（15000）以下肽难以展示等。Ciphergen Biosystems 公司的蛋白质芯片系统则提供了一套快速、高通量、平行的、自动化、微型化蛋白质分析及筛选方法，而且有许多成功应用在肿瘤等多类疾病蛋白组学研究的报道，它的出现得益于微制作技术和表面化学等技术的发展。该系统包括 3 个部分：蛋白质芯片矩阵（大量不同的化学吸附表面）、蛋白质芯片阅读器（激光解析及离子化飞行时间质谱）、蛋白质芯片软件（自动阅读、蛋白质差示和生物标记探测多重色谱比较、可相互替换的数据显示格式及友好界面）。芯片阵列主要包括：H4 - 疏水表面，通过疏水作用，结合富含 Ala、Val、Leu、Ile、Phe、Trp 的蛋白质；NP1 和 NP2 正常相，一般蛋白质结合表面（建议用于亲水蛋白），允许蛋白质通过 Ser、Thr、Lys 并结合其上；S1、PS2 - 预结合表面，共价结合某些生物分子，从复杂的样品中特异结合某些蛋白质；SAX2 - 强型阴离子交换，可与蛋白质表面带负电荷作用，如 Asp、Glu；WCX2 - 弱型阳离子交换，与表面带正荷的蛋白质结合，如 Lys、Arg、His；IMAC3 - 固定金属亲和结合，用于螯合金属离子蛋白质通过 His、Try、Lys，磷酸化的氨基酸与金属离子结合。这些阵列对于以蛋白质为主要成分的动物类中药功能蛋白质分析颇为有用，准确性高，且大通量、快速自动化对于药材及服药后血清均可全景式分析；蛋白质成分的分析图谱既可用于质量标准分析，也可极方便地进行差示对比等。

阿胶药效的物质基础最可能是含肽的成分，这一认识仍需进一步药理学结合蛋白质化学研究证实。获得阿胶所含肽成分相对分子质量、等电点等关键信息，对进一步分离、纯化其单体成分及活性验证实验等提供重要支持。通过获得道地药材阿胶稳定的蛋白质及肽成分质谱图谱，可以为阿胶的质量控制、伪劣品鉴别，以及与其胶类（如龟板胶等）药材鉴别等提供数字化标准。

本试验得到了如下结论：

①阿胶水溶性肽相对分子质量在 15000 以下，高于 12000 并无峰值出现，说明阿胶水溶液中蛋白质成分相对分子质量较小。

②肽段分布有一定规律性，显示数个峰值集中于某一相对分子质量区段（4000~5500，8000~11500 区间）。

③不同倍比稀释及不同批次品种，均能稳定获得相同的相对分子质量峰。

④阿胶制胶过程及水溶过程中经高温（100℃）处理后，其显示相对分子质量的峰稳定，重复性好，说明阿胶蛋白水解后的肽具有耐热性，蛋白水解过程中的肽键断裂部位有一定规律性，故生成有规律性肽段（规律性相对分

子质量峰）。这一现象与肽、蛋白质加热变性，导致水溶性下降或降低的传统理论不相符合，但可能有助于说明阿胶功能的活性成分就是蛋白质水解后生成的低相对分子质量肽段。

⑤检测所得肽段相对分子质量的分布有一定规律性，多组肽质量之间差值正好与某氨基酸残基相近或相同，有些可连续递差 3 个左右氨基酸。这些线索对进一步纯化和测序工作提供了有价值信息。

⑥炮制加工过程可能有利于促进蛋白质规律性水解为某些较为固定或较稳定的肽段。

第七章　阿胶功效研究

第一节　阿胶的药效研究

1. 对血液系统的作用

阿胶具有抗贫血作用，用放血法使犬贫血。随后每犬分期轮流接受不给药对照期、铁剂治疗期和阿胶治疗期实验，观察各犬在不同给药时期，血红蛋白和红细胞的增长速度。结果证明，阿胶有强大的补血作用，疗效优于铁剂。用同法致家兔贫血，灌服阿胶补血冲剂，可使贫血家兔血红蛋白、红细胞、白细胞等项均显著增加；血小板亦有明显增加。贫血小鼠实验证明，应用阿胶补血冲剂同样使血红蛋白、红细胞压积显著增加。

阿胶能使末梢血中血小板数增多，具有促进凝血的作用。给大鼠连续口服以阿胶为主的复方合剂——升板胶一个月后，使大鼠血中血小板计数明显增多，凝血时间明显缩短，骨髓内的巨核细胞数也明显增加，但对白细胞数量无影响。表明升板胶能刺激骨髓巨核细胞的生成，使血中血小板数增多，促进凝血作用。

以阿胶为主药制成补益剂——阿胶当归补血精，用于失血性血虚小鼠，对环磷酰胺所致骨髓造血功能损伤的小鼠和对苯引起的再障贫血小鼠均可升高外周血液的 WBC、RBC、Hb 和 PL 的值；并有对抗骨髓造血功能损伤小鼠骨髓核细胞数下降的作用。

阿胶制剂——阿胶益寿晶对失血所致小鼠血虚模型，可显著提高 Hb 和 RBC（$P < 0.01$），尤以升高 Hb 水平为好，具有良好的补血作用。

用油酸造成大鼠肺损伤的病理模型，并给予 40% 阿胶溶液 15mL/kg 灌胃，经活体肺循环观察，可见治疗组血管网外形更加清晰，病变明显减轻，说明阿胶对油酸造成的肺损伤具有明显的保护作用。

对 ^{60}Co 照射所致小鼠血象水平低下和骨髓增生抑制具有显著治疗作用，可拮抗 ^{60}Co 照射后小鼠骨髓粒单系集落形成的生长抑制，并具有防治辐射损伤的作用。

2. 对免疫系统的作用

阿胶能提高小鼠机体特异玫瑰花瓣率和单核吞噬细胞功能（提高吞噬百分率和吞噬指数）；能对抗氢化可的松所致的细胞免疫抑制作用；对 NK 细胞有促进作用。

阿胶溶液对脾脏有明显的增重作用，对胸腺略有减轻作用，可明显提高小鼠腹腔巨噬细胞的吞噬能力。

用含阿胶的复方——人参清肺汤治疗肿瘤患者，能使淋巴细胞转化率提高。

3. 对心血管系统的作用

（1）抗休克

用麻醉猫反复由股动脉放血造成严重的出血性休克模型，静注 5% ~6% 阿胶溶液约 8mL/kg，能使极低水平之血压恢复至正常水平，且作用较为持久。另对麻醉猫静注组织胺，使血压下降，经每次 10mL 反复注射等渗氯化钠溶液 4 次，血压无明显升高。当随即改为静注 5% 阿胶溶液 20mL 后，血压即渐渐恢复至正常。此外，通过观察阿胶对内毒素性休克犬的血流动力学、流变学球结膜微循环及其存活时间的影响表明，静注内毒素 2 小时后，阿胶组血压明显高于对照组；6 小时后，体循环总阻力明显低于对照组，差异显著（$P < 0.01$）；阿胶能明显降低内毒素性休克所造成之升高的全血黏度及血浆相对黏度，但不能阻止内毒素引起的血细胞比容的增加；阿胶能使内毒素性休克犬的球结膜微循环障碍减轻，或尽快恢复正常；延长内毒素休克犬的存活时间（$P < 0.05$）。

用灵杆菌内毒素复制狗内毒素性休克模型，观察口服阿胶对动物的影响，发现阿胶能使内毒素引起的血压下降、总外周阻力增加、血黏度上升，以及球结膜微循环障碍减轻。阿胶对休克时血液黏滞性的增加有明显的抑制作用，使微循环障碍改善，动脉血压较快恢复、稳定。

（2）对血管通透性的影响

阿胶能防止兔耳烫伤性渗漏，对油酸造成的肺损伤也有保护作用。此外，血液流变学观察结果表明，阿胶对血管有扩容作用。

4. 对钙代谢的作用

犬实验表明，在给予基本饮料的基础上，每日加服阿胶 30g 者与不加者对比，可增加食物中钙的吸收率，认为阿胶所含甘氨酸能促进钙的吸收。服阿胶者的血钙浓度轻度增高，但凝血时间没有明显变化，认为阿胶有钙平衡作用。

用阿胶血钙平对骨质疏松的大鼠进行试验，证明该药能提高实验性骨质疏松大鼠血清 Ca、P 含量，降低碱性磷酸酶（ALP）活力。X 片显示病变骨质有明显改善。

将维甲酸造成骨质疏松症的大鼠灌服阿胶钙口服液进行试验，证明可提高血清 Ca、P 含量，使已降低的 PLA 升高，增加股骨 Ca、P 含量和骨密度。同样也可增加因缺乏维生素 D 而致佝偻病模型大鼠的血清 Ca、P 含量，降低 ALP 活性，升高股骨中 Ca、P 含量。X 片显示骨质有明显改善。

5. 对进行性营养性肌变性症的作用

用低蛋白食物喂养豚鼠，使其发生进行性肌营养障碍，轻者行动如跛足状、行动困难，重者瘫痪难起立、发育障碍、瘦削虚弱等。后用阿胶拌在正常食物中治疗，经过 6~19 周，其肌软跛瘫症状逐渐减轻，其中 40% 症状消失。在进行性营养性肌变性时，一般尿中肌酐系数降低，而肌酸系数升高。但经阿胶治疗者的肌酐与肌酸可逐渐恢复正常；同时，肌肉内酸含量增加明显。以上生化检测值的改变与症状的改善相平行。病理组织切片检查也显示，病变时期肌细胞发生严重退行性病变，肌纤维消失。经阿胶治疗后，肌细胞再生并出现正常的肌纤维。此外，豚鼠在开始给予上述所致肌变性饮料的同时，每日加服阿胶，可防止进行性肌变性症的发生。防治作用与其能防止饮料中维生素 E 的氧化破坏有关。

6. 抗疲劳和耐缺氧作用

用阿胶等多种中草药配方制成的口服液对小鼠进行抗疲劳效果的实验研究显示：其能明显提高机体有氧和无氧耐力，增强机体对疼痛反应的抑制能力，促进运动性疲劳的消除。

阿胶益寿晶对血虚模型小鼠可明显延长负荷游泳时间及小鼠在密闭环境中的成活时间。与对照组相比，其差异分别为 $P < 0.05$，$P < 0.01$。

7. 增强记忆作用

天麻阿胶联合对染铅鼠脑一氧化氮及学习记忆影响的试验发现：二者均可显著提高染铅鼠游泳试验中直线达到平台次数及小脑一氧化氮（P 均 < 0.05）含量，而且合用效果显著优于任一单用药物（$P < 0.01$）。认为二者均可显著减轻铅对学习记忆的损害作用，两药互用效果更为显著。

8. 其他保健作用

阿胶含有多糖成分，能促进双歧杆菌的生长。因此，阿胶具有促进正常菌群的生长，维护机体微生态平衡，以达到有病治病、无病保健的目的。

第二节　阿胶的药理学研究

1. 阿胶升白作用及机理研究

阿胶作为传统中药，具有良好的补血效果。临床应用发现，东阿阿胶还具有升白作用。通过腹腔注射环磷酰胺造模抑制小鼠骨髓细胞的造血功能的研究结果显示：不同剂量的东阿阿胶均有明显的升白作用。流式细胞仪的分析表明，与环磷酰胺抑制模型组相比，东阿阿胶组的骨髓细胞增殖指数、造血干细胞的百分率均增加，而造血干细胞及骨髓全部细胞的凋亡比例减少。通过分析外周血细胞因子 IL-3 和 GM-CSF 的变化表明，东阿阿胶组的 IL-3 和 GM-CSF 分泌均明显增加。

（1）阿胶的升白作用

阿胶对环磷酰胺抑制白细胞的影响见图 7-1。与对照组相比，模型组的白细胞下降明显，差异极显著，说明造模成功。给药后，阿胶各剂型组的升白作用与模型组相比都有极显著差异，说明各剂量组的阿胶均具有升白作用。

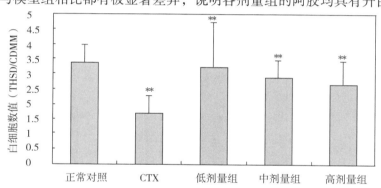

图 7-1　阿胶对环磷酰胺抑制白细胞作用的影响

（2）阿胶对骨髓细胞周期的影响

小鼠在注射环磷酰胺 4 天后，应用流式细胞仪分析骨髓细胞的细胞周期，其结果如图 7-2 所示。增殖指数（PI）＝（$S + G_2/M$）/（$S + G_2/M + G_0/G_1$）。结果表明，与对照组相比，环磷酰胺组的骨髓细胞处于更为活跃的增殖状态，两者之间有显著差异（$P < 0.05$）。阿胶中、高剂量组与环磷酰胺组的骨髓细胞处于更为活跃的状态，两者之间有显著差异（$P < 0.05$），而阿胶低剂量组虽然有所变化，但没有显著差异（$P > 0.05$）。甲睾酮组也能促进骨髓细胞的增殖，与环磷酰胺组相比有显著性差异（$P < 0.05$）。

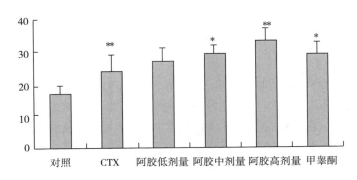

图 7 - 2　阿胶对小鼠骨髓细胞增殖指数的影响

（3）阿胶对骨髓细胞造血干细胞比例的影响

细胞表面分子 CD34 在造血干细胞、多向性造血祖细胞及大多数定向祖细胞上均能表达，故可作为造血干细胞、多向性造血祖细胞及大多数定向祖细胞的标志。阿胶对骨髓细胞中 CD34 比例的影响如图 7 - 3 所示：不同剂量的阿胶可以增加 CD34 细胞比例，这个作用呈剂型相关性。与环磷酰胺组相比，阿胶中剂量组及高剂量组有显著性差异（$P < 0.05$），低剂量组也有差异，甲睾酮组也可以增加 CD34 细胞比例，但没有显著性差异。

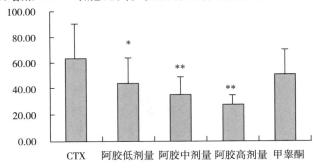

图 7 - 3　阿胶对小鼠骨髓细胞中造血干细胞所占比例的影响

（4）阿胶对骨髓细胞造血干细胞凋亡比例的影响

阿胶对骨髓细胞造血干细胞及骨髓细胞凋亡的作用如图 7 - 4、图 7 - 5 所示：环磷酰胺可以破坏 DNA 的双链结构，从而诱导骨髓细胞的凋亡增加；不同剂量阿胶组能使骨髓造血干细胞及骨髓总的细胞凋亡率显著降低。甲睾酮组对小鼠骨髓细胞凋亡比例的影响差异显著。

（5）阿胶对小鼠外周血中 IL - 3 及 GM - CSF 含量的影响

为进一步研究阿胶的升白机理，对小鼠外周血中 IL - 3 及 GM - CSF 含量进行了检测。IL - 3 标准曲线方程为 $Y = -0.946X + 2.518$。其中 Y 为各标本

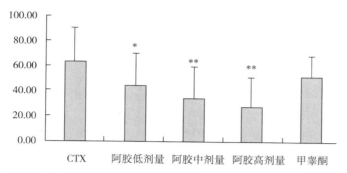

图 7 - 4　阿胶对小鼠骨髓细胞中造血干细胞凋亡比例的影响

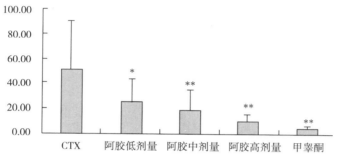

图 7 - 5　阿胶对小鼠骨髓细胞凋亡比例的影响

在 490nm 处的 OD 值，X 为样品 IL - 3 含量的 lg 值，该标准曲线的相关系数为 0.9997。GM - CSF 的标准曲线方程为 Y = - 0.812X + 1.518，其中 Y 为各标本在 490nm 处的 OD 值，X 为样品 GM - CSF 含量的 lg 值，该标准曲线的相关系数为 0.9837。

　　根据标准曲线求得各组小鼠 IL - 3 及 GM - CSF 含量的影响如图 7 - 6、图 7 - 7 所示：当用环磷酰胺处理小鼠后，其外周血中的 IL - 3 及 GM - CSF 的含量比正常组显著增加（$P < 0.01$）。正常小鼠血清中 IL - 3 的含量约为 14.1ng/mL，给予环磷酰胺 100mg/kg 三次后，血清中 IL - 3 的含量升至 128.3ng/mL。给予环磷酰胺同时，再给予低、中、高剂量的阿胶四天后，小鼠血清中 IL - 3 的含量与环磷酰胺组相比，都有显著性增加（$P < 0.05$），分别增加 36.5 ± 29.6%、49.7 ±30.0% 及 55.6 ±48.8%。随阿胶剂量的增加，IL - 3 的含量也相应增加。正常小鼠血清中 GM - CSF 的含量约为 0.89ng/mL，以相同方法给予环磷酰胺后，血清中 GM - CSF 的含量升至 2.81ng/mL。在给予低、中、高剂量的阿胶后，小鼠血清中 GM - CSF 的含量与环磷酰胺组相比，都有显著性增加（$P < 0.01$），分别增加 91.7 ±69.3%、168 ±106.7% 及 90.4 ±56.0%。

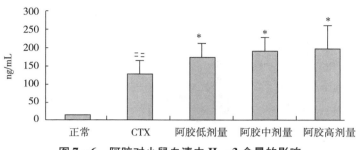

图7-6　阿胶对小鼠血清中 IL-3 含量的影响

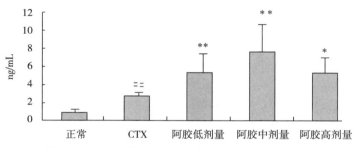

图7-7　阿胶对小鼠血清中 GM-CSF 含量的影响

　　细胞因子 IL-3 又名多克隆刺激因子，是一种 20~26kD 的蛋白，主要由抗原或丝裂原激活的 T 细胞、角质细胞、NK 细胞、肥大细胞、内皮细胞及单核细胞产生。它作用于大多数未成熟的骨髓祖细胞，并促进细胞扩大和分化成所有成熟类型的细胞。它是体内和体外干细胞培养最重要的生长因子之一，可以使干细胞敏感应答于分化后阶段的生长因子，如 EPO、GM-CSF、IL-6 等。GM-CSF 全称是粒细胞-巨噬细胞集落刺激因子，是一种 22kD 的糖蛋白，是由激活的 T 细胞、单核吞噬细胞、血管内皮细胞和纤维母细胞产生，是粒细胞和巨噬细胞母细胞生长和分化所必需的。它刺激原粒细胞和原单核细胞，使它们产生不可逆转的分化。它还可以协同 EPO，促进红细胞和巨核细胞的前体细胞增殖。此外，它也是炎症反应的重要介质。研究结果显示，在小鼠给予环磷酰胺后，由于造血系统的细胞增殖受到抑制，机体白细胞减少，分泌与造血干细胞增殖分化相关生长因子的细胞受到刺激，分泌更多的相关生长因子，使血清中的 IL-3 及 GM-CSF 的含量比对照组大大增加。给予阿胶后，血清中的这些生长因子的含量比环磷酰胺组进一步地增加，说明阿胶可以促进机体造血干细胞的增殖和分化，从作用机理上也证实了阿胶的升白作用，因此阿胶对提高机体的免疫力具有重要意义。

2. 阿胶增强肿瘤免疫作用及其作用机理研究

在肿瘤发生和治疗的过程中，肿瘤细胞本身和放化疗治疗手段都能对机体的免疫系统产生抑制作用，造成免疫功能低下。因此，如何增强肿瘤病人的免疫力，减轻放化疗的副作用是肿瘤治疗中的关键。郑筱祥等通过实验观察传统补血中药东阿阿胶对体外培养的癌症病人放疗后的外周血淋巴细胞的影响，探讨了东阿阿胶增强肿瘤免疫的作用及相关机制。

给予 SD 大鼠东阿阿胶灌胃给药三天后，取血制备含药血清。取放疗病人外周血，经淋巴细胞分离液分离出淋巴细胞，接种于 96 孔培养板，东阿阿胶含药血清按分组剂量加入培养孔中，阳性对照为胸腺肽，在 37℃、5% CO_2 环境中培养一定时间后，上流式细胞仪测定增殖率、T 淋巴细胞活化抗原的表达、淋巴细胞表型及 Th1/Th2 细胞的比例。具体如下：

（1）东阿阿胶对癌症放疗病人外周血淋巴细胞增殖的影响：含不同剂量的东阿阿胶血清作用于放疗病人外周血淋巴细胞 3 天后，与对照组相比，均能显著促进丝裂原诱导的细胞增殖（$P < 0.01$）；阳性对照组胸腺肽也具有显著的促进作用（$P < 0.01$）。其结果见表 7 - 1。

表 7 - 1　东阿阿胶对放化疗病人外周血淋巴细胞增殖率的影响（%，n = 3，$\bar{X} \pm s$）

组别	增值率
对照组	0 ± 4.42
东阿阿胶低剂量组	22.21 ± 1.58 **
东阿阿胶高剂量组	42.07 ± 2.45 **
阳性对照组	60.83 ± 6.49 **

＊$P < 0.05$，＊＊$P < 0.01$，与对照组比较

（2）东阿阿胶对癌症放疗病人外周血淋巴细胞活化的影响：与对照组相比，含不同剂量的东阿阿胶血清作用于放疗病人外周血淋巴细胞 3 天后，均能显著增加 CD69[+] 的表达率（$P < 0.01$），东阿阿胶低剂量组可增加 HLA - DR 的表达（$P < 0.05$），东阿阿胶高剂量组对 CD25[+]（$P < 0.05$）和 HLA - DR（$P < 0.01$）的表达率有提高作用。阳性对照组对 CD25[+]（$P < 0.05$）、CD69[+]（$P < 0.01$）和 HLA - DR（$P < 0.01$）的表达率都有促进作用，结果见表 7 - 2。

表 7 - 2　东阿阿胶对放化疗病人外周血淋巴细胞活化的影响（%，n = 3，$\bar{X} \pm s$）

组别	CD69[+]	CD25[+]	HLA - DR
对照组	13.47 ± 0.44	26.66 ± 1.20	23.94 ± 1.65
东阿阿胶低剂量组	20.94 ± 1.41 **	25.82 ± 1.62	27.18 ± 0.85 *

阿胶
基础研究与应用

组别	CD69	CD25	HLA－DR
东阿阿胶高剂量组	27.11 ± 1.00[**]	29.94 ± 1.74[*]	30.76 ± 2.02[**]
阳性对照组	20.85 ± 0.64[**]	28.70 ± 0.66[*]	28.56 ± 0.98[**]

$*P < 0.05$，$**P < 0.01$，与对照组比较，下同。

（3）东阿阿胶对癌症放疗病人外周血 T 淋巴细胞和 NK 细胞的影响：与对照组相比，含不同剂量的东阿阿胶血清作用于放疗病人外周血淋巴细胞 3 天后，均能显著增加 CD_3^+（T 细胞）的比例（$P < 0.01$），提高 $CD3^+CD4^+/CD3^+CD8^+$（Th 细胞/Ts 细胞）的比值（$P < 0.01$），对 $CD3^-CD56^+CD16^+$（NK 细胞）的比例也有显著提高（$P < 0.01$）。阳性对照组对上述指标也具有显著的促进作用（$P < 0.01$），结果见表 7 - 3。

表 7 - 3　东阿阿胶对癌症放疗病人外周血 T 淋巴细胞和 NK 细胞的影响（n = 3，$\bar{X} \pm s$）

组别	CD3$^+$（%）	CD3$^+$CD4$^+$/CD3$^+$CD8$^+$	CD3$^-$CD56$^+$CD16$^+$（%）
对照组	31.50 ± 1.80	0.76 ± 0.01	20.74 ± 2.68
东阿阿胶低剂量组	34.56 ± 1.65[*]	1.07 ± 0.16[**]	27.74 ± 1.53[**]
东阿阿胶高剂量组	39.16 ± 1.27[**]	1.25 ± 0.16[**]	28.80 ± 2.08[**]
阳性对照组	45.56 ± 1.10[**]	1.33 ± 0.15[**]	32.84 ± 1.36[**]

（4）东阿阿胶对放疗病人外周血淋巴细胞 Th1/Th2 细胞的影响：放疗病人外周血淋巴细胞经东阿阿胶作用后，Th1 和 Th2 细胞的比例向免疫增强的方向变化。东阿阿胶两个剂量组与对照组相比：Th1 细胞的比例显著增加（$P < 0.01$），Th2 细胞的比例显著降低（$P < 0.01$）；阳性对照组对 Th1 细胞比例也具有显著的促进作用（$P < 0.01$），对 Th2 细胞的比例则显著降低（$P < 0.01$），结果见表 7 - 4。

表 7 - 4　东阿阿胶对放疗病人外周血淋巴细胞 Th1/Th2 细胞的影响（%，n = 3，$\bar{X} \pm s$）

组别	Th1	Th2
对照组	5.80 ± 0.24	2.89 ± 0.55
东阿阿胶小剂量组	16.19 ± 1.62[**]	0.74 ± 0.11[**]
东阿阿胶大剂量组	10.10 ± 0.65[**]	0.50 ± 0.15[**]
阳性对照组	11.13 ± 1.69[**]	1.45 ± 0.03[**]

（5）东阿阿胶具有滋阴润燥、补血止血的作用，是传统的补血中药。现代研究发现，东阿阿胶具有促进骨髓造血、改善微循环、提高机体免疫力、调节植物神经功能、抗脂质过氧化和延缓衰老等作用。机体的免疫系统功能

状态对于肿瘤的发生发展有着重要意义，在正常的生理状态下，免疫系统可及时发现并清除机体内发生突变或恶化的细胞，对肿瘤的发生起到了监视及清除的作用。当机体免疫系统由于某些原因受到抑制后，肿瘤就容易生长。在肿瘤的生长过程中，肿瘤细胞能分泌许多可溶性的免疫抑制因子，对宿主的免疫系统产生多方面的抑制作用，这被认为是肿瘤逃避免疫监视的可能机制之一。放化疗是治疗肿瘤的重要手段，但所带来的血液系统和免疫系统的毒性反应常常限制了放化疗周期的顺利完成。因此，实验中以体外培养的癌症放疗病人外周血淋巴细胞为模型，通过增殖率、T淋巴细胞活化抗原的表达、淋巴细胞表型及Th1/Th2细胞的比例等方面的指标，考察了东阿阿胶对免疫系统的作用。淋巴细胞的分裂增殖是免疫系统受到免疫刺激所产生的应答反应。CD69是T细胞早期活化标志物；CD25是IL-2R（白细胞介素2受体）的α亚基，组成高亲和力IL-2R的必要成分，在T细胞活化中起非常重要的作用；HLA-DR是MHCII类抗原，在T细胞活化晚期表达，这些活化抗原表达水平的高低，可以反映T细胞的免疫功能状态。CD3$^+$（T细胞）按表型不同分为CD4$^+$、CD8$^+$两大亚群，正常人CD4$^+$/CD8$^+$比值应在1.7~2.0之间，但在肿瘤等病理状态下的比值则降低甚至倒置；CD4$^+$T细胞又可根据分泌细胞因子的不同分为Th1、Th2、Th3、Th0细胞，Th1主要分泌TNF，IFN-γ、IL-2等，Th2主要分泌IL-4、IL-10等。Th1/Th2之间的失衡与肿瘤的发生发展有密切关系，增加细胞毒性T淋巴细胞（CTL）抗肿瘤活性需要有Th1细胞因子（IFN-γ、IL-2）的信号触发，而Th2细胞因子（IL-4，IL-10）却能下调该作用。NK细胞无论在血液循环中或组织中均可参与抑制肿瘤细胞转移和生长。从实验结果中可以看出，东阿阿胶能显著促进丝裂原诱导的淋巴细胞增殖，促进CD25$^+$、CD69$^+$和HLA-DR等T细胞活化抗原的表达，提高CD3$^+$（T细胞）、CD3$^-$CD56$^+$CD16$^+$（NK细胞）的比例和CD3$^+$CD4$^+$/CD3$^+$CD8$^+$比值，增加Th1细胞的比例，而对Th2细胞有抑制作用。因此，东阿阿胶不仅可以减轻放化疗的毒副作用、增强肿瘤免疫作用，而且与西药升白药相比较，还有价格优势，不会给患者带来沉重的经济负担，值得在临床运用中推广。

3. 阿胶对骨髓细胞的作用机理研究

（1）仪器与试剂

①样品制备：阿胶在体外经胃蛋白酶和胰蛋白酶消化后，经离心抽滤，去除杂质和油脂。再用Millipore公司的Biomax8K和5Kpolyether-sulfone膜分别进行超滤，得到3个组分，分别为A组分（相对分子质量小于5000）、B组分（相对分子质量在5000~8000）和C组分（相对分子质量大于8000）。各

样品体内实验用 0.9% 的生理盐水配制、体外实验用少量双蒸水溶解后，用培养基稀释至所需浓度。

②试剂：IMDM 培养基，RPMI – 1640 培养基（均为 GIBCO），四甲基偶氮唑蓝（MTT，Fluka），小牛血清（上海实生细胞生物公司），胎牛血清（URHBio – sciences，Inc，USA），甲基纤维素（Sigma），阿霉素（Sigma），环磷酰胺（上海华联制药有限公司），牛血清白蛋白（BSA，Fluka），MurineIL – 3、MurineIL – 6、MurineGM – CSF（均为 PeproTech、Inc、USA）。其余试剂均为国产分析纯。

③实验动物：昆明种小鼠，雄性，18～22g，常规饲养。

（2）方法

①骨髓细胞增殖实验：小鼠脱颈椎处死，无菌取双侧股骨，用 6 号针头吸取血清，RPMI – 1640 培养基冲洗骨髓腔，混合骨髓细胞悬液通过 4 号针头，形成单细胞悬液，用含 10% 小牛血清的 RPMI – 1640 培养基调细胞数至 1×10^5/mL。然后取 100μL，加入 96 孔细胞培养板，每样设 3 个复孔在 37℃、5% CO_2 潮湿大气中培养 48 小时，用 MTT 比色法测定结果。

②骨髓细胞集落形成实验：获取骨髓单细胞的方法基本同前增殖实验。将含有 5×10^4/mL 细胞数的甲基纤维素半固体培养基以每孔 0.5mL 接种于 24 孔板中，每样设 3 个复孔在 37℃、5% CO_2、潮湿大气中培养 4～7 天。该半固体培养基为 IMDM 培养基，其中含有 1% 甲基纤维素、20% 胎牛血清、1% BSA、20ng/mL IL – 3、20ng/mL IL – 6、20ng/mL GM – CSF、2U/mL EPO。

③分组、给药及贫血动物模型的建立：昆明种小鼠随机分为 5 组。对照组和模型组每天灌胃生理盐水，实验组每天分别灌胃不同组分的阿胶分离产物（2g/kg）。除对照组外，第 1 天一次性腹腔注射环磷酰胺 250mg/kg，造成动物贫血模型，第 8 天处死。

④统计学处理：所有实验数据以 $\bar{X} \pm s$ 表示，统计检验以 Student – t 检验处理。

（3）结果

①阿胶分离得到不同组分对小鼠骨髓细胞的增殖作用：阿胶分离后的各组分对骨髓细胞的增殖作用见彩图 12。从图中可以看出，阿胶分离后的各组分对骨髓细胞均有一定的增殖效果，且分别呈现浓度依赖性，但程度各不相同。其中 A 组分效果最为明显，增幅达到 50% 以上，B、C 组分分别达 40% 和 20% 以上。

②阿胶分离得到的 A、B 组分对经阿霉素损伤的小鼠骨髓细胞的保护作用：从上面的实验结果可以看出，A、B 两组分对骨髓细胞的增殖有效。为进

一步考察 A、B 组分对细胞损伤能否进行保护，将不同质量浓度的阿霉素（DOX）和不同质量浓度的 A、B 组分分别加入细胞中。结果（彩图 13）显示，A 组分的细胞保护作用明显优于 B 组分。A 组分加入细胞后，能有效保护骨髓细胞基本不受化疗药阿霉素毒性的影响，高浓度时效果尤为突出。

③阿胶分离得到的不同组分对贫血小鼠红白细胞数的影响：基于上面体外实验结果，需要对阿胶分离的各组分进行体内验证。实验用环磷酰胺对小鼠造成贫血，然后各组分分别给予 1g，8 天后取血，用血细胞分析仪分别计算出红细胞（RBC）和白细胞（WBC）的个数。结果（图 7-8）显示，A、B 两组分对升高红白细胞均有一定效果，且 A 组分较好。而 C 组分对红白细胞数的升高均未见明显效果。

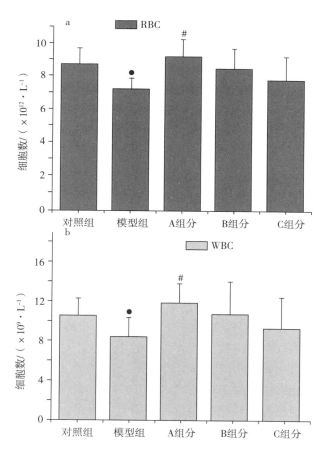

图 7-8　阿胶分离组分对贫血小鼠红（a）白（b）细胞数的影响示意图

与对照组比较：$P < 0.05$　与模型组比较：$P < 0.05$

$P < 0.05$ *vs* control group $P < 0.05$ *vs* model group

④阿胶分离得到的不同组分对小鼠骨髓细胞集落形成的影响：将前面动物实验中 A、B 两组小鼠的骨髓细胞取出，分别进行红系爆式集落（BFU－E）培养和粒－单系集落（CFU－GM）培养，结果（图 7－9）显示，A、B 组分治疗贫血的机制可能是促进骨髓中造血细胞的增殖分化，并且 A 组分的效果比 B 组分明显，这个结果与体外实验基本吻合。

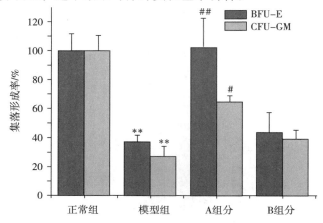

图 7－9　A、B 组分对实脸动物骨髓细胞集落形成率作用示意图
与对照组比较：＊＊$P < 0.01$；#与模型比较 $P < 0.05$；
＊＊$P < 0.01$
＊＊$P < 0.01$ *vs* control group；#$P < 0.05$ group；
##$P < 0.01$ *vs* model group

体外实验结果表明：A、B、C 三个组分对小鼠骨髓细胞都有不同程度的增殖作用，增殖幅度分别为 50%、40%、20%，且这种增殖作用呈现一定的浓度依赖性。然后考察 A、B 组分是否对细胞有保护作用：用化疗药阿霉素损伤细胞，并同时加入 A、B 组分。结果显示，A 组分能有效地保护细胞不受阿霉素毒性的影响，而 B 组分的效果不明显。体内实验结果表明，A、B 组分均能改善贫血动物的红白细胞数，且 A 组分效果明显。对实验动物骨髓细胞集落形成结果中可以初步显示阿胶分离组分 A、B 的疗效是通过刺激骨髓中造血干细胞的增殖分化来实现的。

近年来有对阿胶补血作用机制进一步研究的报道。邓皖利等首先将阿胶进行体外人工消化：第 1 阶段，盐酸缓冲液（pH＝1.2），胃蛋白酶按质量比加入（1∶250），消化时间 2 小时，搅拌转速 120 转/分，降解温度 37℃。第 2 阶段，2 mol/L 碳酸氢铵中和盐酸，pH 调至 6.8，胰蛋白酶按质量比加入（1∶250），维持上述条件，继续降解 2 小时后升温 80℃灭活、冷却。消化液 3000 转/分离心 30 分钟，去上清悬浮物后，用膜分子量为 5000、8000 的超滤装置在操作压力为 4.0Pa 的条件下分别超滤 12 小时，获得 $Mr < 5000$ 的组分 A 和 Mr 为 $5000 \sim 8000$ 的组分 B，凝胶柱脱盐后进行冷冻干燥。采用细胞计数法检测小鼠单核细胞数，集落形成检测小鼠骨髓中造血干细胞相对数量，流式细胞仪测定小鼠骨髓细胞 CD34 含量和细胞周期分布，切片观察小鼠骨髓组织形态。结果表明，阿胶活性组分能够明显增加环磷酰胺所致贫血小鼠骨髓单核细胞数，增加骨髓细胞中 CFU-GM、BFU-E、CFU-E 和 CD34 含量，增加骨髓细胞中 S 期细胞比率。说明阿胶活性组分能够有效地保护骨髓造血微环境，减轻环磷酰胺对骨髓组织的损伤，保护造血组织。

吴宏忠等运用 5-氟尿嘧啶制备的小鼠贫血模型研究了上述阿胶降解产物 A、B 对升高红、白细胞的作用机制。并分析机制如下：给小鼠用 5-氟脲嘧啶后，由于造血系统的细胞增殖受到抑制，机体白细胞减少，从而使分泌与造血干细胞增殖分化相关生长因子的细胞受到刺激，分泌更多的相关生长因子以维持造血系统的稳定，血清中的 IL-6 及 GM-CSF、EPO 含量比对照组明显增加。在给予阿胶分离组分 A、B 后，这些生长因子的含量比模型组高，同时两种负相造血因子 INF-7、TGF-p 明显下降，从而在一定程度上解释了给予阿胶分离组分 A、B 后，可以减轻化疗药 5-氟尿嘧啶对骨髓和脾脏红系造血干细胞的损伤，保护粒系和红系造血。阿胶分离组分 A、B 能刺激脾、肾表达 GM-CSF 和 EPO 两种细胞因子，在一定程度上说明了阿胶为什么能够升红、升白的作用机制。因此，阿胶的补血作用机制可能与促进正相造血细胞因子释放和抑制负相造血因子分泌有关。

4. 对辐射损伤造血系统的保护作用

（1）材料与方法

①实验动物：ICR 小鼠 72 只，5~6 周龄，雄性。

②药物与试剂、仪器：阿胶，羧甲基纤维素、胃蛋白酶、胰蛋白酶、CD-CFH 试剂，粒-巨噬细胞集落刺激因子（GM-CSF）、红细胞生成素（EPO）、IL-6、IFN-γ、β 型转化生长因子（TGF-β）测定试剂盒，活性氧（ROS），谷胱甘肽过氧化物酶（GSH-Px）测定试剂盒。超滤装置，荧光酶标仪，辐照装置（铯-137 辐照装置）。

③药物制备：阿胶 125g，进行体外人工消化。消化模型：第 1 阶段：盐酸缓冲液，pH1.2，胃蛋白酶（1:250），消化时间 2 小时，搅拌转速 120 转/分，降解温度 37℃。第 2 阶段：中和盐酸，调 pH 至中性；加入磷酸盐缓冲溶液，pH 调至 6.8；加入胰蛋白酶（1:250），维持上述条件，继续降解 2 小时。取消化液进行 3000 转/分 离心 30 分钟，去上清悬浮物后小心取上清液，

用膜相对分子质量为 5000、8000 的超滤装置在操作压力为 420Pa 的条件下分别进行超滤 12 小时，获得相对分子质量小于 5000 的组分 A 和相对分子质量 5000～8000 的组分 B。凝胶柱脱盐后进行真空干燥，组分 A 和 B 所得率分别为 24% 和 29%。

④动物造模及实验方案：72 只小鼠分成 6 组：正常组、模型组、A 组分低剂量组（AL 组）、A 组分高剂量组（AH 组）、B 组分低剂量组（BL 组）、B 组分高剂量组（BH 组）。除正常组外，其余小鼠在中国放射医学研究所进行全身 3.5Gy ^{137}Se 一次性辐射（剂量率 1.27Gy/min）。正常组和模型组每天用 0.2mL 生理盐水灌胃，AL、AH 组分别给予 1g/kg 和 21g/kg 的剂量，BL、BH 组分别给予 0.8g/kg 和 1.6g/kg 的剂量，每天早 8 点进行灌喂给药。造模后第 2 天开始给药，每隔 5 天采血一次，测定外周血象变化。在确定血象指标回升时，定为动物处死时间，取外周血制备小鼠血清，分离脾、肝于液氮罐内冻存。

⑤造血祖细胞集落培养体系制备：脾和骨髓单细胞悬液计数，并经台盼蓝鉴定细胞活性在 95% 以上。调细胞密度，进行集落培养。红系培养体系含细胞 2×10^5mL、小牛血清 30%、二巯基乙醇 10^{-4}mol/L，EPO 浓度在培养红系集落形式单位（CFU－E）时为 200IU/L，培养红系暴增式集落形成单位（BFU－E）时为 100IU/L，RPMI－1640 加至 1mL。然后取上述培养体系加样于 96 孔培养板上，每孔 0.2mL，共 5 个孔，于饱和湿度下，温度在 37℃时培养 7 天后观察。

⑥细胞因子、超氧化物歧化酶（SOD）、GSH－Px、ROS、脾表面集落形成单位（CFU－S）测定：小鼠眼眶采血，4℃冰箱过夜后离心收集上层血清，严格按试剂盒说明进行指标测定。分离骨髓单核细胞，调密度为 4×10^8/L 接种于 96 孔细胞培养板上，加入含 10μmol/L 的 CDCFH 的 PBS，培养 3 小时后，轻轻吸弃上清液，用荧光酶标仪（Ex：480nm，Em：538nm）测定荧光强度，而荧光强度可直接反映细胞内的氧自由基水平。处死小鼠，取脾脏，经 Bouin's 液固定 24 小时，经 80% 的酒精脱色后，做脾凸面表面结节计数。

⑦统计学处理：数据用均数±标准差表示，多组数据比较则采用 ANOVA 单因素方差分析，两组数据间用 t 检验，$P < 0.05$ 时表示差异有统计学意义。

（2）结果

①阿胶活性组分对骨髓损伤小鼠外周血象的影响：实验 25 天后，与正常组小鼠相比，模型组小鼠外周血红细胞和白细胞数量明显降低（$P < 0.05$），说明模型成功。阿胶活性组分 A 和 B 能够明显升高骨髓损伤小鼠外周血红细胞和白细胞数量（$P < 0.05$），高剂量组效果比低剂量组效果稍好，但差异无统计学意义。血红蛋白含量与红细胞的变化趋势较为一致。两个组分对血小

板具有一定的升高作用，但仅 A、B 的高剂量组与模型组相比的差异有统计学意义（$P < 0.05$），见表 7-5。

表 7-5　阿胶活性组分 A、B 对辐射小鼠外周血象的影响（$\bar{X} \pm s$，n = 12）

组别	白细胞（$\times 10^9/L$）	红细胞（$\times 10^{12}/L$）	血红蛋白（g/L）	血小板（$\times 10^9/L$）
正常组	9.5 ± 0.9	9.1 ± 0.6	151.6 ± 2.6	1101 ± 43
模型组	3.9 ± 0.4c	7.1 ± 0.2c	106.8 ± 5.2c	981 ± 78c
A 组分低剂量组	7.8 ± 0.5f	8.9 ± 0.4e	135.6 ± 10.8e	1066 ± 182
A 组分高剂量组	7.9 ± 0.3f	9.1 ± 1.4f	137.1 ± 12.1e	1090 ± 109e
B 组分低剂量组	7.8 ± 0.2f	8.8 ± 0.5e	144.4 ± 9.6e	998 ± 25
B 组分高剂量组	8.8 ± 1.4f	9.3 ± 0.4f	161.0 ± 8.9f	1011 ± 71e

与正常组比较 $cP < 0.01$；与模型组比较 $eP < 0.05$、$fP < 0.01$

②对骨髓和脾造血祖细胞的影响：造模后，骨髓和脾脏内粒细胞、巨噬细胞集落生成单位（CFU-GM）、BFU-E、CFU-E 数量明显降低（$P < 0.05$），说明辐射可损伤小鼠的骨髓和脾脏内造血干细胞。连续口服阿胶活性阿胶组分 A 和 B，25 天后粒系和红系的造血祖细胞集落数量得到了明显的升高（$P < 0.05$），且具有明显的剂量依赖性（$P < 0.05$），见表 7-6。

表 7-6　阿胶活性组分 A、B 对贫血小鼠骨髓和脾造血祖细胞的影响（$\bar{X} \pm s$，n = 12）

组别	骨髓（集落数/10^5 细胞）			脾（集落数/10^5 细胞）		
	CFU-GM	BFU-E	FU-E	CFU-GM	BFU-E	CFU-E
正常组	269 ± 10	126.3 ± 4.2	273 ± 5	13.7 ± 1.5	6.3 ± 0.6	11.0 ± 1.0
模型组	121 ± 10c	52.7 ± 4.1c	118 ± 5c	16.7 ± 1.2b	14.7 ± 1.5c	16.7 ± 1.2b
A 组分低剂量组	150 ± 3f	78.0 ± 5.3f	170 ± 8f	22.3 ± 1.5f	20.0 ± 2.0e	24.7 ± 3.5e
A 组分高剂量组	182 ± 15fh	115.2 ± 4.4fh	227 ± 6fh	29.7 ± 2.1f	32.0 ± 2.0fh	32.3 ± 2.5eh
B 组分低剂量组	150 ± 6f	72.0 ± 2.6f	150 ± 6f	21.0 ± 1.0f	20.3 ± 1.5e	22.0 ± 1.7e
B 组分高剂量组	183 ± 8fk	97.3 ± 3.2fk	183 ± 8fk	24.3 ± 1.9f	25.0 ± 1.8f	28.1 ± 2.1f

与正常组比较 $bP < 0.05$，$cP < 0.01$；与模型组比较 $eP < 0.05$，$fP < 0.01$；与 A 组分低剂量组比较 $hP < 0.05$；与 B 组分低剂量组比较 $kP < 0.01$

③对脾 CFU-S 的影响：造模后，模型组小鼠相对于正常组小鼠 CFU-S 数量明显增加，与正常组相比的差异有统计学意义（$P < 0.05$）。在服用阿胶

活性组分 A、B 的 25 天后，CFU－S 含量得到了明显的增加（$P < 0.05$），高低剂量组之间差异有统计学意义（$P < 0.05$），见表 7－7。

表 7－7　阿胶活性组分 A、B 对辐射小鼠脾 CUF－S 和骨髓 ROS 含量的影响（$\overline{X} \pm s$，n = 12）

组别	CFU－S（结节数/脾）	ROS（吸光度）
正常组	6.3 ± 1.5	1397 ± 36
模型组	10.0 ± 1.0b	3178 ± 58c
A 组分低剂量组	19.0 ± 2.6f	2227 ± 95e
A 组分高剂量组	23.3 ± 2.5fh	1621 ± 109fh
B 组分低剂量组	21.0 ± 3.0f	2300 ± 377e
B 组分高剂量组	25.7 ± 3.8fl	2030 ± 412fl

与正常组比较 b$P < 0.05$，c$P < 0.01$；与模型组比较 e$P < 0.05$，f$P < 0.01$；与 A 组分低剂量组比较 h$P < 0.05$；与 B 组分低剂量组比较 l$P < 0.01$

④对损伤小鼠血清造血细胞因子的影响：阿胶活性组分 A、B 具有剂量依赖性升高血清中 IL－6、GM－CSF 水平（$P < 0.01$），高剂量组含量明显高于低剂量组（$P < 0.05$），但对其他 3 种细胞因子没有明显的影响。提示阿胶活性组分 A、B 能够刺激贫血动物机体产生正相造血细胞因子，以促进外周血象的恢复。

⑤对骨髓细胞内 ROS 的影响：对骨髓细胞内 ROS 含量进行测定的结果发现，辐照后小鼠骨髓细胞内 ROS 相对于正常组含量急剧增加，而服用阿胶 A、B 组后，ROS 含量显著降低（$P < 0.05$），且高剂量组比低剂量组效果明显（$P < 0.05$），见表 7－8。

表 7－8　阿胶活性组分 A、B 对辐射小鼠外周血造血相关细胞因子的影响（$\overline{X} \pm s$，n = 12）

组别	IL－6（pmol/L）	GM－CSF（pmol/L）	EPO（nmol/L）	INF－γ（pmol/L）	TGF－β（pg/L）
正常组	3.5 ± 2.1	32.4 ± 5.9	35.7 ± 1.6	35 ± 4	46.7 ± 7.1
模型组	4.9 ± 1.7b	19.9 ± 2.9b	30.9 ± 5.7b	32 ± 4b	40.4 ± 2.7b
A 组分低剂量组	6.9 ± 2.3e	29.4 ± 5.2e	34.4 ± 6.6	31 ± 5	44.4 ± 8.6
A 组分高剂量组	7.8 ± 0.8e	34.8 ± 8.5f	32.4 ± 6.1	32 ± 10	43.4 ± 2.9
B 组分低剂量组	8.4 ± 0.7f	27.6 ± 4.8f	31.9 ± 10.9	30 ± 12	43.9 ± 6.7
B 组分高剂量组	10.4 ± 4.4fi	35.3 ± 6.2fi	30.4 ± 3.9	36 ± 7	42.9 ± 4.4

与正常组比较 b$P < 0.05$；与模型组比较 e$P < 0.05$，f$P < 0.01$；与 B 组分低剂量组比较 i$P < 0.01$

⑥对小鼠血清和脾组织匀浆 SOD 和 GSH – Px 的影响：血清和肝组织匀浆内 SOD 和 GSH – Px 含量检测结果显示，辐照后模型组小鼠血清和肝脏内 SOD 和 GSH – Px 含量明显降低（$P < 0.05$），阿胶组分 A、B 明显增加了血清中 SOD 和 GSH – Px 的含量（$P < 0.05$），对肝组织内的 SOD 含量具有明显的升高作用（$P < 0.05$），但对 GSH – Px 无明显影响，见表 7 – 9。

表 7 – 9　阿胶组分 A、B 对血清和肝脏中 SOD 及 GSH – Px 的影响（$\overline{X} \pm s$，$n = 12$）

组别	血清 SOD（IU/mL）	肝匀浆 SOD（IU/mg·pro）	血清 GSH – Px（IU/mL）	肝匀浆 GSH – Px（IU/mg·pro）
正常组	60 ± 5	1057 ± 45	179.2 ± 4.2	990 ± 191
模型组	36 ± 9b	800 ± 18b	166.6 ± 8.8b	881 ± 94b
A 组分低剂量组	51 ± 9f	956 ± 24e	172.9 ± 5.9f	730 ± 79
A 组分高剂量组	56 ± 14f	1096 ± 15f	173.2 ± 2.5f	896 ± 141
B 组分低剂量组	46 ± 5e	932 ± 31e	168.6 ± 4.2f	936 ± 47
B 组分高剂量组	55 ± 5f	979 ± 67e	171.9 ± 11.9f	854 ± 154

与正常组比较 b$P < 0.05$；与模型组比较 e$P < 0.05$，f$P < 0.01$

大量的临床和动物实验均表明，阿胶具有补血、提高免疫力、舒缓血压等功效。目前大都基于全阿胶的药效学研究，但针对阿胶的补血物质基础研究非常少。本研究充分考虑到阿胶的加工和服用过程，利用模拟人体消化装置对阿胶进行了体外降解，对降解后的阿胶液按相对分子质量范围分级后进行动物整体和细胞模型筛选，得到了相对分子质量小于 8000 以下的两种组分 A 和 B。然后运用辐射损伤小鼠模型研究了阿胶有效组分 A 和 B 对造血细胞的治疗作用，结果发现这两个组分能够明显升高贫血小鼠外周血白细胞、红细胞数量和血红蛋白含量，减少射线对小鼠造血干细胞的损伤。辐射后小鼠全身器官受到了严重的损伤，产生了明显的炎症反应。同时，由于造血系统遭到了破坏，使机体组织代偿性产生更多 IL – 6，以促进集体造血系统的恢复和减轻炎症反应，故此时小鼠血清内 IL – 6 明显上升。饲喂阿胶 A、B 组分后，其血清中的 IL – 6 和 GM – CSF 的含量明显升高，提示阿胶补血有可能是通过激活造血相关细胞因子释放而实现。射线损伤的一个主要途径就是产生大量的自由基破坏细胞的结构和功能。本实验发现，阿胶 A、B 组分能够明显降低骨髓细胞内 ROS 含量，提高血清和脾脏内自由基清除酶 SOD 和 GSH – Px 的含量，说明阿胶活性组分对射线损伤小鼠的保护作用可能是通过增加机体自由基清除酶的表达、减少自由基对造血系统的破坏而实现。从本实验的总体结果可以看出，阿胶补血，减少辐射对造血系统的损伤至少涉及两个通路的调节过程，即机体调节造血相关细胞因子分泌以促进造血系统的恢复，同时增加了机体对 ROS 的清除能力以减轻造血组织的损伤。对阿胶活性组分的浓缩和分离，期望找到一种能够减少放疗对肿瘤病人骨髓损伤的药物。

5. 阿胶对哮喘大鼠气道炎症及外周血 I 型／II 型 T 辅助细胞因子的影响

（1）材料

动物：健康雄性 Wistar 大鼠 60 只，体重 220～250g。

药物及试剂：阿胶浓度为 0.15g/mL；斯奇康 0.5mg/mL；卵蛋白，大鼠 IL－4 ELISA 试剂盒（灵敏度 10pg/mL）和 IFN－γ ELISA 试剂盒（灵敏度 18pg/mL）。

主要仪器：雾化吸入器，台式离心机，550 型酶标阅读仪。

（2）方法

①哮喘模型的制备及分组模型制备：60 只 Wistar 大鼠，随机分为 6 组，每组 10 只。A 组：NS 对照组；B 组：低剂量阿胶组（浓度为 0.017g/mL）；C 组：中剂量阿胶组（浓度为 0.05g/mL）；D 组：高剂量阿胶组（浓度为 0.15g/mL）；E 组：斯奇康组（肌内注射 0.05mL，每毫升含卡介菌多糖 0.35mg，隔日 1 次，其余 5 组用 0.05mL 生理盐水代替）；F 组：哮喘对照组。B、C、D、E、F 组第 1 天以 1mg 卵蛋白和 1mLAl（OH）$_3$ 凝胶的混合液在胸部、前肢内侧分四个部位皮下注射（每个部位 0.1mL）和腹腔注射（0.6mL），第 7 天重复致敏 1 次；第 15～28 天，每天采用 5% 卵蛋白生理盐水溶液雾化吸入进行激发，每天 20 分钟，连续 1 周，缓解 1 周，再激发 1 周。A 组用生理盐水分别代替卵蛋白与卵蛋白生理盐水溶液进行致敏和激发。从激发后的第 1 天起，B、C、D 组以 2mL 阿胶液灌胃，A、E、F 组以 2mL 生理盐水灌胃，连续 3 周。

②标本的采集：最后一次激发后，用戊巴比妥钠麻醉大鼠，进行开胸心脏采血，并立即剪取右肺中叶用 HE 染色，观察嗜酸性粒细胞浸润情况。血液在 4℃ 环境下进行 2000 转/分离心 20 分钟，取上清液分装，－80℃ 低温冰箱保存待测。

③细胞因子的检测（IL－4 水平的检测）：按试剂盒说明进行，在抗 IL－4 单克隆抗体包被的酶标板上，加 50μL 稀释液（RDIW）到每个孔，加 50μL 标准品、对照品、样本到每个孔（保证在 15 分钟之内完成），轻摇板 1 分钟，封膜，室温孵育 2 小时。洗板 5 次，加入 100μL IL－4conjugate（二抗）到每孔，封膜，室温孵育 2 小时。重复洗板 5 次，加 100μL 颜色反应液到每孔，室温孵育 30 分钟，避光。加 100μL 中止液到每孔，轻摇板 1 分钟，并在 30 分钟内检测。IFN－γ 检测步骤基本同上，按说明书操作进行。

④肺组织嗜酸性细胞计数：HE 染色，采用与图像分析相结合的方法，每个标本随机选取 5 个视野，显微镜下观察（放大 400 倍），计数嗜酸性粒细胞，取其平均数。

⑤统计方法：采用 SPSS11.5 软件，数据以均值 ± 标准差（$\bar{X} \pm s$）表示，多组间比较采用单因素方差分析（ANOVA），方差不齐时用秩和检验。$P < 0.05$ 时，差异有显著性。

（3）结果

血清中 IFN－γ 和 IL－4 的水平与 NS 对照组相比：哮喘组外周血中 IFN－γ 水平显著降低，而 IL－4 水平虽有升高趋势，但并未显示出统计学差异。与哮喘组相比，各剂量阿胶组和斯奇康组大鼠外周血 IFN－γ 水平虽有升高态势，但均未显示出统计学差异。低、中剂量阿胶组和斯奇康组外周血中 IL－4 水平均显著降低。高剂量阿胶组虽有降低趋势，但无统计学意义。与 NS 对照组比较，哮喘组大鼠肺组织 EOS 浸润程度明显加重；与哮喘对照组相比，低、中剂量阿胶组与斯奇康组大鼠肺组织 EOS 浸润明显减轻（$P < 0.01$），而高剂量阿胶组未见显著变化。

模型评价：

①症状改变：所有模型大鼠均出现喷嚏、咳嗽、呼吸急促、弓背滞伏症状，大部分大鼠可听见明显的哮鸣音。而生理盐水对照组无明显异常行为，提示造模成功。

②病理变化：正常大鼠肺组织：支气管黏膜无炎症，未见嗜酸性粒细胞，支气管壁平滑肌无增生，管腔内无炎性渗出，支气管黏膜无水肿。哮喘组大鼠肺组织：小支气管平滑肌增生，大量嗜酸性细胞等炎细胞浸润，黏膜下水肿。斯奇康治疗组：轻度炎症，少量嗜酸性粒细胞浸润，无平滑肌增生和炎性渗出及水肿。低剂量阿胶组：支气管黏膜下淋巴小结形成，但无嗜酸性细胞，管腔内也无炎性渗出，支气管平滑肌无增生。中剂量阿胶治疗组：炎症（±），见淋巴小结，少量嗜酸性细胞浸润，无炎性渗出及水肿，可见平滑肌增生。高剂量阿胶组：炎症（＋＋），少量嗜酸性粒细胞浸润，炎性渗出及水肿（－），平滑肌增生（＋）。

（4）讨论

哮喘患者存在着 Th1/Th2 失衡，即 Th2 的数目增多或功能亢进、Th1 亚群数目减少或功能低下。因此，通过纠正 Th 亚群的失衡来实现对哮喘的治疗，将为治愈哮喘开辟一条新的道路。免疫学上一般以 IFN－γ 和 IL－4 分别作为 Th1 和 Th2 细胞的特征性细胞因子，通过检测这两种细胞因子以了解 Th1 和 Th2 功能状态。我们检测哮喘大鼠血液中这两种细胞因子的水平，以反映 Th1/Th2 的平衡状态，并观察阿胶和斯奇康对其功能状态的影响。阿胶是补益类中药，具有补血滋阴的作用，同时具有"止嗽下气"的作用。本研究结果显示，与正常对照组相比，哮喘模型组血清中 IFN－γ 水平明显降低，IL－4 水平有升高趋势，提示 Th1/Th2 失衡可能在哮喘发病中起着重要作用。我们也同样观察到，采用阿胶和斯奇康治疗，可以使血清中 IL－4 水平明显降低，IFN－γ 水平也有升高趋势，说明阿胶可能主要通过抑制 Th2 型细胞因子影响 Th 细胞因子的平衡。同时，肺组织嗜酸性粒细胞浸润程度也得到不同程度的降低。由实验结果可知，阿胶和斯奇康能有效降低哮喘大鼠血清中 IL－4 水平，说明两种药物可能具有抑制 Th2 细胞亚群，从而调节 Th1/Th2 型细胞平衡的作用，并能减轻肺和支气管嗜酸性细胞炎性浸润。但在此研究中，阿胶和斯奇康均未显示出明显增强 Th1 型细胞因子的作用，阿胶在高剂量时也未显示出抑制 Th2 型细胞因子的作用，这与中医学理论中补益药物有碍脾胃运化，不宜过量服用是不谋而合的。

6. 抗疲劳作用

（1）材料与仪器

复方阿胶浆；昆明种小鼠 18～22g，雌雄各半，30 只；全自动生化分析仪，低温冷冻离心机，尿素氮试剂盒等。

（2）实验方法

①分组：昆明种小鼠雌雄各半，随机分成中药低剂量组、高剂量组和对照组，每组 10 只。三组均自由摄食和饮水，中药低、高剂量组每天给予复方阿胶浆，分别为 0.2mL、0.4mL（相当于临床人体用量的 1 倍和 2 倍），对照组小鼠灌饲蒸馏水（0.4mL/d），造模时间为 2 周。

②游泳实验：末次灌药 30 分钟后，将小鼠尾部束以 2g 的负重物，放入 15℃ 水缸中，并用秒表计时。当观察小鼠头部没入水中 10 秒、不能浮出水面者，即为体力耗竭，即刻计时结束，定为小鼠的游泳时间。

③血清尿素氮测定：对游泳体力耗竭后的小鼠进行眼眶采血，离心取血清，测血尿素氮。

④肝糖原测定：小鼠脱颈椎处死。取肝脏以生理盐水冲洗，用滤纸吸干，称肝脏 100mg，加入 8mL 三氯乙酸，匀浆。匀浆液以 3000 转/分离心 15 分钟，取上清液，加 95% 乙醇沉淀糖原，用蒽酮法测肝糖原含量。

（3）统计方法

采用 t 检验的统计方法进行数据处理。

（4）实验结果

小鼠的游泳时间延长；体内尿素氮的清除速率增快；肝糖原储备量增加，见表 7－10。

表 7 – 10　复方阿胶浆对小鼠游泳时间、尿素氮清除率及肝糖原储备量的影响（$\overline{X} \pm s$，n = 10）

组别	动物数（n）	游泳时间（秒）	尿素氮清除率（mmol/L）	肝糖原贮备量（mg/100g 肝）
对照组	10	319.0 ± 168.3	6.78 ± 0.61	598.6 ± 268.7
中药低剂量组	10	486.5 ± 144.8 *	5.37 ± 0.63 *	1293 ± 503.4 **
中药高剂量组	10	581.5 ± 139.9 **	5.24 ± 0.68 *	1618 ± 388.5 **

注：* $P < 0.05$，** $P < 0.01$。

（5）结论

运动耐力是反映机体疲劳最直接、最客观的指标。在长时间游泳后，蛋白质和含氮化合物的分解代谢使体内尿素氮含量增加，机体对运动负荷的适应能力降低。而本试验中小鼠的尿素氮没有增加反而下降，说明运动过程中小鼠的蛋白质消耗量没有显著增加。复方阿胶浆使肝糖原储备量显著增加，这是造模组小鼠耐力增加的原因之一。中医学认为，肝为"罢极之本"，是说肝脏功能的好坏会影响人体耐受疲劳的程度，是由于肝脏有调整机体血量的功能。肝脏在人体活动时，把贮藏的血液输送到全身各个部位，以供大脑、脏腑与肢体的活动需要，血供充足就不容易产生疲劳。如果肝脏调节血液的功能失常，则易出现疲劳，因而古人有"足受血而能步，掌受血而能握，指受血而能摄"之说。

7. 阿胶低肽的优点与药理作用

阿胶中大分子物质需要在蛋白酶的作用下分解为小分子肽或氨基酸后才能被吸收，因消耗一定量的蛋白酶，便有"滋腻碍胃"之说。此外，阿胶中含有油脂、糖类等附加剂或杂质。利用生物酶消解阿胶蛋白，并去除油脂和糖类杂质，以提升制剂澄明度和稳定性。酶提取可将蛋白质变为低分子肽，容易被吸收而发挥药效。作为任意一种剂型，均可解除阿胶的"滋腻"弊端。

（1）仪器与试剂

①仪器：中空纤维超滤装置（中空纤维柱规格型号 003W，配合蠕动泵型号 CL – 25，北京市旭邦膜设备有限责任公司）；一次性注射器（济南诚信化玻公司）；MTN – 61 全自动血细胞计数仪（长春市曼特诺医疗器械有限公司）。

②药物：2% 盐酸苯肼（分析纯，注射用水配制成 2% 浓度后通过 $0.22\mu m$ 微孔滤膜除菌，上海试剂三厂，批号 060710）；氢化可的松注射液（天津金耀氨基酸有限公司，批号 0411081）；阿胶（山东东阿阿胶股份有限公司，批号 070367）；环磷酰胺（每支 0.2g，批号 0501151）、氯霉素（药用），二药均购于齐鲁医院；1kD ~ 3kD、< 3kD、< 1kD、< 2kD、< 5kD、< 10kD 阿胶低肽的生理盐水溶液（以下简称阿胶低肽溶液。分 2 组，第 1 组含总氮量均为

1.0mg/mL，第 2 组含总氮量均为 2.0mg/mL），利用超滤自制；注射用 MWt.（分子量）1kD ~3kD 阿胶低肽，灌胃用 MWt. <5kD 阿胶低肽（实验室自制）。

③动物：普通家兔 2 ~2.5kg，雌雄不拘，32 只；小鼠，昆明种，18 ~22g，雄性，80 只；豚鼠，雌雄不拘，体重 250 ~350g。均由山东中医药大学动物供应中心提供，动物生产许可证号：SCXK（鲁）20050015。

（2）方法与结果

①不同分子量段致敏性研究：取豚鼠 30 只，体重 250 ~350g，平均分为 5 组。各组隔日分别静脉注射 1mL 分子量段为 <1kD、<2kD、<3kD、<5kD、<10kD 的阿胶低肽溶液（含总氮量均为每只 1.0mg），共注射 3 次。然后各组再随机分成两组，分别在第一次注射 14 天及 21 天后，再从静脉注射阿胶低肽溶液 2mL（含总氮量均为 2.0mg）。观察记录其 24 小时呼吸、行为、体温、皮肤颜色、二便等一周内有无过敏反应。重复进行 10 次，均显示相同结果（表 7 –11）。

表 7 –11　不同分子量段致敏性观察结果 （n =6）

组别	结果
<1kD	未发现豚鼠有兴奋不安、呼吸困难、寒颤、体温升高等过敏反应，观察一周，亦未见其他过敏反应
<2kD	同 <1kD 组，未见明显过敏反应
<3kD	同 <1kD 组，未见明显过敏反应
<5kD	豚鼠均有较轻的兴奋不安、呼吸困难、寒颤、体温升高现象，但无死亡
<10kD	豚鼠均有兴奋不安、呼吸困难、寒颤、体温升高现象，24 小时内 6 只豚鼠均死亡

从上表可知，注射途径分子量安全范围为 <3kD。

②不同分子量段的阿胶低肽药效比较：取体重 18 ~22g 的小鼠 30 只，均分 3 组，每天注射环磷酰胺 50mg/kg，连续 5 天，造模 24 小时后，将小鼠固定于特制的小鼠固定笼具内，尾部用温水加温，使小鼠尾部充血，用剪刀剪断尾尖取血，检测血 Hb、RBC 和 WBC 数，作为给药前的血常规标准。然后于第 6 天开始，每天分别注射分子量 1 ~3kD 阿胶低肽溶液 0.1mL、分子量 <1kD 的阿胶低肽溶液 0.1mL、分子量 <3kD 的阿胶低肽溶液 0.1mL（按总氮量计均为每只 0.1mg）。各组于 14 天后断尾取血，检测血 Hb、RBC 和 WBC 数，结果见表 7 –12。

表 7-12 不同分子量段药效学比较试验（$\overline{X} \pm s$，n = 10）

序号	分组情况	Hb（g/100mL）	RBC（$\times 10^9$/mL）	WBC（$\times 10^6$/mL）
1	给药前	7.5 ± 0.72	4.24 ± 0.83	5.15 ± 0.67
2	1kD～3kD 组	9.9 ± 0.80	9.56 ± 0.77	9.91 ± 0.44
3	<3kD 组	10.4 ± 0.95	10.01 ± 1.05	10.09 ± 0.36
4	<1kD 组	8.1 ± 0.66	5.55 ± 0.59	6.87 ± 0.81

　　Hb：$F = 31.12$，$F_{0.05(3,36)} = 2.87$，$P < 0.05$；q 检验：除 2、3 间无显著性差异外，其余各组间均有显著性差异。

　　RBC：$F = 121.37$，$F_{0.05(3,36)} = 2.87$，$P < 0.05$；q 检验：除 2、3 间无显著性差异外，其余各组间均有显著性差异。

　　WBC：$F = 162.59$，$F_{0.05(3,36)} = 2.87$，$P < 0.05$；q 检验：除 2、3 间无显著性差异外，其余各组间均有显著性差异。

　　由表可知：1kD～3kD 组和 <3kD 组均有显著的提升 RBC、Hb 和 WBC 的作用，<3kD 组作用最强。<1kD 组也有一定的药效，考虑可能是大量的氨基酸及微量元素的作用。<1kD 范围杂质含量较多，不利于制剂的纯度及稳定性，且 1kD～3kD 药效与 <3kD 无显著性差异，故选择 1kD～3kD 为有效分子量范围。

　　③注射用阿胶低肽量效关系研究：取体重 $20 \pm 2g$ 的小鼠 70 只，均分 7 组。第 1 组不给任何药物，第 2～5 组每天注射环磷酰胺 50mg/kg，连续 5 天，造模 24 小时后，将小鼠固定于特制的小鼠固定笼具内，尾部用温水加温，使小鼠尾部充血，用剪刀剪断尾尖取血，检测血红蛋白和红细胞数，作为给药前的血常规标准，第 3～7 组于第 6 天开始，每天分别注射阿胶低肽溶液（分子量范围为 1kD～3kD）0.1mL（剂量按表 7-11 给药剂量项下安排），各组于 14 天后断尾取血，检测 Hb、RBC 和 WBC，结果见表 7-13。

表 7-13 阿胶低肽（1kD～3kD）的量效关系研究（$\overline{X} \pm s$，n = 10）

组别	给药剂量 mg/只	Hb（g/100mL）	RBC（$\times 10^9$/mL）	WBC（$\times 10^6$/mL）
给药前	–	7.5 ± 0.72[C2]	4.24 ± 0.83[C]	5.15 ± 0.67[F]
第 1 组（正常组）	–	11.2 ± 0.65[A]	10.32 ± 0.70[A]	10.65 ± 0.54[A]
第 2 组（自然恢复组）	–	8.0 ± 0.46[C2]	7.07 ± 0.51[B2]	6.23 ± 0.85[E]
第 3 组	0.02	8.1 ± 0.66[C2]	7.54 ± 0.64[B2]	6.98 ± 0.47[D]
第 4 组	0.05	8.6 ± 0.82[C1]	7.81 ± 0.75[B1]	7.44 ± 0.69[D]

组别	给药剂量 mg/只	Hb（g/100mL）	RBC（$\times 10^9$/mL）	WBC（$\times 10^6$/mL）
第5组	0.1	9.2 ± 0.85^{B1}	9.46 ± 0.92^{A1}	8.51 ± 0.96^C
第6组	0.2	10.5 ± 0.76^A	10.11 ± 0.65^A	9.24 ± 1.13^B
第7组	0.4	11.0 ± 0.89^A	10.30 ± 0.82^A	10.14 ± 0.46^A

表中 A～F 表示组间存在显著性差异。其中 B1、C1、C2 表示 B1 组与 C1 组不存在显著性差异，但 B1 组与 C2 组之间存在显著性差异。

由表可知：阿胶低肽溶液对 Hb、RBC 和 WBC 的提升作用是随剂量增大而增高，即剂量与药效在 1～20mg/kg 范围内呈正相关。

④对盐酸苯肼所致家兔贫血模型的药效研究：取家兔 32 只，雌雄不拘，2～2.5kg，用 2% 盐酸苯肼按 30mg/kg 量于脊背皮下注射，每 5 天 1 次，连续注射 3 次。造模成功后，分灌胃组（20%，每只 3.13mL）、低肽注射组（每只 1.40mL）、低肽灌胃组（每只 12.5mL）与空白对照组，连续 7 天，抗凝检测 RBC、Hb、WBC。结果见表 7-14。

表 7-14　对盐酸苯肼所致家兔贫血模型的药效研究（$\bar{X} \pm s$，n=8）

指标	空白组	阿胶灌胃组	低肽灌胃组	低肽注射组
Hb	8.0 ± 0.6	10.2 ± 0.6	8.5 ± 0.7	13.3 ± 1.3
RBC	2.52 ± 0.44	3.45 ± 1.01	2.47 ± 0.72	3.42 ± 0.98
WBC	4.25 ± 1.27	8.45 ± 2.62	5.15 ± 1.54	8.36 ± 2.77

Hb：$F = 63.19$，$F_{0.05(3,28)} = 2.96$，$P < 0.05$。q 检验：除 1、3 组间无差异外，其他各组间均有差异。

RBC：$F = 3.51$，$F_{0.05(3,28)} = 2.96$，$P < 0.05$。q 检验：除 1、3 组和 2、4 组间无差异外，其他各组间均有。

WBC：$F = 8.14$，$F_{0.05(3,28)} = 2.96$，$P < 0.05$。q 检验：1、2、3、4 组组间均有差异。

由表可知，与空白组对照，阿胶灌胃、静脉注射均有良好提升 Hb、RBC、WBC 的作用，低肽灌胃组只有提升趋势但没有统计学意义。阿胶灌胃组与低肽注射组间 WBC、RBC 没有显著差别，Hb 提升效果低肽注射组比阿胶灌胃组要高。

⑤小鼠负重游泳时间测定实验：选体重 18～20g 健康雄性昆明种小鼠 40 只。灌胃组（每只 0.45mL）、低肽注射组（每只 0.05mL）、低肽灌胃组（每只 0.45mL）与葡萄糖空白对照组（每只 0.05mL）分别持续操作 14 天，于末次药物给予 30 分钟后，将小鼠置于水深 30cm，水温 25℃ ±0.5℃ 的水箱中游泳，鼠尾根部负荷 5% 体质量的铅皮。记录小鼠力竭时间（秒），以判断抗疲

劳能力。结果见表7-15。

表7-15 小鼠负重游泳实验结果（$\bar{X} \pm s$, n=10）

	空白组	阿胶灌胃组	低肽灌胃组	低肽注射组
游泳时间（秒）	400.6±81.6	433.3±110.9	486.3±83.6	453.8±98.8

F=1.45，$F_{0.05(3,36)}$=2.87，$P>0.05$。

结论：各组均具有一定的抗疲劳作用趋势，但无统计学意义。

⑥小鼠脾重指数测定实验：取体重18~20g健康雄性昆明种小鼠40只，分为以下4组。

空白对照组：小鼠腹腔注射氢化可的松（HC）25mg/kg，每天1次，连续7天。

阿胶灌胃组（每只0.45mL）+HC：第1天腹腔注射氢化可的松25mg/kg，第2天起加入药物，共6天。

低肽注射组（每只0.05mL）+HC：第1天腹腔注射氢化可的松25mg/kg，第2天起加入药物，共6天。

低肽灌胃组（每只0.45mL）+HC：第1天腹腔注射氢化可的松25mg/kg，第2天起加入药物，共6天。

给药后测定脾重和脾重指数（脾重指数=脾重/体重×100%），结果见表7-16。

表7-16 小鼠脾重及脾重指数测定实验结果（$\bar{X} \pm s$, n=10）

名称	空白组	阿胶灌胃组	低肽灌胃组	低肽注射组
脾重（g）	0.092±0.008	0.157±0.026	0.141±0.017	0.142±0.024
体质量（g）	26.40±4.22	29.75±3.92	28.35±3.46	27.10±4.69
脾重指数（%）	0.349±0.101	0.529±0.155	0.497±0.162	0.523±0.164

F=3.29 $F_{0.05(3,36)}$=2.87，$P<0.05$。q检验：阿胶各组均与空白组有差异，阿胶各组间无显著差异。

结果显示，阿胶各种给药方式均有一定的免疫增强作用，且有统计学意义，但各种方法制取的阿胶制剂间没有差别。

（3）结论

实验中确定了有效分子量范围为1kD~3kD，此范围无小分子杂质，利于制剂稳定性，且利于后续结构研究。为减少药效学实验的高研究费用和繁重工作量，使研究结果与将来生产实际紧密结合，故研究了有效分子量范围内阿胶低肽的量效关系。结果表明：量效关系在一定范围内呈正相关，提示可以用阿胶低肽含量的比较取代药效强弱的比较。对于化学药物所致的贫血，阿胶低肽注射剂具有很好的提升 Hb 的作用，其作用高于口服阿胶，但提升 RBC 和 WBC 的作用则与口服阿胶相当。注射用阿胶低肽具有增强免疫的作用，但抗疲劳作用不明显，但仅仅通过脾重指数的测定还不能完全说明其确切的免疫增强作用，仍需进一步探讨。

8. 其他作用

阿胶可以降低非霍奇金淋巴瘤患者 CHOP（环磷酰胺、吡喃阿霉素、长春新碱、泼尼松）方案后血液毒性的有效性。将 47 例 III、IV 期中度恶性非霍奇金淋巴瘤患者随机分为阿胶治疗组（24 例）和对照组（23 例），两组均采用 CHOP 方案化疗。治疗组化疗前 5 天开始服用阿胶，每次 20g，每天 3 次，服至 CHOP 方案结束后 10 天；对照组不予阿胶预防性治疗。治疗组顺利完成 3 个月化疗者 23 例（占 95.8%），完成 6 个月全程化疗者 15 例（占 62.5%）；对照组顺利完成 3 个月化疗者 9 例（占 39.1%），完成 6 个月全程化疗者 0 例。两组 3、6 个月化疗完成率比较，差异均有显著性。治疗组总有效率 84.2%，对照组总有效率 55.6%，两组比较差异亦有显著性（$P < 0.05$）。这表明阿胶口服可以预防恶性肿瘤化疗后骨髓抑制，降低血液学毒性，对化疗的顺利完成具有积极作用。

杨靖等应用 MTT 法观察阿胶对体外培养成骨细胞增殖功能的影响，ELISA 法观察阿胶对体外培养成骨细胞 ALP 含量的影响。结果显示，三个剂量组的阿胶含药血清对体外培养大鼠成骨细胞的增殖无促进作用，但对体外培养大鼠成骨细胞内 ALP 的合成有明显促进作用。表明阿胶对体外培养大鼠成骨细胞的增殖无促进作用，但能促进体外培养大鼠成骨细胞的分化功能。

苏念军等将 56 例 68 周期在诱导排卵周期中接受夫精人工授精（AIH）或指导同房助孕治疗的患者随机分为 A、B 两组，A 组为对照组，B 组自月经周期第 7 天开始给予阿胶口服治疗，每天用生胶量 30g，至下次月经或证实临床妊娠为止。结果：月经周期第 7 天至排卵日的子宫内膜厚度增长值 A 组为（3.10±1.32）mm，B 组为（3.88±1.54）mm，两组之间差异有统计学意义（$P < 0.05$）。两组子宫内膜厚度每日增加数分别为（0.49±0.23）mm 和（0.62±0.26）mm，差异有统计学意义（$P < 0.05$）。阴道彩色 B 超监测排卵日的子宫动脉血流阻力指数和搏动指数，B 组较 A 组明显下降（$P < 0.05$），表明阿胶能增加诱导排卵助孕周期子宫内膜的厚度，加速子宫内膜的增长并改善子宫动脉供血。

赵乌兰等通过观察缺铁性耳聋大鼠畸变产物耳声发射（DPOAE）幅值和听觉脑干诱发电位（ABR）阈值的变化来探究中药阿胶对其的影响作用。将幼龄 Wistar 大鼠随机分组饲养，对照组 10 只，实验组 30 只。对照组以标准饲料饲养，实验组以缺铁饲料饲养。6 周后，实验组成功复制缺铁模型大鼠 15 只。将该 15 只大鼠随机分成 3 组，在原有饲养条件的基础上分别加以阿胶、普通铁剂和不做处理 3 种方式进行，每日灌胃饲养，3 周后检测 DPOAE 及 ABR 并进行数据比较。结果发现，阿胶对大鼠 DPOAE 幅值及 ABR 阈值的作用效果好于铁剂组（$P < 0.05$），对 ABR 潜伏期的作用效果两者间无显著性差异（$P > 0.05$），说明阿胶通过对 DPOAE 幅值及 ABR 阈值的改善，对缺铁性耳聋有一定的治疗作用。李欣怡等通过对阿胶、铁剂对缺铁性聋大鼠耳蜗 SOD 含量的比较，探究阿胶与铁剂在耳蜗损伤修复功能方面的机制。结果表明，缺铁能导致 SOD 含量的减少，而阿胶、铁剂能通过改变 SOD 含量来改善缺铁性聋大鼠的听力情况，阿胶作用效果与铁剂无明显差别。

李茂进等选用 36 只 Wistar 雄性大鼠随机分为对照组、铅组、阿胶 + 铅组，每组 12 只。大鼠经口染铅并给予阿胶灌胃。每月用 Y 型迷宫试验测试学习记忆 1 次。3 个月后处死大鼠，分别测定海马组织一氧化氮（NO）和总抗氧化能力（TAOC）并做病理检查。结果在 Y 型迷宫试验中，铅组大鼠学习记忆达标前所受电击次数（错误次数）显著高于对照组；阿胶 + 铅组大鼠所受电击次数显著低于铅组。铅组大鼠海马 NO 和 TAOC 显著低于对照组，阿胶 + 铅组大鼠海马 NO 和 TAOC 显著高于铅组。病理检查表明，铅组大鼠海马显著萎缩，细胞形态不规则、排列紊乱，细胞变性、脱失显著，轴突溶解、消失；阿胶 + 铅组海马病理变化不明显。说明铅可损害海马细胞结构和功能，降低海马组织 NO 和 TAOC 水平，降低学习记忆能力；阿胶对铅所致海马损害和学习记忆障碍具有拮抗作用。

赵福东等探讨了阿胶对哮喘大鼠 Th1/Th2 细胞因子的影响及其防治哮喘的作用机制。采用 60 只 Wistar 大鼠随机分为生理盐水（NS）对照组（A）、低剂量阿胶组（B）、中剂量阿胶组（C）、高剂量阿胶组（D）、斯奇康组（E）、哮喘对照组（F）。用酶联免疫吸附试验（ELISA）检测血液中白介素 – 4（IL – 4）、γ 干扰素（IFN – γ）水平的变化，HE 染色观察肺组织病理学变化。发现与 NS 对照组比较，哮喘模型组血液中 IFN – γ 水平显著降低（$P < 0.01$）。与哮喘模型组比较，阿胶低、中剂量组和斯奇康组 IL – 4 水平显著降低（$P < 0.01$），NS 对照组及阿胶低、中剂量组和斯奇康组人鼠肺组织嗜酸性细胞浸润程度也明显减轻。认为哮喘大鼠存在 Th2 型细胞优势反应，而阿胶可能具有抑制哮喘 Th2 细胞优势反应的作用，从而调节 Th1/Th2 型细胞因子平衡，同时减轻哮喘大鼠肺组织嗜酸性细胞炎症反应。

陈柏芳通过对 70 例慢性萎缩性胃炎（CAG）合并消化性溃疡患者进行的药物研究发现，治疗组给予阿胶联合胃复春治疗 CAG 合并消化性溃疡 12 周后，症状改善情况显著优于对照组，疗效明显优于单用胃复春组，差异均有统计学意义（$P < 0.05$）；且停药 3 个月后，治疗组复发率低于对照组，差异有统计学意义（$P < 0.05$）。认为阿胶与胃复春联合应用于慢性萎缩性胃炎合并消化性溃疡患者的疗效较单用胃复春更佳，且不良反应少，临床上值得推广。

曾莉等采用三七阿胶栓直肠给药治疗慢性非特异性溃疡性结肠炎（CUC）160 例，西医对溃疡性结肠炎的病因至今不明，虽有多种学说，但目前还没有肯定的结论。考虑与免疫、环境、炎症等因素相关，治疗上多用 5 - ASA 制剂、皮质激素、抗生素、激素、免疫抑制剂，但副作用较大。根据中医病因病机，采取清热利湿导滞、止血生肌止泻之法，组方三七阿胶栓治疗。结果治愈 116 例（72.5%），总有效率 97.5%。

第八章　阿胶药效物质研究与应用

经分析，阿胶主含胶原蛋白及其水解产物。阿胶的蛋白质含量约为80%左右，含有18种氨基酸（包括7种人体必需氨基酸），人体必需氨基酸占总氨基酸含量的15.98%～20.22%，尤其是赖氨酸和精氨酸较高。所含金属元素有K，Na，Ca，Mg，Fe，Cu，Al，Mn，Zn，Cr，Pt，Pb，Mo，Sr等。另有报道：阿胶在化皮过程中产生了硫酸皮肤素，是一种血管保护剂，有抗血栓作用。阿胶成分可用薄层色谱法进行鉴别，将1%～2%的阿胶水溶液点于硅胶G薄层板上，以正丁醇－醋酸－水（4∶1∶1）和苯酚－水（75∶25）为展开剂双向展开，用0.5%茚三酮乙醇液显色，可进行阿胶成分鉴别。

第一节　阿胶化学成分与药效作用的关系

一般认为，组成蛋白质的多肽和氨基酸是造血物质，有助于血细胞增殖、分化、成熟和释放，可增强机体代谢，促进血细胞生成。

阿胶当中的铁元素是其他元素的10倍多，铁本身就是组成血红蛋白、肌红蛋白的成分，还参与细胞色素及细胞色素酶的合成。

阿胶中的锌元素仅次于铁，中医认为脾气虚弱证的病人，血液中的锌含量明显低于正常，并且阿胶还可调整血液中的Zn/Cu比，对治疗虚证有益。

氨基酸与微量元素易形成整合物，该类物质易于吸收，稳定性好，能提高微量元素的生物利用。据报道，铁与氨基酸结合后具有抗贫血作用。

应该指出的是，阿胶中由于蛋白质比例占到了80%，故较难消化吸收，这正与中医所说的阿胶"滋腻碍胃"相吻合。对于消化功能差的病人，仅单纯口服阿胶，不仅不会达到应有的药效，反而会增重胃肠负担，可能会贻误病情。

第二节　阿胶药理研究

1. 氨基酸与微量元素学说

传统药理学主要是从阿胶成分角度进行研究的。一般认为阿胶的许多药理作用与其所含的氨基酸和微量元素有关。但必需氨基酸理论不能解释阿胶的补血、补益作用优于其他生物食品。从微量元素看，除了铁、铜等几种元素已被证明可治疗某些营养缺乏性贫血外，其他多数研究局限于种类繁多的酶活性方面，而且这种作用与微量元素存在的方式，机体对其吸收的调控有密切关系；微量元素摄入过多，还会产生明显毒性作用。所以，这两方面难以解释阿胶的广泛药理作用。近年有文献报道，阿胶内含硫酸皮肤素（DS）成分，其部分药理作用可能与所含的 DS 有关。

阿胶的氨基酸和微量元素学说建立在单纯的化学分析基础上，而从药物的结构与功能入手的相关研究未见报道。已知阿胶是由驴皮制备而来，驴皮的主要成分是角质蛋白、胶原蛋白及脂肪，在原料前处理过程中，漂、泡、搓、洗等过程将角质蛋白和脂肪等除去，而保留胶原蛋白。制胶过程中，由于时间、温度、水分等因素作用，使胶原蛋白中的肽键（—CO—NHCO—）部分断裂，形成一系列降解产物，这是阿胶生产的关键。参考龟板胶、鹿角胶、虎骨胶也兼有阿胶的补血作用，考虑其胶类有共同的药理机制。

2. 聚负离子基结构学说

通过多年的实验研究发现，阿胶的药效和其特有的"聚负离子基"（polyanionicgroup）结构有关。虽然阿胶成分多样，但均形成聚负离子基结构，即含有较多的负电荷，特点是电泳时偏向阳极，这和其他研究者报告结果一致。负离子基是指生物大分子中含有的羧基、硫酸酯基、硫酸基、磷酰基等基团。阿胶的这种结构形成和阿胶的成分关系密切，阿胶的中性氨基酸和酸性氨基酸含量高，其中甘氨酸 18.83%、脯氨酸 9.4% 和谷氨酸 8.63%，这样具备了"聚负离子基"结构形成的物质基础。阿胶制备过程中疏水性的胶原蛋白在温度、水分、时间的作用下变成"亲水性胶体"这一结构转变，才形成独特的"聚负离子基"结构。

关于"负离子基"物质的研究，国外已有大量报道，该领域的研究近年十分活跃。现代生物化学研究表明，具有负离子基结构的物质有很多，从小分子的牛磺酸、阿司匹林到大分子的糖胺多糖（蛋白多糖）类物质。糖胺多糖的成分复杂多样，分子量在 2000~20 万。它们共同的性质是由于较多的负离子基存在，负电荷相互排斥，使得溶液中每个分子占据较大的空间，形成一个稳定的大分子晶体结构。研究表明，这样的结构形成使这种大分子不必进入细胞内部，仅通过细胞外间质的代谢来调节细胞的功能，改善细胞微环境，参与生理与病理过程。现已证明，人体细胞含有"负离子基"载体，最近发现 OATP（ogananion transporting polypeptide）有机阴离子转移多肽存在于哺乳动物的肝、肾等细胞膜上，对具有负离子基结构的激素（如雌激素）、药物进行吸收，调整细胞功能。同时这一发现除支持本学说外，进一步支持中医的一些相关理论。其他有关负离子基研究结论和阿胶的研究结论有相同之处，例如研究发现用葡聚糖醛化血红蛋白模型研究血红蛋白携氧结合能力，发现负离子基团对血红蛋白的氧结合度影响较大，它们通过负离子基团使血红蛋白和葡聚糖相连接，提示负离子基调节氧和血红蛋白亲和度，提示它是血红蛋白的大分子效应器。

该学说使传统中药理论和现代分析技术相结合，较圆满地解释了阿胶的药理功能。从结构和功能的关系研究传统中药理论，为中西医结合的研究提供了一条思路和可靠的科学依据，对阿胶等补胶的开发应用提供依据，对建立保健品开发模式及传统中药理论的研究有指导意义。

值得指出的是，这两种学说并不能全面解释阿胶的药理作用，氨基酸与微量元素学说并不能解释为什么其他的动物食品没有与阿胶相同或相似的作用；而后一个假说只是从一个理论阶段解释，还没有进行实验证实，需要进一步完善。

第三节　阿胶的药效物质

1. 微量元素

阿胶中的微量元素铁和铜已经被证实有升血作用。此外，阿胶中的锌元素含量也较高，仅次于铁元素。

（1）铁

铁是人体需要量最多的微量元素，大部分以血红蛋白的形式存在于红细胞中，是人体肌肉和含铁酶的构成成分之一。铁的生理作用有：①构成血红素，预防贫血；②参与细胞色素合成，调解组织呼吸和能量代谢；③维持机体的免疫力和抗感染能力。

铁元素在人体中具有造血功能，参与血蛋白、细胞色素及各种酶的合成，促进生长；铁还在血液中起运输氧和营养物质的作用，人的颜面泛出红润之美离不开铁元素。人体缺铁会发生小细胞性贫血、免疫功能下降和新陈代谢紊乱。如果铁质不足，可导致缺铁性贫血，使人的脸色萎黄，皮肤也会失去光泽。

铁的吸收：①维生素 A 帮助铁吸收和储运，还能促进造血红细胞的分化；②维生素 C 帮助铁的吸收；③叶酸能促进铁的功能。

（2）铜

铜普遍存在于植物和动物体内，也是人体所需的微量元素之一。正常成年人体内共含100～200mg的铜，平均为150mg。这些铜几乎全部都与蛋白质结合，小部分以游离状态存在。50%～70%的铜存在于肌肉及骨骼内，20%左右的铜存在于肝脏内，5%～10%的铜分布于血液里，微量存在于含铜的酶类中。

远在1847年，就有人发现软体动物血内的铜具有重要作用。而后从章鱼血内的蛋白质中将铜分离出来，并称此物为血铜蓝蛋白。铜蓝蛋白和血红蛋白一样，也可以运送氧气。稍后，发现铜盐富有生物活性，参加氧化还原系统，可能是一种催化剂，而且与造血过程密切相关。缺铜也能引起贫血，因为铜参与了造血过程，其作用主要是影响铁的吸收、运送和利用。铜可以促使无机铁变为有机铁，由三价变为两价状态，有利于吸收。铜还能促进铁由贮存场所进入骨髓，加速血红蛋白的合成。总之，没有铜，铁就不能传递，铁也不能结合在血红素里，红细胞也就不能成熟。缺铜还会引起心肌细胞氧化代谢紊乱，发展下去可产生病理变化。经证实，缺铜的动物（例如牛）易发生心肌病变、心力衰竭，以致死亡。我国学者研究急性克山病时发现，患者身体内缺铜，但血锌变化不大，而心肌病变特征与牛缺铜时的心肌病变过程十分相似，因此认为克山病的心肌病变、慢性心力衰竭以至死亡，均与缺铜有关。

（3）锌

锌是人体中不可缺少的元素，发挥着重要作用。成人体内有锌2～2.5g，其中眼、毛发、骨骼、男性生殖器官等组织中含量最高，肾、肝、肌肉中含量中等。人体血液中的锌有75%～85%在红细胞中，3%～5%在白细胞中，其余在血浆中。平均每天从膳食中摄入锌约15mg，吸收率为20%～30%。锌的吸收率会受食物中植酸和钙的影响，因锌可与其生成不易溶解的复合物。纤维素也会影响锌的吸收，锌主要通过胰脏外分泌排出，小部分随尿排出。汗中一般每升含锌1mg，大量出汗时，一天随汗丢失的锌可达4mg。

锌有着重要的生理功能，人们进行了大量的研究：①锌是人体中100多种酶的组成部分，这些酶在组织呼吸和蛋白质、脂肪、糖、核酸等代谢中起重要作用；②锌是DNA聚合酶的必需组成部分，缺锌时蛋白质合成障碍，可导致侏儒症、损伤组织愈合困难、胎儿发育受影响等；③锌参加唾液蛋白构成，锌缺乏可导致味觉迟钝、食欲减退；④锌参加维生素A还原酶和视黄醇结合蛋白的合成；⑤促进性器官正常发育，保持正常的性功能，缺锌导致性成熟迟缓、性器官发育不全、性功能降低、精子减少、月经不正常等；⑥保护皮肤健康，缺锌时皮肤粗糙、干燥、上皮角化和食道类角化，伤口愈合缓慢，易受感染；⑦维护免疫功能，根据锌在DNA合成中的作用，缺锌时导致免疫细胞增殖减少，胸腺活力降低，由于锌在抗氧化生化酶中的作用，缺锌导致细胞表面受体发生变化。

锌主要在小肠被主动吸收，一部分通过肠黏膜细胞转运到血浆，同白蛋白以及 α－巨球蛋白结合，或与氨基酸和其他配价基结合后分布于各器官；另一部分则储存在黏膜细胞内缓慢释放。镉、铜、钙、亚铁离子、植酸和膳食纤维会干扰锌的吸收。促进吸收因素包括维生素 D_3、内源性白细胞调节剂（LEM）、前列腺素 E_2，一些氨基酸和蛋氨酸（甲硫氨酸）、组氨酸、半胱氨酸，以及还原性谷胱甘肽、枸橼酸盐、吡啶羧酸盐等。粪是锌排泄的主要途径，一部分锌与组氨酸形成复合物从尿液中排出。

好的富含锌的食物来源包括：肝脏、贝壳类、鱼类、瘦肉、硬奶酪、粗纤维食物、坚果、蛋和豆类等。蔬菜含有较小量的锌，并且也含有混合成分如肌醇六磷酸和草酸盐，而这两种成分能捆绑住锌，使其不能被身体充分吸收。谷物中的锌主要存在于胚芽和麦麸这样的包裹物中，所以提纯和加工提炼会使食物的外层包裹物丧失殆尽，使存在于其中大量的锌就会重失，只有少量的锌被保留下来，因此锌的总量减少。例如，提纯过的面粉将失去 77% 的锌，提纯过的大米会损失 83% 的锌，谷类的精加工会使原天然的未加工的粗糙谷物平均丧失 80% 的锌。

2. 蛋白质、肽、氨基酸

（1）胶原蛋白

阿胶中的主要成分即是蛋白质、肽类与氨基酸类，其中胶原蛋白是人体一种非常重要的蛋白质。

胶原蛋白是人体缔结组织中的主要成分，占体内蛋白质总量的三分之一。胶原蛋白是人体的皮肤、骨骼、肌腱、软骨、血管的构成材料，富含甘氨酸、脯氨酸及羟脯氨酸。

胶原蛋白也是人体皮肤的主要成分，占皮肤干重 70% ~ 80%。医学研究提示：胶原蛋白中的羟脯氨酸是人体皮肤形成的关键物质。胶原蛋白在结缔组织与弹性蛋白及多糖蛋白相互交织下形成的网状结构，产生一定的机械强度，这是承托人体曲线、体现挺拔体态的物质基础。胶原蛋白还能保持血管壁弹性、防止血管破裂、栓塞；提高关节、软骨以及韧带的润滑，减轻关节僵硬、酸痛、积水等症状。其中皮肤真皮层 75% 由胶原蛋白组成，纤维状的胶原蛋白形成网状结构，提供皮肤的张力和弹性；同时，真皮层中的胶原蛋白还是表皮层和表皮附属器官（毛发）的营养供应站，并为表皮输送水分。

皮肤的生长、修复和营养都离不开胶原蛋白。胶原蛋白使细胞变得丰满，从而使肌肤充盈，保持皮肤弹性与润泽，维持皮肤细腻光滑，所以皮肤健康的两大关键——抗皱与保湿都与胶原蛋白密切相关。

胶原蛋白按其应用可以分为食品级、一般级、医药级。食用胶原一般来源于动物的真皮、肌腱和骨胶原，其中皮胶原是主要的食用胶原。食品级胶原通常外观为白色，口感柔和，味道清淡，易消化。胶原的独特品质，使得其在许多食品中用作功能物质和营养成分，具有无可比拟的优越性：第一，胶原大分子的螺旋结构和存在结晶区，使其具有一定的热稳定性；第二，胶原天然紧密的纤维结构，使胶原材料显示出很强的韧性和强度，适用于薄膜材料的制备；第三，大量胶原被用作制造肠衣等可食用包装材料，其独特之处是在热处理过程中，随着水分和油脂的蒸发和熔化，胶原几乎与肉食的收缩率一致；第四，由于胶原分子链上含有大量的亲水基团，所以与水结合的能力很强，这一性质可以使胶原在食品中用作填充剂和凝胶；第五，胶原在酸性和碱性介质中膨胀，可应用于制备胶原基材料的处理工艺中。

①预防心血管病：研究表明，胶原蛋白可以降低血甘油三酯和胆固醇，并可增高体内某些缺乏的必需微量元素，从而使其维持在一个相对正常的范围之内，是一种理想的减肥降血脂食品。此外，胶原蛋白在协助机体排出铝质，减少铝质在体内聚集方面也有独特之处。研究表明，铝对人体有害，目前逐渐增多的老年痴呆症与铝的摄入量有关，胶原蛋白有加速血红蛋白和红细胞生成的功能，可以改善微循环，对冠心病、缺血性脑病有利。

胶原蛋白能使血管正常工作，所以与预防动脉硬化、高血压有密切的关系；癌细胞对生命体而言是一种异物，胶原蛋白会包住癌细胞，预防其增值或转移，适合作为糖尿病、肾病等重症患者的优质高蛋白食品。

②作为补钙食品：胶原蛋白中的氨基酸羟脯氨酸是血浆中运输钙到骨细胞的运载工具。骨细胞中的骨胶原是羟基磷灰石的黏合剂，与羟基磷灰石共同构成了骨骼的主体，只要摄入足够的胶原蛋白，就能保证正常机体钙质的摄入量，因此，胶原蛋白可制成补钙的保健食品。

胶原蛋白又是人体骨骼，尤其是软骨组织中的重要组成成分。胶原蛋白就像骨骼中的一张充满小孔的网，它会牢牢地锁住钙质。没有这张充满小孔的网，即便是补充了足量的钙，也会白白地流失掉。通常情况下，骨质总量中的钙、镁、磷等无机物质仅占总量的百分之几，而胶原蛋白等有机物质却要超过80%。对运动人群来说，关节的不断剧烈磨损会形成软骨损伤，短期内乃至永久地得不到恢复。对一般人来说，在25岁之后，体内的胶原蛋白就开始逐渐流失，尤其是女性，由于年龄造成的体内激素失调，流失的速度要比男性快数倍。因此，维持关节和骨骼健康的最佳办法就是及时地补充钙质及胶原蛋白。

③特殊人群使用：胶原蛋白能够改善妇女更年期不适症状；胶原蛋白中含有大量甘氨酸，在人体内不仅参与合成胶原，而且还是大脑细胞中一种中枢神经抑制性递质，能产生对中枢神经的镇静作用，对焦虑症、神经衰弱等有良好的治疗作用；胶原蛋白在胃中可以抑制蛋白质因胃酸作用引起的凝聚反应，从而有利于食物的消化；抑制胃酸和胃原酶分泌的作用，故可减轻胃溃疡患者疼痛，促进胃溃疡愈合。

此外，胶原蛋白还应用于冷冻食品、饮料、乳制品、食品包材等领域。胶原蛋白作为一种重要的天然蛋白质资源，无论在生物医学、食品保健，还是在化妆品、纺织行业中的应用都十分广泛。综合利用方面的研究进展速度很快，良好的生物相容性、生物可降解性均可使其在食品工业中的发展前景广阔。

（2）肽类

阿胶中的肽类含量不及胶原蛋白和游离氨基酸，但某些肽类，尤其是小分子肽，具有特别的生物活性。阿胶在熬制过程中，蛋白质因受热而断裂成肽，国外对分子量低于2000的小分子肽有大量的研究，举例说明如下：

①多肽类激素：这是发现最早、研究最详细的一类肽。它们都由特定的内分泌腺，如垂体、甲状腺、松果腺、胸腺、胃肠道、胰腺、性腺等分泌，经体液输送到各自的靶细胞而发挥它们的调节功能。胃泌素是最早证明的肽激素；催产素是垂体分泌的、促进子宫松弛的激素，属于九肽。不少肽类激素都能药用。

②神经多肽和脑肽：自20世纪60年代，科学家们从下丘脑中分离出一些含量极微的肽，确定了一部分肽的结构。神经多肽是主要存在于神经元内，并起着信息传递作用的一类生物活性肽。脑啡肽与内啡肽的发现，引起了科学家们研究镇痛与肽结构关系的极大兴趣，这是80年代最活跃的研究课题之一。有的神经多肽应用价值很大，例如促性腺素释放素的十肽，中国科学家们经适当改变其结构后，将之合成并应用于家鱼及家畜的繁殖，并取得了治疗人类某种类型不孕症的成功。

③激肽：存在于血液中的、由蛋白质前体在需要时被水解而释放的肽，主要调节血管的松弛或收缩，现已合成了与某种激肽结构类似的肽，用于治疗高血压病。

阿胶中也存在具有某些特殊功能的低分子肽，这类低分子肽从胶原蛋白中被部分水解出来。有研究认为，阿胶中低分子肽的作用和阿胶的功效有一定相关性。

（3）氨基酸

氨基酸的生理功能广泛，其中阿胶中所含游离赖氨酸和游离精氨酸含量较高。

①赖氨酸：赖氨酸为碱性必需氨基酸。由于谷物食品中的赖氨酸含量甚低，且在加工过程中易被破坏而缺乏，故称为第一限制性氨基酸。赖氨酸是 L – 赖氨酸和 D – 赖氨酸的混合物。

赖氨酸可以调节人体代谢平衡。赖氨酸为合成肉碱提供结构组分，而肉碱可促使细胞中脂肪酸的合成。往食物中添加少量的赖氨酸，可以刺激胃蛋白酶与胃酸的分泌，提高胃液分泌，起到增进食欲、促进幼儿生长与发育的作用。赖氨酸还能提高钙的吸收及其在体内的积累，加速骨骼生长。如缺乏赖氨酸，会造成胃液分泌不足而出现厌食、营养性贫血，致使中枢神经受损或发育不良。

L – 赖氨酸还是控制人体生长的重要物质——抑长素（Somatotation，ss）中最重要的也是最必需的成分，对人类的中枢神经和周围神经系统都起着重要作用。人体不能自身合成 L – 赖氨酸，必须从食物中吸取。

赖氨酸的作用有提高智力，促进生长；增进食欲，改善营养不良状况；改善失眠，提高记忆力；帮助产生抗体、激素和酶，提高免疫力，增加血色素；促进钙的吸收，防治骨质疏松症；降低血中甘油三酯的水平，预防心脑血管疾病的发生等。

值得注意的是，赖氨酸具有增加血色素的功能，这和阿胶的补血作用关系密切。

②精氨酸：精氨酸对成人来说，为非必需氨基酸，但体内生成速度较慢；对婴幼儿来说，为必需氨基酸，有一定的解毒作用。与糖加热反应后，可获得特殊的香味物质。是氨基酸输液及氨基酸制剂的重要成分。

精氨酸是鸟氨酸循环中的一个组成成分，具有极其重要的生理功能。多吃精氨酸，可以增加肝脏中精氨酸酶的活性，有助于将血液中的氨转变为尿素排泄出去。所以，精氨酸对高氨血症、肝脏机能障碍等疾病颇有效果。如果缺乏精氨酸，机体便不能维持正氮平衡与正常的生理功能。病人若缺乏精氨酸会导致血氨过高，甚至引起昏迷。

精氨酸有促进伤口愈合的作用，能促进胶原组织的合成。研究发现，在伤口分泌液中可观察到精氨酸酶活性的升高，表明伤口附近的精氨酸需要量大增，有利于促进伤口周围的微循环，从而促使伤口早日痊愈。

精氨酸的免疫调节功能可防止胸腺的退化（尤其是受伤后的退化），补充精氨酸能增加胸腺的重量，促进胸腺中淋巴细胞的生长。

实验研究表明：补充精氨酸还能缩小肿瘤的体积，降低肿瘤的转移率，提高患肿瘤动物的存活时间与存活率。在免疫系统中，除淋巴细胞外，吞噬细胞的活力也与精氨酸有关，加入精氨酸后，可活化其酶系统。

阿胶的药理研究表明：之所以能增强机体免疫功能，很有可能是与其含有大量的精氨酸有关。

3. 多糖、低聚糖（寡糖）

（1）多糖（polysaccharide）

多糖是由多个单糖分子缩合、失水而成，是一类分子机构复杂且庞大的糖类物质，凡符合高分子化合物概念的碳水化合物及其衍生物均称为多糖。由相同的单糖所组成的多糖，称为同多糖（homo polysaccharide），如淀粉、葡萄糖、纤维素和糖原；以不同的单糖所组成的多糖，称为杂多糖（hetero polysaccharide），如阿拉伯胶、透明质酸、硫酸皮肤素（DS）等。

多糖的生物学功能，通常具有贮藏生物能（如淀粉、糖原、菊粉）和支持结构（如纤维素、几丁质、黏多糖）的作用。但细胞膜和细胞壁的多糖成分不仅是支持物质，而且还直接参与细胞的分裂过程，在许多情况下成为细胞和细胞、细胞和病毒、细胞和抗体等相互识别结构的活性部位。生物合成通常是由结合在细胞膜质（高尔基体、原生质膜、粗面内质网等）上的转糖基酶进行。利用各种糖苷作为前体，在细菌细胞壁和聚多糖的生物合成中，多萜醇衍生物（特别是细菌萜醇）作为中间体参与反应（关于动、植物某些多糖的合成也有类似中间体的报道）。另一方面，在分解过程中，有对糖链的糖排列次序和键的性质有特异性的多种糖苷酶参与，动物细胞中则多以溶酶体系统的酶存在。此外，常能看到因缺损其中的某些酶而导致的遗传病，这是显示多糖代谢重要性的典型例子。

多糖类化合物广泛存在于动物细胞膜和植物、微生物的细胞壁中，是由醛基和酮基通过苷键连接的高分子聚合物，也是构成生命的四大基本物质之一。20世纪50年代发现真菌多糖具有抗癌作用，后来又发现地衣、花粉及许多植物均含有多糖类化合物，并进行分离提纯，确定了其化学结构、物理化学性质、药理作用，尤其对多糖类化合物的抗肿瘤和免疫增强作用进行了深入研究，如人参多糖就具有明显的免疫提升作用。阿胶中的糖含量较少，主要是一些与蛋白结合的黏多糖和制作过程中加入的冰糖，但这种黏多糖普遍具有特殊的药理活性，如阿胶中含有的黏多糖主要就是 DS。

关于 DS 的研究：据吴长虹报道，培养的表皮微血管内皮细胞加入 DS 后，迅速出现核因子 – κB（NF – κB）核转位，细胞间黏附分子 – 1（ICAM – 1）mRNA 的表达增加，使 ICAM – 1 细胞表面蛋白质增多，有利于损伤修复。抑制 NF – κB 的活性则可阻断 DS 的作用。DS 对 ICAM – 1 的诱导活性在体内已经得到证实。DS 及硫酸皮肤素蛋白聚糖（DSPGs）主要是通过其抗炎及抗凝、促纤溶作用改变炎症－凝血网络的恶性循环为良性循环，从而改善血液循环，特别是改善微循环障碍所致的血栓形成、弥散性血管内凝血（DIC）、多器官功能障碍综合征（MODS）等病理过程，以及最终的出血效应；同时通过促进 ICAM－1 的表达，以促进血管内皮的修复，起到止血的作用。而 DS 及 DSPGs 作为阿胶的重要组成成分，与阿胶的止血功效有着密切的关联性。不同分子量的 DS 抗血栓活性各有不同。谢继青等研究了相对分子质量分别为 27.5×10^3、8.0×10^3、5.3×10^3、4.0×10^3 的 DS 和低分子硫酸皮肤素（LMWDS）的抗血栓活性，随着 LMWDS 相对分子质量的降低，其抗凝血活性降低，体外激活肝素辅因子 II（HC II）抗凝血酶活性也降低，但体内抗血栓活性增强。至于阿胶中 DS 分子量的分布情况及其抗凝、促纤溶及抗血栓活性的研究，国内外尚未见报道，值得进一步研究。

近 10 年来，由于膜的化学功能，免疫物质的化学研究与发展，以及新药资源寻找与开发等，均发现糖类具有多种多样的功能，在生命现象中参与了细胞的各种活动。目前关于动物黏多糖在生物学、医学范围内的研究正在不断深入展开。已经证实，此类成分具有多种药理活性，包括抗凝血、降血脂、抗病毒、抗肿瘤及抗辐射等作用，已引起人们对这类生物高分子的重视。已知黏多糖是动物药的常见活性成分，如在皮（阿胶、海参、蝉蜕、蛇蜕等）、角（羚羊角、鹿角等）、贝壳（石决明、牡蛎、皱红螺等）、鳞甲（穿山甲、龟板、鳖甲、玳瑁等）、黏液（蜗牛、泥鳅等）及骨（狗骨）等类药材中均含有，黏多糖的比较生化研究已成为无脊椎动物化学分类学的主题之一。

（2）低聚糖

低聚糖（或称寡糖），是由淀粉通过酶的催化作用而生成的新型淀粉糖，集营养、保健、食疗于一体，广泛应用于食品、保健品、饮料、医药、饲料添加剂等领域，是替代蔗糖的新型功能性糖源，也是面向 21 世纪"未来型"新一代功能食品。近年来，国际上颇为流行，美国、日本、欧洲等地均有规模化生产，我国低聚糖的开发和应用起于 20 世纪 90 年代中期，近几年发展迅猛。

低聚糖主要有两类：一类是低聚麦芽糖，具有易消化、低甜度、低渗透特性，可延长供能时间，增强机体耐力，抗疲劳，降低胆固醇和血脂等功能。人体经过重（或大）体力消耗和长时间的剧烈运动后易出现脱水，能源储备及消耗血糖降低，体温升高，肌肉神经传导异常，脑功能紊乱等一系列生理变化和症状。而食用低聚麦芽糖后，不仅能保持血糖水平、减少血乳酸的产生，而且可平衡胰岛素水平。人体试验证明，使用低聚糖后的耐力可增加 30% 以上，效果非常明显。

另一类是被称为"双歧因子"的异麦芽低聚糖，是人体肠道内有益健康的双歧杆菌繁殖因子，能促进有益菌群在肠内繁殖，抑制腐败菌生长。长期食用，可延缓衰老、通便、抑菌、防癌、抗癌、减轻肝脏负担、提高营养吸收率。此外，还可增加钙、铁、锌等离子的吸收，改善乳制品中乳糖的消化性和脂质代谢。

4. 阿胶中的腥味物质

毛跟年等提取阿胶中的挥发性物质并鉴定出构成腥味的主要成分。用蒸馏提取法提取阿胶中的挥发性物质，提取时加入十二烷基硫酸钠（SDS），使挥发性物质充分解离释放，然后利用气相色谱 – 质谱联用法（GC – MS）对提取物进行定性分析。结果鉴定出 23 种挥发物：异硫氰酸甲酯属于异硫氰酸酯类（RNCS，芥子油类的主要成分），一般具有催泪性刺激辛香气味。9，12 – 十八碳二烯酸甲酯属于脂肪族酯类，此类酯大多显示水果香气和近似水果香气。顺 – P – 薄荷 – 8（10）– 烯 – 9 – 醇属于薄荷烯醇类物质，有类似薄荷气味。顺 – 13 – 十八碳烯酮、顺 – 5 – 甲基 – 6 – 二十一烯酮、2 – 亚甲基 – 环十二酮以及顺 – 14 – 甲基 – 8 – 十六烯醛都属于 C_{10} 以上的醛和酮。此类醛和酮的气味多变，有的略带香气，有的则带有刺激性臭味。马兜铃烯环氧化物、1 – 甲基 – 4 –（2 – 甲基环氧乙烷基）– 7 – 氧杂二环庚烷以及 2 – 氨基 – 6，7 – 二甲基 – 5，6，7，8 – 四氢 – 4 – 羟基蝶啶都属于杂环类化合物，具有特殊的香气或令人不悦的气味。氧杂环十七烷 – 2 – 酮既有氧杂环，又有酮基，气味复杂。1 – 溴二十二烷、1 – 氯十八烷和 1 – 氯正十四烷都属于卤代烃，卤代烃是一类具有特殊气味并对人体有害的物质。2 – 甲基萘和 3 –（1 – 甲乙基）– 1，1 – 联苯都属于短链脂肪烃基取代的芳香族化合物，大多也具有令人不悦的气味。2 – 十二烯 – 1 – 甲基（–）丁二酸属于 C_{16} 以上的脂肪酸，顺 – 13 – 十八碳二烯醇属于 C_{18} 以上的脂肪醇的蒸汽压太低，不显气味。其余的烷烃和烯烃不显示气味。阿胶的腥味与以上显示气味的 16 种化合物的存在有直接关系。

单一化合物含量最高的是异硫氰酸甲酯，占显示气味化合物总量的30.84%。而异硫氰酸甲酯属于含硫化合物，此类物质嗅感强烈，在气味中贡献巨大。根据检测结果分析推测，异硫氰酸甲酯可能是阿胶呈现特殊腥味的主要成分。

第九章　阿胶的服法与常见问题

第一节　阿胶的服用方法

阿胶的服用方法很多，包括食疗方法和药疗方法两大类。阿胶可以用来做羹食用，也可以用来煲汤食用。食疗方面，用阿胶做成阿胶益寿粥、阿胶八宝粥、阿胶鸡蛋汤、阿胶乌鸡煲、阳春阿胶鸡、阿胶乳鸽等。药用方面，用阿胶组成健脑醒神汤、阿胶调经散、阿胶三宝膏、复方阿胶浆等治疗疾病。下面介绍几种常用的食疗方法：

阿胶羹：取阿胶 250g 砸碎，加黄酒 250mL 浸泡 1~2 天，加入冰糖 250g，水 200mL，蒸 1~2 小时，加入黑芝麻（炒香）、核桃仁（炒熟后掰碎成豆粒状）、桂圆肉等搅拌均匀，再蒸 0.5~1 小时后放凉成膏状，置冰箱内保存。每天早晚各服一匙，也可以用热水冲服。阿胶羹具有补血滋阴之效，适用于有乏力、面色萎黄、头晕健忘、腰酸腿软、怕冷、耳鸣等症状的人群服用。

阿胶饮：将阿胶粉碎成细粉状，每次取 3g，置于牛奶（或豆浆）杯中，边加入边搅拌，使阿胶粉充分溶于牛奶（或豆浆）中温服。也可根据个人喜好加入适量冰糖或蜂蜜，口感香甜绵软，回味悠久。

阿胶酥：用微波炉将阿胶丁膨化食用。将打碎成花生大小的阿胶丁均匀地放入微波炉的载物盘上，按动微波炉启动键，设定火力为中火，定时 3 分钟后取出，即可得到香酥可口的阿胶酥，直接口中含化，醇香持久。

阿胶糕：取阿胶 250g，用专用打粉机打成粉末备用。其他配料：黑芝麻 200g（炒香），核桃仁 250g（炒熟），枣片 50g，冰糖粉 15g，黄酒 250mL。把黄酒倒入锅中，武火加热，期间加入冰糖粉，搅拌直至冰糖完全熔化。加入阿胶粉，文火（600~800 瓦）加热并不停搅拌，待阿胶完全熔化后，加入枣片，改用小火继续加热，熬制胶液由原来的几条线变成一条线后（俗称挂旗），加入核桃仁、黑芝麻搅拌均匀，停止加热。将熬好的阿胶糕倒入准备好的不锈钢托盘（刷上香油，防止粘到盘上），用木铲整平，在自然条件下冷却（或冰箱冷藏 4~5 小时）后，取出切片，冰箱储藏。每次食用 15~30g，一天 2 次。

第二节　阿胶服用中的常见问题

阿胶适合哪些人群服用、男人可否服用阿胶、夏天服用阿胶是否会上火等问题一直是服食阿胶者的热门话题，困惑着需要进补阿胶而不敢使用的人群。那么，就让我们解开这其中的疑惑吧。

1. 阿胶的适宜人群

古往今来，阿胶被称为"补血圣药"。其味甘，性平，归肺、肝、肾经，有补血滋阴、润燥止血之功效。长期服用阿胶，可以增强造血功能及免疫力，促进钙的代谢，延缓衰老，抗疲劳、耐缺氧和抗放射等作用。广泛用于血虚、虚劳咳嗽、吐血、衄血、便血、月经不调、崩漏等病证，归属于现代医学中的循环系统、消化系统、呼吸系统、泌尿系统、生殖系统等多种病变。阿胶的原料，以黑驴皮为贵。黑者入肾，故阿胶补肾滋阴。中医还认为肺主皮毛，皮毛为肺脏外之藩篱，接受肺的滋润和养护，同时也保护着娇弱的肺脏，因而以黑驴皮熬制的阿胶入肺经，具有补肺润燥的功效，临床可用于久病肺虚和肺痿、肺痨等病证的治疗。

《本草纲目》详细记载了阿胶的药效，称其可"疗吐血，衄血，血淋，尿血……女人血痛血枯，经水不调，无子，崩中带下，胎前产后诸疾……和血滋阴，除风润燥，化痰清肺"。

根据古代文献记载与现代研究，阿胶的临床功用可归纳为以下几点：

①补血：本品由驴皮熬制而成，为血肉有情之品，甘平质润，为补血要药，多用于血虚诸证，尤以治疗出血所致的血虚为佳。徐大椿在《神农本草经百种录》中记载："阿胶为补血药中之圣品。"《洄溪医案》记载："洞庭张姓，素有血证，是年为女办妆过费心力，忽血冒升余，昏不知人，六脉似有如无，急加阿胶、三七，少和人参以进，目开能言，手足展动，月余而起。"本品单用即可起效，亦可与其他药物配伍，常与熟地黄、当归、芍药等配伍，如阿胶四物汤（《杂病源流犀烛》）；若与桂枝、甘草、人参等同用，可治气虚血少之心动悸、脉结代，如炙甘草汤（《伤寒论》）。

一般血虚之人表现出面色萎黄或苍白，口唇颜色淡白，指甲淡白脆裂，月经量少且颜色浅淡，怕冷，记忆力下降，或伴有失眠、头晕等症状，女性表现尤为明显。阿胶治疗此类病证时，可把党参、黄芪、当归等药材熬成汤剂，兑入烊化好的阿胶服用，以加强补血效果。如果只有头晕眼花、心慌气短、腿软乏力、月经过多等症状，可单独用阿胶热水烊化服用，每人每天3～9g，一般建议在饭前服用。

②止血：本品味甘质黏，为止血要药。《本草纲目》中记载了阿胶对咳血、吐血、便血、衄血、尿血、功能性子宫出血、妊娠胎漏等出血症的疗效显著。单味炒黄为末服用，治疗妊娠尿血；配伍蒲黄、生地黄等药，治疗阴虚血热吐衄；配人参、天冬、白及等药，治肺破嗽血，如阿胶散（《仁斋直指方》）；也可与熟地黄、当归、芍药等同用，治疗血虚血寒之崩漏下血，如胶艾汤（《金匮要略》）；配白术、灶心土、附子等同用，可治疗脾气虚寒便血或吐血，如黄土汤（《金匮要略》）。

③止喘咳：本品滋阴润肺，常配伍马兜铃、牛蒡子、杏仁等，治疗肺热阴虚之燥咳痰少、咽喉干燥、痰中带血，如补肺阿胶汤（《小儿药证直诀》）；也可与桑叶、杏仁、麦冬等同用，治疗燥邪伤肺之干咳无痰、心烦口渴、鼻燥咽干，如清燥救肺汤（《医门法律》）。

临床上阿胶可用于治疗小儿哮喘。《本草纲目》曰："凡治喘嗽，不论肺虚肺实，须用阿胶以安肺润肺，其性和平，为肺经要药。"《本草经疏》曰："入肺肾，补不足，故又能益气，以肺主气，肾纳气也。"因此，凡支气管哮喘久喘不愈，肺肾两虚者，以阿胶食之较为适宜。

阿胶能养阴补肺、止咳止血，适宜肺结核虚劳咳嗽，痰中带血者服食。《汤液本草》记载："阿胶益肺气，肺虚极损，咳嗽唾脓血，非阿胶不补。"可单用阿胶隔水炖服，也可用阿胶同糯米煮粥食疗。

宋朝官修方书《圣济总录》载有阿胶饮：阿胶一两，人参二两。两味药捣散，以豆豉、葱白煎汤同煮，放温，遇咳嗽时饮数口，治疗久病咳嗽效果较好。

④养阴息风：本品养阴以滋肾水，常与黄连、白芍等同用，治疗热病伤阴、肾水亏而心火亢、心烦不得眠者，如黄连阿胶汤（《伤寒论》）；也可与龟板、鸡子黄等养阴息风药同用，治疗温热病后期真阴欲竭、阴虚风动之手足瘛疭，如大定风珠（《温病条辨》）。

⑤调经安胎：阿胶为妇科要药，对于经带胎产诸多疾病有很好的疗效。如《证类本草》记载："阿胶主心腹内崩，女子下血，安胎。"《太平圣惠方》记载："用阿胶一钱，蛤粉炒成珠，研末，热酒调服治疗月水不调。"对于月经病，若为血虚者，可在主方基础上加用阿胶，如《环溪草堂医案》记载："经事来多去少，似崩非崩，是血虚有热也，所谓天暑地热，则经血沸溢，用白薇汤加阿胶主之。"历代医案对于应用阿胶治疗妇科疾病者不胜枚举，如《张聿青医案》记载："经停五月有余，不时漏下，饮食起居悉如平人，脉缓微滑，胎漏见象，宜和阴泄热，参以调气。阿胶珠（二钱）、粉丹皮（二钱）、地榆炭（二钱）、广木香（三分）、当归炭（二钱）、炒於术（一钱五

分）、杭白芍（酒炒一钱五分）、细子芩（一钱五分）、鲜荷蒂（三枚）。"

⑥养生保健：《神农本草经》记载："阿胶无毒，多服、久服不伤人，欲轻身益气，不老延年者可服之。"堪称祛病御病兼备、药用滋补皆宜的保健养生珍品。

在中医临床中，阿胶多根据病症不同，常与其他中药配伍应用。

如阿胶与川芎、甘草、当归、熟地、艾叶、白芍同用，为《金匮要略》中"胶艾汤"，主治妊娠腹中冷痛或产后下血不止；阿胶配伍艾叶，可防治流产、腹痛、出血；阿胶与黄芪、大枣同用，可治因分娩出血过多或月经量过多引起的气短、乏力、头晕、心慌；阿胶配伍桑白皮、石膏、杏仁、甘草、生地、麦冬、麻仁、枇杷叶，为"清燥救肺汤"，可治口干、鼻燥、干咳、少痰；阿胶与蒲黄配伍，可治咳血、鼻出血；阿胶与好墨并用，可治尿血、大便出血；阿胶配茯苓、猪苓、泽泻、滑石，可治泌尿系感染；阿胶加葱、蜂蜜煎服，可治老人或体质虚弱者大便不通；阿胶与黄连、黄芩、白芍、鸡子黄配伍，即为《伤寒论》中"黄连阿胶汤"，可治烦躁不安、失眠。

张锡纯将白芍与阿胶两药相合，治阴虚不能化阳，以致二便闭塞、水肿甚剧者。认为"白芍善利小便，阿胶能滑大便，二药并用，又大能滋补真阴，使阴分充足，以化其下焦偏胜之阳，则二便自能通利也"。

2. 男性可否服用阿胶

"阿胶《本经》上品，弘景曰：'出东阿，故名阿胶。'"这是明代医药学家李时珍总结阿胶的特点，把阿胶誉为"补血圣药"。长期以来，阿胶颇受人们的青睐，广泛用于妇女月经不调、血虚闭经、崩漏、分娩失血过多、孕期胎动不安等病证。有人又用诸如以"暗服阿胶不肯道"的杨贵妃和"东莱阿胶日三盏，蓄足冶媚误君王"的虢国夫人等作为佐证，造成阿胶只是女性专用，男子不能服用的错觉。事实上，这是一种误解，中医讲究辨证论治，"有是证使用是药"。古代医家用阿胶治疗男性虚证、血证的病例不胜枚举。

从医药典籍、阿胶文化史料记载和现代研究成果均证明，男人也可以服用阿胶。历史上用诗来记录服用阿胶的男性，便是三国时期曹操之子曹植——也就是才高八斗、七步成诗的曹子建。据说其被贬到东阿县，做了"东阿王"，他来东阿时骨瘦如柴，身体极度虚弱，当地医生给他服用了阿胶后，身体奇迹般地康复，后一直服用阿胶，大受裨益。因而作《飞龙篇》流传于后世，曰："授我仙药，神皇所造，教我服食，还精补脑，寿同金石，永世难老。"

江苏华亭（今上海松江）才子何良俊，生于明代嘉靖年间，几乎与李时珍为同时代人，曾荐授南京翰林院孔目，仕途失意，遂隐居著述，此人服用阿胶后得以颐养天年，祛病强身。在其《清森阁集》里，有一首名为"思生"的诗："万病皆由气血生，将相不和非敌攻。一盏阿胶常左右，扶元固本享太平。"何先生认为，养生之道，当以调养气血，常服阿胶，便可"扶元固本享太平"了，这与以气血为纲，益气补血、平衡阴阳的祛病养生理论体系是一脉相承的。

《本草纲目》载："阿胶大要只是补血与液，故能清肺益阴而治诸证。""凡治咳嗽，无论肺虚、肺实，可下、可温，须用阿胶以安肺润肺。其性和平，为肺经要药。"无论男女，秋冬应重润肺，此时气候干燥，最易伤肺，加之环境污染等因素导致许多肺部疾病发生，尤其许多男性长期受到烟酒戕害，在秋冬季进补时更要注意对肺的保养，而用阿胶进行肺部疾病的预防与保健是非常适合的。

从《伤寒杂病论》到《医学衷中参西录》期间的医药典籍中，我们都可查阅到阿胶用于男性祛病疗疾的案例。在浩瀚的医药文献中，记载了大量关于阿胶祛病健身的辨证理论、丰富的临床实践、精妙的阿胶方剂。因此，阿胶作为我国传统的、集治疗保健于一身的名贵中药，为中华民族的繁衍生息和人类健康做出了不可磨灭的贡献。

3. 夏天服用阿胶是否会上火

《中华人民共和国药典》记载："（阿胶）性味甘平，归肺、肝、肾经。"明确指出阿胶药性平和，无寒热之偏性，夏季亦可服用。那为什么有人服食阿胶时出现上火现象呢？一般来说，有以下几种情况需要注意：①热性体质：很多人本身就是热性体质，如无血虚症状，就不需服食阿胶。若此类人群需要进补阿胶时，可将阿胶与西洋参同服，能益气补血而清火；或将阿胶与知母、莲心等同服，能补血益肾，养阴清火。②服用阿胶量大：每人每天服用阿胶 3~9g 为宜，也就是最多不要超过一块阿胶的三分之一。③食用时加入了较多的蔗糖：服用阿胶尽量不放糖——淡食，或稍放点盐——咸食。如喜欢甜食的，宜加入适量的冰糖服用。④服食阿胶同时又吃了温热食物，如羊肉、桂圆、辣椒等。易上火的人如服用阿胶，通常要配合平性食物如山药、番茄、糯米等，或与微凉的藕粉、莲子、梨等一起服用。⑤地域气候燥热，如夏季天气炎热容易上火，南方人比北方人容易上火。

此外，还可采取以下方法防止上火：①可暂停或减半服用阿胶，同时多食蔬菜、水果，多饮水。②恰当配伍：夏季可将阿胶与龟苓膏、西洋参、麦冬、金银花、菊花、百合、莲子等清凉之品配伍食用。如影响食欲，可配伍山楂同时服用。

总之，对于服用阿胶对证的人来说，一年四季都可服用。

4. 患高黏血症、高脂血症者能否服用阿胶

日前有文章称，老年人患高黏血症、高脂血症者，服用阿胶能加重郁滞，使瘀血更为严重。对此，华东理工大学药学院刘建文教授解释说："阿胶的补血作用，是从中医学角度提出的，用于中医认为具有血虚或阴虚的证候，只要有此证就可以使用。"他认为高黏血症、高脂血症是现代医学的疾病名称，这类患者可能是实证，也可能是虚证，或者虚实夹杂的病证。实证可以配伍阿胶使用，而虚证或虚实夹杂证则可以单用阿胶或者以阿胶为主配伍治疗。如中医古方黄连阿胶鸡子黄汤、驻车丸就是在实证中夹杂有虚证的情况下，配用阿胶补虚，扶正祛邪。此外，有不少痛风病人认为用了阿胶会加重血液的黏稠度。其实，中医在治疗痛风时，通过活血通络治疗的同时，配伍养血也有较好的疗效。正如古书中记载要"治风先治血"，养血行血是一种有效的方法，阿胶是具有养血作用的有效药物。

郑筱祥等经过阿胶对正常大鼠血液黏滞性方面研究后得出结论：正常剂量的阿胶对正常大鼠的血液黏滞度没有影响。但也有专家提出，对于老人尤其是久病或肥胖嗜食油腻者及有明显"瘀血"症状者，建议慎用阿胶，或配合活血祛瘀药物服用。

5. 中老年人的哪些病证适合用阿胶

《黄帝内经》云："五脏坚固，血脉和调……营卫之行，不失其常……故能长久。"也就是说，人若气血虚衰，必然影响对机体脏腑组织的濡养作用，导致形体消瘦、心悸失眠、肢体麻木、肌肤干燥、面色萎黄、疲乏无力等表现。

人们常说的"人老先老腿"，就是指骨骼的退行性病变、原发性骨质疏松症等。而阿胶具有很好的补肝肾、益精血、强筋骨的作用，可以用来治疗肝肾不足、阴血亏虚造成的筋骨痿软。同时，对于由肝肾不足引起的须发早白、发稀齿脱等早衰综合征，可用阿胶与制首乌、桑椹子、枸杞子等配伍使用，效果很好。

阿胶中含有丰富的胶原，水解可得蛋白质及多种氨基酸。其中含量较多的赖氨酸、精氨酸、组氨酸等成分既是营养人体的重要物质，又是抗衰老、延年益寿不可或缺的成分。阿胶中含有钙、钾、钠、镁、锌等多种微量元素，如钙是人体的重要成分，除了对骨骼和牙齿起着重要作用外，对神经肌肉系统也有很大影响。当血钙下降时，神经、肌肉的兴奋性就会升高，引起肌肉痉挛性抽搐。所以，经常食用阿胶，可提高人体内钙的含量，促进骨骼生长，并能预防骨质疏松症的发生。此外，阿胶还能促进钙的吸收，防治进行性、营养性、肌变性症。

养生防老需要注意保养阴精，阿胶的滋补作用显著，适宜老年病调治，如更年期综合征、失眠、低血压、糖尿病、风湿性关节炎、老年痴呆等。如

用阿胶配合益气的党参、白术、黄芪等，组成气血双补的方剂；也可配合浮小麦、红枣等，用于防治更年期综合征。

现在，糖尿病患者越来越多，且越来越年轻化。中医认为，此病多属肺胃燥热，表现为烦渴多饮、口干咽燥、多食易饥、小便量多、大便干结等症。施仁潮教授认为，古方清燥救肺汤用阿胶配合生晒参、炒麻仁、麦门冬、杏仁、炙甘草、桑叶、石膏等，有清肺润燥作用，有助于糖尿病的治疗。

中西医结合治疗老年性痴呆症的空间广阔。阿胶含有小分子活性肽，能增强记忆力和提高识别能力，可用阿胶与人参配合，制作茶饮。现代研究认为，阿胶对骨髓造血功能有一定作用，能迅速恢复失血性贫血者的红细胞，具有强大的补血作用，并能增强机体免疫力。阿胶还能提高机体的携氧能力，有耐疲劳、抗衰老作用，对长期疲劳引起的脏器功能衰退、免疫功能下降、骨髓造血功能障碍和各种原因导致的出血等都有一定保护作用，因而有助于养生和延年益寿。

肿瘤患者的身体虚弱，急需补充营养成分，提高生活质量，延长生命，而阿胶具有增强免疫力及抗辐射作用。正因于此，阿胶也就成为患者与自身肿瘤细胞斗争中必不可少的进补佳品。

目前有从分子细胞学角度对阿胶进行深入研究的报道。利用仿生技术模拟人胃的消化过程，对阿胶进行降解、分离，发现了很多有效成分，从而成功揭示了阿胶养血作用的部分成分和机理；同时还发现，阿胶的某种有效成分具有清除自由基的功能。由于皮肤是由成纤维细胞构成的，在风雨寒暑的影响下，尤其是在紫外线的照射下，会有大量自由基产生，这些自由基使成纤维细胞老化，色素形成和胶原蛋白合成下降，弹性降低，这就是造成皮肤出现色斑和皱纹等老化的主要原因。由阿胶中分离出的一种小肽，具有很好消除自由基的作用，可以促使成纤维细胞产生胶原蛋白，维护良好的弹性，防止皮肤衰老。

6. 服用阿胶时的注意事项

（1）阿胶不可与其他药物同时煎煮，否则易致药物焦化，造成浪费。应将阿胶烊化（溶化）后，兑入煎好的药液中，搅拌均匀后服用。如果脾胃虚弱出现呕吐、消化不良、腹泻等病证时，患者应慎服阿胶制剂。因阿胶质地黏腻，会妨碍脾胃的消化功能。

（2）阿胶虽好，但并非每个人都适合。湿热体质的人群，主要表现为舌苔黄厚、食欲不振、女性白带黄稠、怕热等，不宜服用。如果小便、舌苔发黄时，说明阳气较盛、内热很重，禁食阿胶。如果患有感冒、咳痰多等病证或月经来潮时，应停服阿胶，待疾病痊愈或经停后继续服用。

第十章 阿胶药膳与方剂

第一节 阿胶药膳

1. 春季养肝

（1）鸭肝阿胶粥

【原料】鸭肝 60g，阿胶 10g，粟米 100g，葱花、姜末、精盐、味精各适量。

【制作及用法】①将鸭肝洗净，剁成泥糊，备用；②粟米淘洗干净，放入砂锅，加适量水，大火煮沸后改用小火煨煮 30 分钟；③阿胶打粉，或烊化；④将阿胶加入粟米粥中，加入鸭肝泥糊，拌和均匀，加葱花、姜末，继续用小火煨煮至粟米酥烂，加精盐、味精，搅匀即成。每日早、晚分食。

【功用及主治】养肝补血定眩，适用于肝血不足引起的经前眩晕。

（2）阿胶牛肉汤

【原料】阿胶 15g，牛肉 100g，米酒 200mL，生姜 10g。

【制作及用法】①将牛肉去筋切片，与生姜、米酒一起放入砂锅；②加水适量，用文火煮 30 分钟，加入阿胶及调料，溶解即可。每日 1 剂，吃肉喝汤。

【功用及主治】滋阴养血，温中健脾。适用于脾虚、气血不足之一切证候。

（3）阿胶山药羹

【原料】阿胶 9g，山药 30g，红糖少许，水淀粉适量。

【制作及用法】①山药去皮洗净，切成小丁，放入锅中加适量清水，置火上煮熟；②将阿胶溶化后，加入山药锅中，下水淀粉、红糖调成羹即成。每日早、晚各食 1 次。

【功用及主治】调补肝肾。凡肝肾两虚所致小腹经期隐痛、头晕耳鸣、舌质淡红者，皆可作为食疗佳品。肝肾不足的妇女宜常食之。

2. 夏养心脾

（1）莲子阿胶粥

【原料】莲子 30g，阿胶 10g，糯米 100g。

【制作及用法】①将莲子放入碗中，用沸水浸泡片刻，去莲心后备用；②将阿胶打成细粉，放入莲子碗中，拌和均匀，隔水蒸熟，待用；③将糯米淘洗干净，入锅，加水煮沸，调入蒸熟的莲子、阿胶拌匀，按常法制成糯米粥即成。每日早、晚分食。

【功用及主治】益气健脾，宁心安神。

（2）阿胶绿豆汤

【原料】阿胶 15g，绿豆 50g。

【制作及用法】将阿胶打粉，备用。绿豆加水适量，煮沸，加入阿胶粉，调匀，熬成清汤服用。

【功用及主治】夏日服用，可滋阴润燥、清凉解暑。

（3）瘦肉阿胶汤

【原料】瘦猪肉 250g，阿胶 15g，精盐、味精、酱油、葱花、姜丝适量。

【制作及用法】①将东阿阿胶打粉备用，猪肉洗净切块；②锅内放入猪肉、精盐、味精、酱油、葱花、姜丝，加水适量，煮沸，改为小火炖至肉烂入味；③加入阿胶烊化，出锅即成。吃肉喝汤，隔日 1 次，连服 20 天。

【功用及主治】滋阴润燥，补中益气。经常服用，可缓解夏日冰镇饮料对脾胃的伤害。

3. 秋季润燥

（1）润肺阿胶汤

【原料】阿胶 6g，梨一个，冰糖、银耳适量。

【制作及用法】将阿胶、梨切块，加冰糖、银耳，煎煮 20 分钟，可长期服用。

【功用及主治】养阴润肺，宁喘止嗽。适用于痰多、干咳者。抽烟者坚持服用，神清气爽。

（2）补肺阿胶粥

【原料】阿胶 25g，甜杏仁 15g，糯米 100g，白糖适量。

【制作及用法】①将甜杏仁用温水浸泡，去皮尖，糯米淘洗干净；②将阿胶研碎，放入铝锅内，加水适量，小火煮至溶化；③锅内加水适量，放入杏仁、糯米煮至粥咸，倒入溶化的阿胶煮沸，加入白糖，搅匀再煮沸，出锅即成。趁热服。

【功用及主治】养阴补血，止咳平喘。

（3）阿胶蒸燕窝

【原料】阿胶 10g，燕窝 6g，冰糖 20g。

【制作及用法】①将阿胶打碎成小颗粒，燕窝用温水涨发，除去燕毛及杂质，冰糖打碎成屑。②将阿胶、燕窝、冰糖屑同时放入蒸盂内，加入清水，置蒸笼内，蒸 45 分钟即成。

【功用及主治】滋阴润肺，补血止血。

（4）阿胶蒸鲍鱼

【原料】鲍鱼 150g，阿胶 10g，鸡肉 50g，菜心 50g，香菇 30g。调料：料酒、姜、葱、精盐、味精、上汤。

【制作及用法】①将阿胶粉碎成小颗粒，鲍鱼切薄片，菜心入沸水锅内煮熟，姜切片，葱切花，香菇洗净、切薄片，鸡肉切薄片；②将鲍鱼放入蒸盂内，加入阿胶、精盐、味精、料酒、姜、葱、五香粉、香菇，掺入上汤，置蒸锅内蒸 25 分钟即成。食用时，放入菜心即可。

【功用及主治】补血止血，滋阴润肺。

（5）阿胶麦冬粥

【原料】阿胶 10g，麦门冬 15g，糯米 100g，红糖适量。

【制作及用法】①先将阿胶捣碎，将麦门冬切碎以冷开水捣绞取汁；②再将糯米加适量水煮粥，待粥煮熟时，放入捣碎的阿胶、麦冬汁，边煮边搅匀，视粥稠胶化即可。每日 1 剂，早、晚服食，连服 3 天。

【功用及主治】滋阴补虚，养血润燥。适用于阴虚体质之人，症见面色苍白、口燥心烦等。

4. 冬季补肾

（1）鸡爪阿胶汤

【原料】鸡爪 8 只，阿胶 15g，冬菇 6 只，姜片 10g，精盐适量。

【制作及用法】①将鸡爪斩去趾甲，洗净，沸水焯一下，捞出备用。阿胶打碎，冬菇浸软、洗净；②砂锅内放适量清水煮开，放入鸡爪、阿胶、冬菇、姜片煮沸，小火炖煮 2 小时，待汤汁黏稠后放入少许精盐调味。每日中、晚餐前服用。

【功用及主治】滋阴补血，祛风湿。

（2）胶艾炖羊肉

【原料】鲜嫩羊肉 250g，阿胶、艾叶各 12g，生姜 4 片。

【制作及用法】①羊肉洗净、切块，艾叶、生姜洗净，阿胶打碎；②把全部用料放入炖盅，加开水适量，炖盅加盖，隔水用文火炖约 3 小时，调味供用。佐餐食用。

【功用及主治】养血补肝，温阳益肾。

（3）阿胶海参粥

【原料】阿胶10g，红糖20g，海参（干品）50g，粟米100g，葱花、姜末、精盐、味精、黄酒等调料各适量。

【制作及用法】①阿胶洗净后，加水煮沸，待完全烊化时，保温待用；②海参泡发，洗净后切成黄豆大小的小丁备用；③粟米洗净后，放入另一砂锅，加适量水，大火煮开，改用小火煨煮至粟米酥烂时，调入阿胶拌匀，加海参小丁及红糖，继续煨煮5～10分钟，加葱花、姜末、精盐、味精，可烹入少量黄酒，再继续煨煮至沸，即成。每日早、晚分服。

【功用及主治】养阴益肾，填精补血。

（4）阿胶虫草蹄冻

【原料】猪蹄四个，阿胶50g，冬虫夏草10个。

【制作及用法】①冬虫夏草剪碎，用煎煮法水煎30分钟，取液200mL，阿胶捣碎，用温水化开；②猪蹄去毛洗净，劈成4半，加水炖半小时去骨；③加入虫草液、阿胶炖至汤稠，喜咸者加盐调味，喜甜者加白糖调味；④倒入容器内，放冰箱中冷却后食用。

【功用及主治】补气养血，滋阴益肾。常年食用，有抗衰老之功。

（5）阿胶翅骨煲老鸡

【原料】阿胶15g，鱼翅骨35g，老鸡半只，猪手100g，姜2片，黄酒3g，鸡汤、鸡粉、精盐适量。

【制作及用法】①老鸡、猪手切块，分别氽水后洗净，放入汤煲内；②鱼翅骨用油略炸、焯水后放入汤煲内；③阿胶洗净，与鸡汤、姜、黄酒、鸡粉和高汤一起注入汤煲内，用小火煲2.5小时，取出后加适量精盐调味即成。

【功用及主治】健胃益肾，补血养精，强筋健骨。时时服食，有利于脾肾两虚、五脏亏损、气血不足者的虚体恢复。适用于营养不良，气血俱不足之亚健康者，尤其适用于精疲乏力、面色萎黄、虚劳羸弱、腰膝酸软者。

（6）党参阿胶炖乳鸽

【原料】阿胶15g，乳鸽1只，瘦肉50g，党参15g，生姜2g，黄酒3g，清汤、鸽精、精盐等适量。

【制作及用法】①乳鸽、瘦肉切片，分别氽水后洗净，放入炖盅内；②阿胶打碎，党参洗净，与姜、黄酒、清汤、鸽精一起放入炖盅内，用中火炖2.5小时，取出后加适量精盐调味即成。

【功用及主治】补肝肾，益气血。本品含蛋白质、氨基酸较高，而脂肪甚少，可显著改善气血两亏之体，而无增肥添脂之虑。适于病后体虚、精神不振、少气乏力者。

（7）阿胶核桃肉炖鹌鹑

【原料】阿胶20g，核桃肉50g，鹌鹑150g，生姜2g，黄酒4g，精盐、高汤适量。

【制作及用法】鹌鹑切块洗净，与阿胶、核桃肉、姜片、黄酒、高汤一起注入盅内，食用玻璃纸包住，橡皮筋封口，入蒸箱炖1.5小时后，加适量精盐调味即成。

【功用及主治】益肾健脾，补气养血，润燥止血。时时服用，有利于虚体康复，可消除疲劳、振奋精神。适用于一般中老年人或病后体虚者。虚羸少气，腰腿酸软，面色萎黄，心悸眩晕，便艰便血者尤为相宜。苔腻便溏者，不宜服用。

（8）阿胶甲鱼炖鲍鱼

【原料】阿胶10g，党参5g，甲鱼150g，鲍鱼150g，鸡爪100g，姜2g，黄酒3g，鸡汤、鸡粉、精盐等适量。

【制作及用法】①甲鱼、鲍鱼、鸡爪分别余水后洗净，放入炖盅内；②阿胶打碎，党参洗净，与姜、鸡汤、黄酒、鸡粉和高汤一起注入炖盅内，用中小火炖3小时，取出后加适量精盐调味即成。

【功用及主治】滋阴益精，清热凉血，补养肝肾。该方营养丰富全面，有增强体质，提高机体免疫力，促进血液循环的作用。适于阴虚内热，肝肾不足之人。尤其适用于虚劳消瘦、精神不振、肺虚咳嗽、大便燥结，或时有失血等患者。

5. 妇产科疾病药膳

（1）猪皮阿胶红枣汤

【原料】鲜猪皮100g，阿胶15g，红枣10g，红糖20g。

【制作及用法】①将猪皮刮去碎油脂和猪毛，洗净，阿胶打碎，红枣洗净；②锅洗净后加清水1000g，下猪皮大火烧沸，下红枣烧沸，转用文火久炖至猪皮熟烂，捣碎去枣核；③下入阿胶、红糖，用小火慢熬，至完全熔化，即可食用。每日分2次服用。

【功用及主治】滋阴清热养心，益气补血止血。本品汤质软滑，味甜香润，可口。适用于吐衄便血，体虚疲乏无力，面色无华，低热盗汗，心悸失眠，阴虚血热及白血病等。

（2）阿胶龟板淡菜汤

【原料】鸡子黄（生用）1枚，阿胶6g，龟板18g，淡菜9g。

【制作及用法】①用清水500mL煮龟板、淡菜至200mL；②去渣后加入阿胶，炖化后拌鸡蛋黄入汤中，熟后即可顿服。

【功用及主治】滋补肝肾。治疗白血病肝肾阴虚型，临床表现为低热、头晕目眩、耳鸣、腰酸乏力、五心烦热、口干、齿龈出血、盗汗、舌红苔少或剥、脉细数；亦可治疗妇女更年期综合征肾阴亏损、肝阳上亢证，症见头晕耳鸣、心悸潮热、心烦口干、多梦少寐、手足心热、舌质红、脉细数。

（3）二地阿胶鸡肉汤

【原料】生地、地骨皮各30g，麦冬、旱莲草、女贞子、白芍各15g，元参、阿胶（烊化）各12g，黄柏5g，鸡肉150g，调料适量。

【制作及用法】①将鸡肉洗净，切块，余药不包；②加水适量同煮至鸡肉熟后，去药渣，纳入阿胶烊化，调入食盐、味精，适量服食。

【功用及主治】滋阴清热，补肾填精。适用于阴虚阳亢所致头晕耳鸣、失眠多梦、夜寝不安证。

（4）阿胶补血汤

【原料】阿胶、龙眼肉、桑椹各20g，大枣6枚，仔鸡1只，葱15g，姜、蒜、旱莲草各10g，盐4g。

【制作及用法】①将阿胶烊化（蒸化）待用，桑椹、旱莲草洗净，大枣洗净去核，仔鸡宰杀后去毛、内脏及爪，姜切片，葱切段，大蒜去皮切片；②仔鸡放入炖锅炉内，中药放鸡腹内加入姜、葱、盐，注入清水2000mL；③炖锅置武火烧沸，再用文火炖煮1小时即成。每日2次，喝汤。阿胶用汤吞服，吃鸡肉50g，喝汤200mL。

【功用及主治】养血补肝，益肾补精。用于震颤麻痹症属血虚患者。

（5）阿胶大枣羹

【原料】阿胶250g，大枣1000g，核桃、冰糖各500g。

【制作及用法】①将核桃去皮留仁，捣烂备用；②将大枣洗净，加适量水放入锅内煮烂，滤去皮核，置入一锅中，加冰糖、核桃仁用文火同炖；③将阿胶放入碗中蒸化后，倒入炖大枣、核桃仁的锅内，共同熬煮成羹即可。产后每日早晨服2～3汤匙。

【功用及主治】催乳。本羹对冬天生孩子的产妇效果尤佳。

（6）白术茯苓阿胶羹

【原料】白术、茯苓各10g，阿胶15g，冰糖20g。

【制作及用法】①将茯苓洗净，晒干或烘干，研成极细末，备用；②将阿胶敲碎，研成极细粉粒状，待用；③将白术洗净，晒干或烘干，切碎，放入砂锅内，加水煎煮30分钟后过滤去渣，取滤汁回入砂锅，加入阿胶细粉粒，用小火煮沸，待阿胶完全烊化后，调入茯苓细末及冰糖，用小火边煨边调，拌成羹即成。每日早晚分服，或当点心食用，以温服为宜。

【功用及主治】健脾益气，止血安胎。适用于气血两虚的习惯性流产患者。

（7）参仲阿胶鹿肉汤

【原料】鹿肉300g，党参、杜仲各20g，阿胶10g，巴戟天15g，黄酒、姜片、精盐、味精、麻油适量。

【制作及用法】①将党参、杜仲、巴戟天洗净，装入纱布袋中；②鹿肉洗净切块，与纱布袋一同放入砂锅中，加入清水500mL；③烧开后，加入黄酒、姜片和精盐，小火炖至酥烂，捡出药袋，下阿胶碎块、味精，淋麻油，调匀。每日分2次趁热食鹿肉喝汤。

【功用及主治】补肾壮阳，利尿消肿。适用于妊娠水肿属肾阳虚弱证，症见妊娠后水肿、腰酸痛、面浮肢肿、下肢尤甚、心悸、气短、小便不利、舌质淡红、苔白润等。

（8）鲤鱼阿胶粥

【原料】鲤鱼500g，糯米100g，阿胶25g，菟丝子30g，葱5g，生姜3g，橘皮、精盐各少许。

【制作及用法】①将鲤鱼去鳞、鳃及内脏，用清水洗净；②将阿胶用刀切成片，放锅内炒后备用；③糯米淘洗洗干净，橘皮、菟丝子分别洗净；④在煮锅内加适量水，大火煮沸，将鲤鱼、橘皮、菟丝子、葱、姜入锅熬汤，待鱼肉熟烂取汁，放入糯米、阿胶，加适量水，熬成粥，调入精盐即成。食鱼肉喝粥，每日上、下午分食。

【功用及主治】补肾健脾，止血安胎。适用于肾虚型先兆流产，对兼有脾虚、气血两虚者尤为适宜。

【禁忌】鲤鱼忌与绿豆、芋头、牛羊油、猪肝、鸡肉、荆芥、甘草、南瓜、赤小豆和狗肉同食，也忌与朱砂同服；阿胶畏大黄。

（9）阿胶茯苓糯米粥

【原料】阿胶30g，茯苓50g，糯米100g，红糖适量。

【制作及用法】糯米加水1000mL，熬至粥将成时，再将阿胶和茯苓捣研成末，和红糖一起放入，搅匀熬至糖溶。每日分1~2次空腹服。

【功用及主治】补血养血，调经。适用于月经前期，或月经后期，或月经先后不定期，量少色淡，便溏，舌质淡红，苔薄白。

（10）阿胶红糖粥

【原料】阿胶9g，炮姜6g，红糖少许，大米50g。

【制作及方法】 ①炮姜入锅加水，上火煎十几分钟去姜渣，加入溶化的阿胶调匀待用；②大米淘洗干净，入锅加水，置火上煮粥如常法，待粥熟注入药汁，撒入红糖调匀即成。每日早、晚各食1次。

【功用及主治】 温经养血。凡体弱血脉虚寒，症见月经后期、色淡量少、腹部冷疼、面色㿠白、舌淡苔薄白者，可辅食此粥。

（11）阿胶田七粥

【原料】 阿胶20g，田七粉3g，肉桂2g，小茴香6g，粳米100g。

【制作及用法】 ①将阿胶敲碎，研成细粉粒状，备用；②将田七粉拣去杂质，一分为二，装入洁净的绵纸袋中，待用；③将肉桂、小茴香分别拣去杂质，洗净，晾干后，肉桂敲碎，与小茴香同入砂锅，加适量水，浓煎30分钟，过滤，取汁备用；④将粳米淘洗干净，放入砂锅，加适量水，大火煮沸，改用小火煨煮成稠粥，粥将成时，调入阿胶粉粒及肉桂、小茴香浓煎汁拌匀，继续煨煮至阿胶完全烊化即成。早、晚分服。每次服食时，取1小包田七粉（1.5g）撒入食粥中拌匀后服食。

【功用及主治】 温经散寒，养血消癥。适用于寒凝血瘀型子宫肌瘤患者。

6. 家庭药膳

（1）阿胶益寿粥

【原料】 大米或小米100g，阿胶15g（砸碎），冰糖50g

【制作及用法】 将上述做成粥，可供3~5人食用。

【功用及主治】 经常食用可补血益肾，乌发美容，延年益寿。

（2）阿胶冻

【原料】 阿胶250g，黄酒250mL。

【制作及用法】 取阿胶250g砸碎，加黄酒250mL浸泡2天，加冰糖250g，水100g置锅内加盖蒸化，冷却后或置冰箱内即成冻。每日服1~2次，每次1~2匙。

【功用及主治】 补血益气。适用于一般血虚病人及男女老少的进补保健。经常服用，功效显著。

（3）阿胶鱼

【原料】 生鱼一条，阿胶10~20g（砸碎）。

【制作及用法】 常法炖熟即可。

【功用及主治】 滋阴补血，益智健脑。适用于学生及脑力劳动者；日常食用，可改善大脑营养，提高学习、工作效率。

（4）阿胶八宝粥

【原料】 糯米或黄米250g，花生50g，莲子30g，薏米30g，红小豆50g，桂圆 10g，冰糖 50g，阿胶 15g。

【制作及用法】上述原料炖 1.5 小时后服。

【功用及主治】常年服用，可滋阴补血、强身益智、延年益寿。

（5）阿胶鸡

【原料】阿胶 30～50g（砸碎），鸡一只。

【制作及用法】煲汤，供 5～7 人食用。

【功用及主治】滋阴补血。适用于体虚、产后、贫血者，对患者康复保健有很好作用。

（6）妊娠方

【原料】阿胶 12g，豆豉 15g，葱白 3 根。

【制作及用法】豆豉和葱白水煎，煎液加阿胶炖化服用。

【功用及主治】产后服用有助于产妇康复。

（7）蛋黄阿胶酒

【原料】鸡蛋黄 4 只，阿胶 40g，米酒 500g，盐适量。

【制作及用法】将鸡蛋磕破，按用量取蛋黄。将米酒倒入坛里，置文火上煮沸，入阿胶化尽后，放入蛋黄、盐拌匀，最后煮数沸即离火，待冷后贮入净器中即成。每日早晚各 1 次，随量温饮。

【功用及主治】补虚养血，滋阴润燥。适用于体虚乏力、血虚萎黄、虚劳咳嗽、吐血便血者。

（8）阿胶鸡蛋汤

【原料】阿胶 10g，鸡蛋 1 个，食盐适量。

【制作及用法】阿胶用水 1 碗烊化，鸡蛋调匀后加入阿胶水中煮成蛋花即成。每日 1～2 次，食盐调味服。

【功用及主治】补血，滋阴，安胎。适用于阴血不足所致的胎动不安、烦躁等。

（9）阿胶炖肉

【原料】阿胶 6g，瘦猪肉 100g，调料适量。

【制作及用法】先加水炖猪肉，熟后加胶炖化，加调料即成。每日 1 次。

【功用及主治】补血养血，滋阴润肺。适用于出血日久，身体虚弱，有贫血等症的食管癌病人。

（10）阿胶排骨

【原料】阿胶 20～30g，排骨适量。

【制作及用法】阿胶砸碎，可供 2～3 人食用排骨量，常法炖熟即可。

【功用及主治】滋阴补血，增强体质，提高抗病力。适用于年老体弱、产后血虚者。

（11）阿胶枸杞鸡

【原料】 阿胶 30 ~ 50g，枸杞 15g，鸡一只。

【制作及用法】 煲汤，供 3 ~ 5 人食用。

【功用及主治】 滋阴补肾。

（12）阿胶枣

【原料】 阿胶 5g，少量黄酒，水。

【制作及用法】 取优质阿胶约 5g（约 1/6 片），砸碎后放入大瓷碗中，加入两小匙水和少量黄酒（红葡萄酒和桂花陈酒更好），盖好盖子入锅蒸至阿胶全部化开，加入少量红糖，待糖溶化后再滴入数滴酒即可出锅。选大约 500g 上好金丝小枣或者肉厚核小的小枣，洗干净后放入白瓷碗中，置微波炉中用火加热 2 分钟后上下翻动，再加热 1 分钟即可。将枣子倒入装阿胶的大碗中搅匀，使枣子表面裹上薄薄的一层阿胶浆，放盘中晾干即可。

【功用及主治】 补血滋阴，润燥止血。可增强体质，养颜抗衰老。

第二节　阿胶常用方剂

1. 补肺阿胶汤

【方源】 《小儿药证直诀》

【组成】 阿胶麸炒，一两五钱（9g）；鼠黏子（牛蒡子）炒香，二钱五分（3g）；马兜铃焙，五钱（6g）；甘草炙，二钱五分（1.5g）；杏仁去皮尖，七个（6g）；糯米炒，一两（6g）。

【用法】 上为细末，每服一二钱（6g），水煎，食后温服。

【功效】 养阴补肺，清热止血。

【主治】 小儿肺虚有热证。咳嗽气喘，咽喉干燥，喉中有声，或痰中带血，舌红少苔，脉细数。

【方解】 阿胶（量独重）甘平质黏，滋阴补肺，养血止血，为君药。马兜铃清泄肺热，化痰宁嗽；牛蒡子宣肺清热，化痰利咽，共为臣药。佐以杏仁宣降肺气，止咳平喘；糯米、甘草既能补脾益肺，又能调和诸药，为使药。诸药合用，补肺阴，清肺热，降肺气，止喘咳。

【现代应用】 ①本方不仅用于小儿肺阴不足，阴虚有热之咳喘，成人亦可使用。以咳嗽气喘，咽喉干燥，舌红少苔，脉浮细数为证治要点。②慢性支气管炎、支气管扩张症咯血属阴虚有热者，均可用之。

【使用注意】 若属肺虚无热，或外有表寒，内有痰浊者，均非所宜。

2. 炙甘草汤

【方源】《伤寒论》

【组成】甘草炙，四两（12g）；生姜切，三两（9g）；桂枝去皮，三两（9g）；人参，二两（6g）；生地黄，一斤（50g）；阿胶，二两（6g）；麦门冬去心，半升（10g）；麻仁半升（10g）；大枣，三十枚，擘（10 枚）。

【用法】上以清酒七升，水八升，先煮八味，取三升，去滓，内胶烊消尽，温服一升，日三服。

【功效】滋阴养血，益气温阳，复脉止悸。

【主治】①阴血不足，阳气虚弱证。脉结代，心动悸，虚羸少气，舌光少苔，或质干而瘦小者。②虚劳肺痿，咳嗽，涎唾多，形瘦短气，虚烦不眠，自汗盗汗，咽干舌燥，大便干结，脉虚数。

【方解】重用生地黄为君药，滋阴养血。炙甘草、人参、大枣共奏益心气，补脾气，以资气血生化之源；阿胶、麦冬、麻仁以滋心阴，养心血，充血脉，共为臣药。桂枝、生姜辛温走散，温心阳，通血脉，为佐使之剂。诸药合用，使阴血足而血脉充，阳气足而心脉通，共成阴阳气血并补之剂。

【现代应用】①本方为阴阳气血并补之剂。以脉结代，心动悸，虚羸少气，舌光少苔为证治要点。②方中可加酸枣仁、柏子仁以增强养心安神定悸之力，或加龙齿、磁石以助重镇安神之功。③常用于功能性心律不齐、期外收缩，有较好效果。对于冠心病、风湿性心脏病、病毒性心肌炎、甲状腺功能亢进等有心悸、气短、脉结代属阴血不足、心气虚弱者，均可加减应用，并可用于气阴两伤之虚劳干咳等。

【使用注意】①采用水酒和煎法，文火久煎。②服用本方，必要时配伍健脾助消化之品。③偏于心气不足，炙甘草汤则重用人参。

【文献摘要】《医寄伏阴论》：本方亦名复脉汤，为滋阴之祖方也。其功固在地黄、麦冬、人参、甘草等一派甘寒纯静之品，而其妙全在姜、桂、白酒耳。盖天地之机，动则始化，静则始成，使诸药不得姜、桂、白酒动荡其间，不能通行内外，补营阴而益卫阳，则津液无以复生，枯槁无以复润，所谓阳以相阴，阴以含阳，阳生于阴，柔生于刚，刚柔相济，则营卫和谐。营卫和则气血化，气血化则津液生，津液生则百虚理，脉之危绝安有不复者乎？

【临床报道】刘沛然运用炙甘草汤治疗重病呃逆，其中脑溢血并呃者7例，脑血栓并呃者3例，蛛网膜下腔出血并呃者2例，肝癌并呃者2例。14例均是男性，年龄在64～79岁之间。服药剂量最少1剂，多者3剂，呃逆即止，获得良好效果。

3. 温经汤

【方源】《金匮要略》

【组成】吴茱萸三两（9g），当归二两（6g），芍药二两（6g），川芎二两（6g），人参二两（6g），桂枝二两（6g），阿胶二两（6g），牡丹皮去心二两（6g），生姜二两（6g），甘草二两（6g），半夏半升（6g），麦冬去心一升（9g）。

【用法】上十二味，以水一斗，煮取三升，分温三服。

【功效】温经散寒，祛瘀养血。

【主治】冲任虚寒，瘀血阻滞证。漏下不止，月经不调，或前或后，或一月再行，或经停不至；入暮发热，手心烦热，唇口干燥。亦治妇人久不受孕。

【方解】吴茱萸暖肝肾，温冲任，行气止痛；桂枝温经散寒，通血脉，共为君药。当归、川芎、芍药活血祛瘀，养血调经；丹皮入心肝肾经，活血祛瘀，退虚热，共为臣药。阿胶养肝血，滋肾阴，养血止血，润燥养阴而清虚热；麦冬养阴清热，并制吴茱萸、桂枝之温燥；人参、甘草能益气补中而资生化之源，阳生阴长，气旺血充；半夏通降胃气而散结，与参、草相伍，健脾和胃以助祛瘀调经之力；生姜温里散寒，与半夏合用，温中和胃，以助生化，共为佐药。甘草调和诸药。诸药合用，温经散寒以活血，补养冲任以固本，使瘀血去，新血生，虚热退，月经调而病自除。

【现代应用】①本方为妇科调经常用方剂，主要用于冲任虚寒而有瘀滞的月经不调、痛经、崩漏等证。以月经不调，小腹冷痛，经有瘀块，时发烦热为证治要点。②常用于功能性子宫出血、慢性盆腔炎、不孕症等属冲任虚寒，瘀血阻滞者。

4. 鳖甲煎丸

【方源】《金匮要略》

【组成】鳖甲炙十二分，乌扇炮、黄芩、鼠妇熬、干姜、大黄、桂枝、石韦去毛、厚朴、瞿麦、紫葳、阿胶各三分，柴胡、蜣螂熬各六分，芍药、牡丹去心、䗪虫熬各五分，蜂窠炙四分，赤硝十二分，桃仁二分，人参、半夏、葶苈各一分。

【用法】上二十三味，取煅灶下灰一斗，清酒一斗五升，浸灰候酒尽一半，着鳖甲于中，煮令泛烂如胶漆，绞取汁，内诸药，煎为丸，如梧子大。空心服七丸（3g），日三服。

【功效】行气活血，祛湿化痰，软坚消癥。

【主治】疟母。疟疾日久不愈，胁下癖块，以及癥瘕积聚，腹中疼痛，肌肉消瘦，饮食减少，时有寒热，或女子月经闭止等。

【方解】阿胶在方中为佐药,补气养血,使全方攻邪而不伤正。综观全方,寒热并用,攻补兼施,升降结合,气血津液同治,集诸法于一方,且以丸剂缓图,俾攻不伤正,祛邪于渐消缓散之中。

【现代应用】①本方为消癥化结之名方。以胁下癥块,触之硬痛,推之不移,舌暗无华,脉弦细为证治要点。②常用于治疗肝硬化、肝脾肿大、肝癌等病符合上述证候要点者。

【使用注意】由于本方长于消癥散结,扶正之力不足,若有癥结而正气虚甚者慎用。

5. 黄土汤

【方源】《金匮要略》

【组成】甘草、干地黄、白术、附子(炮)、阿胶、黄芩各三两(各9g),灶心黄土半斤(30g)。

【用法】上七味,以水八升,煮取三升,分温二服。

【功效】温阳健脾,养血止血。

【主治】阳虚便血。大便下血,先便后血,或吐血、衄血及妇人崩漏,血色暗淡,四肢不温,面色萎黄,舌淡苔白,脉沉细无力。

【方解】方以灶心土即伏龙肝为君药,辛温而涩,能温中、收敛、止血。白术温阳健脾,附子以复脾胃统摄之权,共为臣药。生地黄、阿胶滋阴养血止血,既可补益阴血之不足,又可制术、附之温燥伤血;同时,生地黄、阿胶得术、附可避免滋腻呆滞碍脾之弊;黄芩止血,又佐制温热以免动血之用,共为佐药。甘草为使,调和众药并益气调中。诸药合用,寒温并用,标本兼治,刚柔相济,使温阳不伤阴,滋阴不碍阳。

【现代应用】①本方主要用于脾阳不足所致的大便下血或妇女崩漏。以血色暗淡,舌淡苔白,脉细无力为证治要点。②若胃纳差,阿胶可改为阿胶珠,以减其滋腻之性;气虚甚者,以人参以益气摄血;出血多者,酌加三七、白及等止血之品。③常用于慢性胃肠道出血及功能性子宫出血属脾阳不足者。

【临床报道】用黄土汤治疗上消化道出血的体会。基本方:灶心土30g,熟附块6~10g,炒白术、阿胶(烊化)各10g,生地12g,黄芩10g,炙甘草3g。一般情况下,加白及6~10g,海螵蛸15g;伴呕血,加制半夏、旋覆花(包煎)各10g,代赭石(先下)15~30g;气血甚者,加党参10g,黄芪12~15g;出血多者,加地榆15g,参三七粉(吞服)3g;兼肝郁者,选加柴胡、佛手、郁金或四逆散;有热象者,去熟附块。结果:113例经上述方法治疗后,全部取得止血效果。治疗上消化道出血时,亦可中西医结合治疗,如加西药安络血、仙鹤草素、维生素K等止血措施。

6. 九仙散

【方源】《医学正传》

【组成】人参、款冬花、桑白皮、桔梗、五味子、阿胶、乌梅各一两（各10g），贝母半两（5g），罂粟壳去顶、蜜炒黄八两（15g）。

【用法】上为末，每服三钱（9g），白汤点服，嗽住止后服。

【功效】敛肺止咳，益气养阴。

【主治】久咳肺虚证。久咳不已，咳甚则气喘自汗，痰少而黏，脉虚数。

【方解】本方重用罂粟壳，其味酸涩，善能敛肺止咳，为君药。五味子酸涩，收敛肺气；乌梅加强敛肺止咳之效，共为臣药。人参补益肺气，阿胶滋养肺阴；款冬花、桑白皮降气化痰，止咳平喘；贝母止咳化痰，合桑白皮清肺热，均为佐药。桔梗宣肺祛痰，载药上行，为使药。以上诸药配伍，则敛中有散、降中寓升，但总以降、收为主，是为治疗久咳肺虚之良方。

【现代应用】①本方为久咳伤肺，气阴两虚者设。以久咳不止，气喘自汗，脉虚数为证治要点。②慢性气管炎、肺气肿属久咳肺虚，气阴两亏者，可以本方加减。

【使用注意】久咳而内多痰涎，或咳嗽而外有表证者忌用，以免邪留不去。方中罂粟壳不宜多服、久服，故方后注曰"嗽住止后服"。

7. 大定风珠

【方源】《温病条辨》

【组成】生白芍、干地黄各六钱（各18g），连心麦冬六钱（18g），麻仁、五味子各二钱（各6g），生龟板、生牡蛎、甘草、炙鳖甲各四钱（各12g），阿胶三钱（9g），生鸡子黄二枚（2个）。

【用法】水八杯，煮取三杯，去滓，入阿胶烊化，再入鸡子黄，搅令相得，分三次服。

【功效】滋阴息风。

【主治】阴虚动风证。温病后期，神倦瘛疭，脉气虚弱，舌绛苔少，有时时欲脱之势者。

【方解】鸡子黄、阿胶滋养阴液以息内风，共为君药。白芍、地黄、麦冬滋阴柔肝；龟板镇肾气补任脉，止心痛，滋阴潜阳；鳖甲入肝搜邪；麻仁养阴润燥，为臣药。佐以牡蛎，即能存阳，又涩大便，且清在里之余热；五味子味酸善收，与诸滋阴药相伍，而收敛真阴。甘草调和诸药为使。

【现代应用】①本方应用于温病后期。以真阴大亏，虚风内动，而见神倦瘛疭、脉虚弱、舌绛苔少为证治要点。②原书方后云："喘加入参，自汗加龙骨、人参、小麦，悸者加茯神、人参、小麦。"盖喘、自汗与悸，三者均为气虚之证，故俱用人参以补气生津，分别加龙骨、小麦以收涩止汗，茯神以宁心定悸。

【使用注意】若阴液虽亏而邪热犹盛者，非其所宜。《温病条辨》说："壮火尚盛者，不得用定风珠、复脉汤。"

8. 阿胶鸡子黄汤

【方源】《通俗伤寒论》

【组成】陈阿胶烊冲二钱（6g），生白芍、络石藤各三钱（各9g），石决明杵五钱（15g），双钩藤二钱（6g），大生地、生牡蛎杵、茯神木各四钱（各12g），清炙草六分（2g），鸡子黄二枚先煎代水。

【用法】水煎服。

【功用】滋阴养血，柔肝息风。

【主治】邪热久羁，阴血不足，虚风内动证。筋脉拘急，手足瘛疭，或头目眩晕，舌绛苔少，脉细数。

【方解】方中阿胶、鸡子黄填精补髓，白芍、生地滋阴清热，石决明、钩藤、茯神木、生牡蛎镇肝息风、宁心安神，络石藤祛风活络、化瘀止痛，甘草调和诸药。诸药合用，补通并用，标本兼治。

9. 清燥救肺汤

【方源】《医门法律》

【组成】桑叶经霜者，去枝梗，三钱（9g）；石膏煅，两钱五分（8g）；甘草一钱（3g）；胡麻仁炒、研，一钱（3g）；人参七分（2g）；真阿胶八分（3g）；麦门冬去心，一钱二分（4g）；杏仁泡，去皮尖，炒黄，七分（2g）；枇杷叶一片，刷去毛，蜜涂，炙黄（3g）。

【用法】水一碗，煎六分，频频二三次滚热服。

【功效】清燥润肺。

【主治】温燥伤肺之重证。头痛身热，干咳无痰，气逆而喘，咽喉干燥，口渴鼻燥，胸膈满闷，舌干少苔，脉虚大而数。

【方解】方以桑叶为君，质轻性寒，清透肺中燥热之邪。臣以石膏，辛甘而寒，清泄肺热，石膏质重沉寒而量少，故不碍桑叶轻宣之性；麦冬甘寒养阴润肺；甘草培土生金；人参益胃津，养肺气；麻仁（黑芝麻）养阴润肺。佐以阿胶，则治节有权；杏仁、枇杷叶降泄肺气。甘草调和诸药。诸药配伍，使燥邪得宣，气阴得复而成清燥救肺之力。

【现代应用】①本方为治燥热伤肺重证之主方。以身热，干咳少痰，气逆而喘，舌红少苔，脉虚大而数为证治要点。②若痰多者，加川贝、瓜蒌以润燥化痰；热甚者，加羚羊角、水牛角以清热凉血。③适用于肺炎、支气管哮喘、急慢性支气管炎、肺气肿、肺癌等属燥热壅肺，气阴两伤者。

10. 黄连阿胶汤

【方源】《伤寒论》

【组成】 黄连9g，阿胶12g，黄芩10g，白芍18g，鸡子黄2枚。

【用法】 日一剂，水煎服。

【功效】 滋阴清心，养脑安神。

【主治】 心烦不寐，心悸不安，头晕，耳鸣，健忘，腰酸，手足心发热，盗汗，口渴，咽干，或口舌糜烂，舌质红，少苔，脉细数。

【方解】 方中以黄连、黄芩清心降火；生地黄、白芍、鸡子黄滋阴补肾养肝，益脑安神。诸药相伍，共奏清心安神之功。

【加减】 若阳升面热微红、眩晕、耳鸣者，可加牡蛎30g，龟板20g，磁石30g重镇潜阳，阳升得平，阳入于阴，即可入寐；若不寐较甚者，加柏子仁15g，枣仁15g养心安神。

【临床报道】 黄连阿胶汤有育阴潜阳之功，原为心烦不寐而设，今亦可取其滋阴降火，育阴潜阳之意。尝用于箱灸虚火上炎、面部疔疮、耳鸣、经前烦躁等见阳虚虚火上浮和阴虚阳亢火旺之证患者，扩大经方的临床应用。

余信之将此方应用于快室率心房纤颤，总有效率由对照组（口服地高辛）的87.5%提升至95%，心电图疗效总有效率由85%提升至95%。并认为快室率心房纤颤属中医学"心悸"之范畴，多为久病而致津气内夺。气阴两虚为本，心火上炎、心络瘀阻为标。因该病不同于单纯的邪热或阴虚之证，治必兼顾，故宜益气滋阴与消火散瘀同用。

第十一章　阿胶的临床应用

第一节　《本草纲目》中的主治病证

阿胶又称傅致胶。气味甘、平，无毒。主治病证如下：

1. 瘫缓偏风，手脚不遂，腰脚无力

用驴皮胶微炙熟，先煮葱豉粥一升，别又以水一升，煮香豉二合，去渣，入胶更煮七沸，胶烊（化）如饴，顿服之。服后取葱豉粥温服（不能冷服，否则令人呕逆）。照此法服至三四剂，可见效。

2. 肺风喘促

用透明阿胶切炒，以紫苏、乌梅肉（焙、研）等分，水煎服之。

3. 老人虚秘

用阿胶（炒）二钱，葱白三根，水煎化，加蜜两匙，温服。

4. 赤白痢疾

黄连阿胶丸治肠胃气虚，冷热不调，下痢赤白，里急后重，腹痛，大便不利。用阿胶（炒过，水化成膏）一两，黄连三两，茯苓二两，共捣匀做成丸子，如梧子大。每服五十丸，粟米汤送下，一天服三次。

5. 吐血不止

用阿胶（炒）二两，蒲黄六合，生地黄三升，加水五升，煮成三升，分次服。经验治大人小儿吐血用阿胶（炒）、蛤粉各一两，辰砂少许，研为末，藕节捣汁，加蜜调匀服下。

6. 肺损呕血

用阿胶（炒）三钱，木香一钱，糯米一合半（研为末），和匀。每服一钱，百沸汤冲下，一天服一次。

7. 大衄不止（口耳都流血）

用蒲黄炙阿胶半两，每取二钱，加水一碗，生地黄汁一合，煎至六成，温服。急以布系住两乳。

8. 月经不调

用阿胶一钱，蛤粉炒成珠，研为末，热酒送服。又方：依上方，再加辰砂末半钱。

9. 月经不断

用阿胶炒焦，研为末，酒送服二钱。

10. 妊娠下血

用阿胶三两，炙为末，酒一升半煎化服下。又方：用阿胶末二两，生地黄半斤，捣汁入清酒二升，分三次服。

11. 妊娠胎动

用阿胶（炙过，研细）二两，香豉一升，葱一升，加水三升，煮取一升，再加阿胶化开服下。又《产宝》胶艾汤方：用阿胶（炒熟）、艾叶各二两，葱白一升，加水四升，煮成一升，分次服。

12. 多年咳嗽

用阿胶（炒）、人参各二两，研末。每取三钱，加豉汤一盏，葱白少许，煎服，一天服三次。

第二节　现代临床报道

一、治贫血及出血

1. 缺铁性贫血

姜成田等报道，用即墨老酒配制的阿胶老酒治疗贫血患者20例，获一定疗效。用法：每次50～100mL，早晚佐餐服，观察治疗时间60天。治疗结果：20例贫血患者治疗前平均血红蛋白（10.20±2.9）g，治疗后（12.13±1.7）g，证明阿胶老酒能明显提高血红蛋白含量（$P<0.05$）。

谢德报道，用阿胶口服液治疗小儿缺铁性贫血52例取得较好疗效。治疗方法：全部患儿口服阿胶口服液（每支10mL。含党参、阿胶、白术、茯苓、怀山药、山楂、大枣、蜂蜜等）治疗。1岁每次5mL，3岁每次10mL，大于8岁每次20mL，每日服3次，2个月后观察疗效。治疗结果：①本组治疗后，血红蛋白测定为95～130g/L，平均112g/L，较治疗前平均增加18g/L；头发微量元素Fe值6.6～29.8ppm，平均19.2ppm。②治愈15例，好转32例，无效5例，总有效率90%。③服药期间未见其他不良反应。

金安萍报道，自用阿胶调鸡蛋治疗缺铁性贫血取得较好疗效。治疗方法：用阿胶10g捣成细末，一个鸡蛋打碎置小碗内，加黄酒、红糖适量，搅拌，加水少许，隔水蒸成蛋糊，每日服 1 次（经期或大便溏薄时停服），连续服用 30 天后，自觉症状明显好转。再服 30 天，血红蛋白升高至 102g/L，脸色红润，体重增加，症状消失。

2. 血小板减少症

魏东等报道，用大剂量阿胶治疗晚期肿瘤患者化疗后引起外周血中血小板（PLT）减少症 30 例，并与口服复方阿胶口服液组（对照组 1）和静脉输注成分血小板（对照组 2）组各 30 例比较，疗效显著。治疗方法：所有患者均在治疗前及治疗后第 5、10、15 天检查外周血 PLT 指标，治疗期间均按方案用药，不加任何其他补血及特殊免疫制剂。治疗组：化疗后 7 天，查外周血 PLT $< 50 \times 10^9$/L，并立即口服阿胶 20～30g（加适量开水蒸化，饭后服用），每日 2 次。对照组 1：化疗后 7 天，查外周血 PLT $< 50 \times 10^9$/L，并立即口服复方阿胶口服液 10mL，每日 3 次。对照组 2：化疗后 7 天，查外周血 PLT $< 50 \times 10^9$/L，根据 PLT 指标输入成分血小板（根据 PLT 降低程度 5～10 个单位不等）。治疗结果：治疗组外周血 PLT 在治疗 5 天后均有明显增多，10 天后基本恢复正常（50×10^9/L），15 天后复查时的 PLT 稳定在正常值。对照组 1 在口服复方阿胶口服液 5 天后，PLT 略有增加，但不明显；10 天后，PLT 未恢复正常；15 天后，PLT 低于正常。对照组 2 根据 PLT 减少程度输入成分血小板 5～10 个单位不等 5 天后，查 PLT 正常，10 天后，PLT 轻微减少；15 天后，PLT 明显下降，大多低于正常。认为大剂量阿胶在治疗晚期肿瘤患者化疗后引起的外周血 PLT 减少症中有明显刺激 PLT 的再生功能，能刺激骨髓造血干细胞，特别是巨核系祖细胞，并能提高骨髓髓外造血功能。

3. 白细胞减少症

王世宏报道，用归脾丸合并复方阿胶浆治疗白细胞减少症 27 例，并与西药组 20 例作对照，疗效较为满意。治疗方法：治疗组均口服归脾丸 8 丸，每日 3 次；复方阿胶浆 1 支，每天 3 次。对照组口服 VitB$_6$，每日 3 次；叶酸 1.0mg，每天 3 次；脱氧核苷酸钠片 40mg，每日 3 次。两组病例在治疗期间均停服其他有提升白细胞作用的中西药物。治疗结果：治疗组 27 例，显效 10 例，有效 13 例，无效 4 例，总有效率 88.9%；对照组 20 例，显效 6 例，有效 6 例，无效 8 例，总有效率 60%。

杨旭才等报道，在中断化疗后立即给予复方阿胶浆 20mL，口服，每日 2 次，并合用鲨肝醇等西药，治疗化疗中白细胞减少症 100 余例，总有效率 92.9%。

曾屈波等报道，以阿胶为主药，配合党参、熟地、山楂等补气养血健脾药物组成的"复方阿胶浆"，治疗进展期胃癌术后全身化疗后引起的白细胞减少及贫血病人 45 例，并与单纯化疗的对照组 42 例进行对照。治疗结果：治疗组 1 年、2 年化疗完成率明显高于对照组（$P < 0.01$，$P < 0.005$），白细胞计数下降幅度低于对照组（$P < 0.01$），血红蛋白浓度均有不同程度升高。认为复方阿胶浆用于胃癌术后化疗的辅助治疗对预防和治疗化疗药物引起的白细胞减少及改善贫血有较好疗效，对胃癌术后化疗的顺利完成有积极作用。

4. 肺结核咯血

陈军等报道，用单味阿胶治疗 2 例咯血患者，取得满意效果。1 例患者无诱因，突然咳嗽、咯血，每天约 100mL，内夹有少量泡沫状痰。无寒颤、无高热和呼吸急促症状。胸片提示：①慢性纤维空洞型肺结核；②支气管感染；③肺癌。经住院治疗用止血敏、止血芳酸、维生素 K_1、云南白药等止血药后均未取效，后加用阿胶 15g，开水炖化徐服，每天 1 剂，3 天后血渐止，1 周后咯血止。另有 1 例两肺结核患者，在抗结核基础上给予止血敏、止血芳酸、维生素 K_1 治疗，疗效不佳，后改为阿胶 10g，每日 1 剂，开水炖化徐服。另用口服阿胶浆 10mL，每日 3 次，2 天后咯血渐止。

张心茹报道，治疗肺结核咯血 56 例，获较好疗效。治疗方法：将阿胶研成细末，每日 2~3 次，每次 20~30g，温开水送下或熬成糊状饮下。大咯血不止者，可先注射 1 次脑垂体后叶素 5~10 单位。治疗结果：显效 37 例（服药 1 周后大咯血停止），有效 15 例（服药 2 周后大咯血转小量咯血或转为血痰），无效（服药 2 周后咯血量未见明显减少）4 例。总有效率为 92.7%。

5. 血尿

骆子牛报道，用单味阿胶治疗 1 例膀胱癌尿血患者，住院月余，用中西药治疗无果。即予单味阿胶 30g，日 1 剂，隔水炖化服用。次日病情即有转机，尿血渐减，5 天后小便色清，复查尿常规正常。1 年后随访，患者健在。

6. 功能性子宫出血

王心好报道，以胶艾四物汤加减治疗功能性子宫出血症患者 25 例，治疗结果：显效 60%，有效 28%，无效 12%。金问淇报道，治疗功能性子宫出血用方：阿胶 15g，当归、川芎、白芍、生地各 6g，水煎，1 日 2 次分服，连服 7~10 剂。介新平等报道，用复方阿胶浆治疗月经量多及经期头痛 100 例，并与对照组 30 例进行对比，疗效满意。100 例患者中，以妇女经期头痛及月经量多为主要症状，病程至少 1 年以上。治疗方法：对照组经期服用当归片，1 日 3 次，1 次 6 片；治疗组经期服用复方阿胶浆，1 日 3 次，1 次 20mL。经期服药，3 个月为 1 个疗程，2 组均服用 2 疗程，治疗期间 2 组均停用其他药物。治疗结果：治疗组 100 例，服 2 个疗程复方阿胶浆后，治愈 54 例，显效 29 例，有效 14 例，无效 3 例，总有效率为 97%。对照组 30 例，服用当归片 2

个疗程后，治愈 4 例，显效 8 例，有效 12 例，无效 6 例，总有效率为 80%。

7. 治疗烧伤后消化道出血

用黄土汤治疗本病 26 例。方法：灶心黄土 50g，阿胶、黄芩、附片、白术、生地黄、甘草、乌贼骨（研粉）、白及各 10g。每日 1 剂半。水煎分 3 次服或频饮。结果：痊愈 20 例，显效 4 例，无效 2 例，总有效率为 92.3%。

二、治妇产科疾病

1. 先兆流产

郭松河报道，用阿胶配伍莲子、糯米蒸食治疗习惯性流产 10 余例，均收到较好效果。治疗方法：阿胶 15g，莲子（去心不去皮）15g，糯米（大米亦可）15g，将上 3 味置碗内加清水 300mL，再将药碗放锅内蒸至后 2 味药熟为度。莲肉、糯米同汤分 1~2 次温服。

王心好报道，用阿胶 12g，鸡子 2 枚，红糖 30g 辨证加减。对于有腰酸、腹痛、下坠、阴道出血等明显胎动不安先兆者，用文火清水炖胶、煮蛋、化糖，1 日 2 次煎服，早晚各 1 次。对滑胎无明显先兆症状者，应从滑胎好发月份前 1 个月开始，辨证分型，固本保胎治疗。治疗滑胎 46 例，临床治愈 41 例，无效 5 例。

2. 慢性宫内膜炎

刘爱兰报道，自拟阿胶四物汤加减治疗慢性宫内膜炎 18 例，取得了较满意的疗效。药物组成及治法：阿胶（烊化）10g，生地黄 10g，当归 10g，川芎 7g，炒茜草 10g，甘草 3g。气虚者，加党参、黄芪；气滞者，加香附；阳虚者，加鹿角胶、淫羊藿；血虚者，去生地黄，加熟地黄、白芍；血热者，重用生地黄，加丹皮；瘀血者，加丹参、三七；惊恐或出血后恐惧，加生牡蛎。治疗结果：治愈（服药后阴道出血停止，伴随症状消失，3 个月经周期内无复发）13 例，有效（服药后阴道出血减少，或阴道出血停止，但有复发）4 例，无效 1 例，总有效率 94.4%。

3. 更年期综合征

陈大蓉报道，以黄连阿胶汤为基础进行加减，治疗妇女更年期综合征，并与尼尔雌醇治疗进行对比，疗效良好，副作用小。药物组成及治法：黄连 30g，阿胶 10g，白芍 15g，首乌 15g。将上药按《药典》要求制成浸膏胶囊，每粒胶囊含原生药 6g，每粒浸膏胶囊重 0.45g，每天服药量相当生药 50g。按随机单盲对照法将纳入病例分为治疗组 90 例，对照组 30 例。治疗组口服黄连阿胶汤制成的胶囊 3 粒，日 3 次；对照组口服尼尔雌醇 2mg，半月 1 次。2 组连续治疗 3 个月后进行复查。治疗结果：黄连阿胶胶囊组于服药 15 天后开始显效，尼尔雌醇组于服药 3 个月后开始显效。黄连阿胶胶囊组治疗后显效 54 例，有效 31 例，无效 5 例；尼尔雌醇组分别为 17 例、12 例、3 例。总有效率前者为 94%，后者为 90%。

4. 产后失眠

蔡爱华报道，以阿胶为主组成黄连阿胶汤加味治疗产后失眠 36 例，收效较为满意。药物组成及治法：黄连 6g，黄芩 10g，生白芍 10g，阿胶（烊化）12g，生地黄 15g，熟地黄 15g，山茱萸 9g，枣仁 9g，当归 9g，肉桂（后入）1.5g。上药水煎取汁与烊化的阿胶混合，再冲入鸡子黄 2 枚搅匀后服用，每日 1 剂，分 3 次服。阴虚而火不甚旺者，减少黄芩、黄连用量，加女贞子；夜梦纷纭，易惊醒者，加龙齿、珍珠母；盗汗或自汗者，加龙骨、牡蛎。服药期间停用西药及其他中成药，1 周为 1 个疗程。治疗结果：本组经 1～3 个疗程治疗后，20 例获显著疗效，睡眠恢复正常，伴随症状消失，且停药后未见复发；15 例有效，睡眠时间较前延长，伴随症状亦有改善；仅 1 例无效，症状无改善。总有效率 97.22%。

5. 不孕症

付卫星运用复方阿胶浆联合克罗米芬治疗排卵障碍性不孕症 20 例，无排卵引起的女性不孕症占 25%～30%，治疗后怀孕率可达 30%～50%。复方阿胶浆为补气、活血、养血药，用于不孕症治疗的报道不多。采用复方阿胶浆联合克罗米芬治疗排卵障碍性不孕症，取得满意疗效。

6. 习惯性流产

闫平用补肾安胎饮治疗习惯性流产 45 例。基本方：桑寄生、菟丝子各 20g，续断、阿胶（烊化）、黄芪、党参各 15g，黄芩、白术、杜仲各 10g，砂仁 6g。随证加减：偏肾阳虚者，加补骨脂、鹿角胶、仙灵脾；偏肾阴虚者，加女贞子、旱莲草、山茱萸、麦门冬；气虚明显者，加大黄芪用量，加升麻、山药；阴道少量出血者，加山茱萸、地榆炭、苎麻根、仙鹤草；腹痛者，加白芍、甘草。每日 1 剂，水煎服，分 2 次服用，待症状消失后，继续服药至超过以往流产月份 1 个月者即可停药。并配合卧床休息，精神安慰，禁房事。结果：痊愈 42 例，无效 3 例，痊愈率为 93.3%。经随访，痊愈足月分娩者均母婴健康。

三、治外科疾病

1. 破溃性颈淋巴结结核

尹洪恕报道，外用阿胶治疗破溃性颈淋巴结结核 11 例，获较好疗效。治疗方法：将阿胶 200g 捣成粉剂，用紫外线消毒 15～20 个生物剂量，治疗前先将溃疡或窦道清创消毒，后将阿胶粉敷于创面或填入窦道，用无菌纱布覆盖创面固定，按病情每日或隔日换药 1 次。治疗结果：11 例患者的溃疡完全愈合，换药 28 次以内 10 例，换药 34 次者 1 例，追访 2 年未见复发。

2. 乳房瘘管

盛子敬报道，用阿胶外用治疗乳房瘘管 1 例，疗效良好。治疗方法：将阿胶烘软搓成与疮口大小的柱条，插入疮口，翌日疮面分泌物明显减少，瘘管变浅，经 5 次治疗后疮口愈合。

3. 肛裂

贾美华报道，将阿胶切成花生仁大小，置 60℃～80℃热水中，浸泡 1～2 分钟，取出揉搓成长约 2cm 条状，立即送入肛内，肛外以塔形纱布及胶布封固（患者于便后及临睡前清洗肛门后用药），1 日 2 次，5 日为 1 疗程。治疗初、中期肛裂 30 例，结果全部治愈。1 个疗程痊愈者 14 例，2 个疗程痊愈者 11 例，3 个疗程痊愈者 5 例。

4. 坐骨结节滑囊炎

邓英莉报道，将阿胶砸成高粱米大小的碎块，再将麻油 250～500g 倒入锅内烧沸，像炸虾片一样把阿胶碎块一匙一匙地投入锅内油炸，炸得膨胀酥脆捞出，晾凉后碾为细末冲服。每服 4～6g，每天 3 次，连服 2～3 周。治疗坐骨结节滑囊炎 7 例，疗效满意。

5. 手术后切口脂肪液化

侯凯军报道，用阿胶治疗手术后切口脂肪液化 61 例，并与 39 例用雷夫奴儿纱条治疗进行对比，取得显著疗效。术后脂肪液化症状及体征为手术后 5～7 天，伤口开始出现稍红，大量的渗出，渗出物为金黄色，内含脂肪颗粒及"油星"，但无脓液，不混浊，皮下形成一个较大的空洞，深达深筋膜，疼痛不明显。治疗方法：①阿胶组：伤口渗出消失后，取适量捣烂的阿胶，用 1‰ 新洁尔灭浸泡后，直接塞入伤口内，每 2 天 1 次，疗程 10 天。②雷夫奴儿纱条组：常规碘酒酒精消毒切口周围，用 1‰ 新洁尔灭擦洗伤口内后，放置雷夫奴儿纱条，2 天 1 次，10 天为 1 疗程。治疗结果：阿胶组痊愈 50 例（伤口全部愈合），显效 9 例（伤口愈合 50%），有效 2 例（伤口愈合 10%～50%），总治疗率为 81.97%；雷夫奴儿纱条组：痊愈 22 例，显效 11 例，有效 6 例，总治疗率为 56.41%。说明阿胶能促进伤口愈合，疗效明显优于雷夫奴儿纱条，且使用阿胶起效快，用药次数少，经济、方便、无不良作用。

四、治其他疾病

1. 咳喘

刘永祥报道，用补肺阿胶汤治疗小儿咳嗽气喘 50 例，取得满意效果。50

例中，均有咳嗽、气喘、流清涕、腹泻、指纹红紫等症。药物组成及治法：阿胶8～20g（烊化），牛蒡子6～12g，炙甘草6～8g，马兜铃8～15g，人参3～5g，糯米20～30g（炒），每日1剂，加水200mL，煎煮至100mL左右，拌阿胶冲服，每3～4小时1次，每次服10～20mL。治疗结果：50例中，服1剂痊愈者15例，服3剂痊愈者8例，服5剂痊愈者22例，服5剂以上痊愈者5例，总有效率为100%。

农志飞报道，用补肺阿胶散加减治疗小儿咳嗽变异性哮喘38例，取得满意疗效。药物组成及治法：阿胶、杏仁、马兜铃、牛蒡子、糯米、炙甘草。舌红少苔者，加麦门冬、五味子、太子参、地骨皮；食少便溏者，加神曲、谷芽、白术、茯苓；舌苔白厚者，加陈皮、制半夏、茯苓、胆南星。每日1剂，水煎服。6天为1疗程。治疗结果：38例患儿中显效18例，好转15例，无效5例，总有效率94.7%。

2. 慢性溃疡性结肠炎

郭松河报道，用阿胶外用治疗慢性溃疡性结肠炎200例，取得较好疗效。治疗方法：治疗组用20～30g阿胶隔水加热软化后，剪成重1.5～2g的小段，再分别放入沸水中待充分软化后，用手捏成椭圆形而又光滑的栓剂备用。用时先将栓剂1枚放入热水里，待其充分软化后塞入肛门，再用肛门管送入。其送入深度和枚数以病人病位高低和病变范围大小及多少而定，一般1～2枚，每日大便后上药1次，7～10天为1疗程，疗程间停药4天。对照组56例，用水杨酸偶氮磺胺吡啶或复方新诺明口服，部分患者还加用了输液和激素治疗。治疗结果：治疗组显效118例，有效76例，无效6例，有效率为97%。对照组治疗有效率为60.6%。

3. 乙脑水肿

程孝慈等报道，用阿胶冲剂（阿胶等数味中药经特殊工艺制成）治疗流行性乙型脑炎伴有明显脑水肿表现的患儿34例，并以西药对照组34例为对照，疗效较为满意。治疗方法：意识不清者用鼻饲冲剂。冲剂浓度在25%以上（以控制入水量），冲剂用量按每次0.5g/kg，酌情6～8小时1次，连用5～10天。入院后有脑疝先兆者，先用小剂量甘露醇（每次0.25～0.5g/kg，6或8小时重复1次），同时冲剂治疗。治疗组一律不用激素、白蛋白、血浆、其他利尿剂、抗病毒药和免疫增效剂。对照组除按常规"三联"（甘露醇、速尿、地塞米松）治疗外，加用5%苏打液纠酸、抗病毒药、免疫增效剂等。两组同样强调把好三关（高热、惊厥、呼衰）及控制继发感染。治疗结果：治疗组痊愈32例，好转2例；对照组痊愈22例，好转12例。两组恢复期带症状率分别为5.88%和35.29%，差异显著。

4. 口腔溃疡

王坤崇报道，用阿胶（烊化）12g，黄连、黄芩各 10g，杭芍 20g，鸡子黄（不煎）1 枚。将上药加水 1000mL 煎至 400mL，趁热冲搅鸡子黄，日服 2 次。配合外涂鸡蛋油，治疗口腔溃疡患者 122 例，1 个疗程为 10 天。治疗结果：痊愈 102 例，显效 13 例，无效 7 例，总有效率为 94.3%。

5. 慢性咽炎

宁华英等报道，用黄连阿胶汤加肉桂治疗慢性咽炎 85 例，并设对照组 43 例比较，取得较好疗效。药物组成及治法：药用黄连 5～10g，黄芩 10～15g，白芍 10～15g，肉桂（后下）5g，阿胶（烊化）15g，每日 1 剂，水煎取汁约 300mL，分 2 次服，每次以热药汁冲服生鸡子黄 1 枚，6 天为 1 疗程。对照组 43 例以头胞胺苄胶囊 0.5g 及强的松 5mg，口服，每日 3 次，疗程同治疗组。治疗结果：治疗组临床治愈 38 例，好转 41 例，无效 6 例，总有效率 92.9%。对照组临床治愈 9 例，好转 20 例，无效 14 例，总有效率 67.5%。两组疗效的差异有极显著意义。

6. 皮肤溃疡

李媛媛报道，用酒精浸泡阿胶涂敷治疗下肢溃疡患者获较好疗效。治疗结果：用阿胶浸泡于 75% 酒精内，使其成为冻状，后覆盖在溃疡的创面上，以达到滋润营养局部的作用，使溃疡面逐渐生长出新鲜的肉芽和皮肤。经过一段时间的换药，溃疡就可痊愈。创面在使用阿胶前进行清创，将腐烂无生命组织去除；阿胶覆盖创面时，尽可能盖满；敷料包扎松紧适宜，切忌过紧而影响局部血运，也不能过松使阿胶脱离创面。

尹洪恕等报道，用阿胶外用治疗皮肤慢性溃疡 24 例获得良效。治疗方法：将溃疡面清创消毒，换药前用红外线照射 10～15 分钟。另将阿胶 30g 放入碗内，加水 70mL，文火温化成膏，按创面大小将 2～3g 阿胶置于无菌纱布上，盖于创面，固定，每天 1 次。治疗结果：24 例全部治愈。一般 20 余次即愈，最长者 90 天，最短者 21 天。

此外，用阿胶鸡子黄汤加减治疗戒毒患者；用阿胶、黄芪、象牙粉治疗血透时上消化道大出血、再生障碍性贫血、眼球出血及乙脑后遗症；用阿胶酒治疗虚劳等，均获一定疗效。

第十二章　阿胶与膏方

第一节　膏　方

1. 概述

我国民间素有冬令进补的习惯，俗话说："冬季膏方巧进补，来年开春能打虎。"立冬之前，不少医院就已经预约放号膏方门诊，许多市民也开始让老中医"望、闻、问、切"，为自己开一张膏方。

膏滋药食用得当，会使人感到精力充沛，食欲旺盛，睡眠良好，第二年少感冒，有些病人原有的慢性病症状也能得到改善。但服用不当也会有不良反应，如第二年春夏厌食、困倦，有的夏季特别怕热，有的出现皮疹、齿浮、鼻衄、便秘、低热等暑热症状或慢性过敏反应。

所谓膏方，在中医里被称作"膏滋"。膏滋是中药的一种剂型，中药店经营品种有"丸散膏丹"，膏滋便是其中的一种形式。膏滋的字义是沃泽、滋润，包含着补养的意思，故人皆以补药称之。事实上，人体在冬季阳气收藏之际，服用膏滋防治疾病，固本清源，不失为治疗慢性病行之有效的一种康复之道。

膏滋方的制定，必须经过繁复而细致的辨证论治过程，绝不是单纯的补药堆积。中医讲"虚则补之"，乘冬令及时补养，为下一年打好基础是合理的，问题在于是否真正亏虚，虚在哪里？虚中是否夹有实证，能不能补？事前应缜密考虑。中医的治疗原则认为，任何治法当用而不用是不对的，不当用而用也是错误的，滋补也不例外。首先人体阴阳气血以平衡为贵，而药物多有偏性，太过与不及都会招致偏胜之弊；其次，有些实证也能引起类似虚弱的头昏头胀、心悸、失眠、神倦、性功能低下等证候，倘若误补，不仅不能吸收，反而雪上加霜；消化机能薄弱之人，多吃补药也易引起肠胃疾患。常见市民自购驴皮胶加南货炖服，若不对证，宛如引火攻身，胸腹饱胀，痰湿日困，欲补身反致祸害。服膏滋也有学问，并非每个人都能吃膏滋，服膏滋必须在医生指导下服用。膏方应由医生针对患者个人情况处方，因为需全面照顾和供长期服用，药味比普通方剂多达 1 ~ 2 倍。每料膏滋药有 20 ~ 30 余味，药的用量比普通药方增加 10 ~ 15 倍。

膏方属中医文化，医案有规范，书写有格式，按语要精练，文字要秀丽，内容不仅符合医药之道，也孕育文学水平，故一般医生若每天写二三张膏方，已觉不胜负担，故有"宁看十人病，不开一膏方"的说法。膏滋的最佳服用期是数九天，即初九吃到九九八十一天。膏方组合合理，其效果应在来春，顿觉神清气爽，满面春风，不感冒，胃口好，睡眠佳，确实能体现中医的防治之道及养生之术。

随着时代的发展，疾病谱的改变，膏方内容难以守旧，如眼下心脑血管病最多，防治中风、老年性痴呆的呼声最高。因此，过去膏方中不常见的药物如山楂、虎杖、蒲黄、海藻、降香、黄连，甚至大黄都成为膏方中的常客了。因此，医者必须严格根据进补者的体质、病情等辨证论治，避免药石乱投、盲目跟风，必须因人、因地、因时而施补。进补者也应该正确认识，不要盲目追求高价位和滥用贵重药物，严格遵照医嘱服用和保存膏滋，以期提高疗效。

2. 膏方的作用

（1）补虚扶弱：凡气血不足、五脏亏损、体质虚弱或因外科手术、产后以及大病、重病、慢性消耗性疾病恢复期出现各种虚弱症状时，均宜冬令进补膏方，能有效促使虚弱者恢复健康，增强体质，改善生活质量。

（2）抗衰延年：老年人气血衰退，精力不足，脏腑功能低下者，可以在冬令进补膏滋药，以抗衰延年。中年人由于机体各脏器功能随着年龄增加而逐渐下降，出现头晕目眩、腰疼腿软、神疲乏力、心悸失眠、记忆力衰退等，进补膏方可以增强体质，防止早衰。

（3）纠正亚健康状态：膏方对调节阴阳平衡，纠正亚健康状态，使人体恢复到最佳状态的作用较为显著。在节奏快、压力大的环境中工作，不少年轻人因精力透支，出现头晕腰酸、疲倦乏力、头发早白等亚健康状态，膏方可使他们恢复常态。

（4）防病治病：针对患者不同病证开列的膏方确能防病治病，尤其对处于康复期的癌症病人，在冬令服食扶正膏滋药，不仅能提高免疫功能，而且能在体内贮存丰富的营养物质，有助于来年防复发，抗转移。

3. 膏方的适宜人群

膏方一般适宜于慢性病患者，以及亚健康人群，想要提高机体免疫功能、延年益寿者等人群。膏方对于少年儿童，可以助长发育，提高智力水平；对于中青年人，可以增强体质，青春常驻；对于老年人，可以延缓衰老，永葆健康；对于身体虚弱多病的人，可以达到增强抗病能力，提高免疫功能，有效地控制病情，缓解症状，帮助康复；对于亚健康人群，能够调节情志，缓解疲劳与压力，强身健体防病。

4. 不适宜服用膏方的人群

不适宜进补膏方的人群包括孕妇、婴幼儿，急性疾病、有感染者，慢性疾病发作期和活动期患者，如胃痛、腹泻、胆囊炎、胆石症发作者，肝炎、转氨酶升高者等。

此外，身体十分虚弱之人，由于中医讲究"虚不受补"，膏方对这类人不合适，需要首先进行治疗，待身体复原一段时间，才能服用膏方。补品服用后要经消化吸收才能起作用，一些肠胃功能不佳，消化吸收状况很差，甚至平时吃饭都觉得不太消化的人，若再服用滋补品时，必然加重上述症状。医生往往先给患者开开路药方，使其肠胃功能恢复，吃东西不觉得胀满后，方能进食补品。

对一些新近患病之人，如患感冒、咳嗽、咯痰等，则应将感冒、咳嗽等治愈后，方能进补，否则会使感冒、咳嗽等缠绵难愈。

5. 膏方的服法

膏方一般在冬至前一周至立春前服用。用少量开水化开，早晨空腹服用，1周后改为1天服两次，早晨与晚上睡前1小时空腹服用。根据病证需要，也可用温热黄酒冲服。

成人每次服1汤匙，约30g；少年儿童根据病情减量服用。

膏方启用后，要及时存放冰箱，若发现有霉变，则不宜服用。

服用禁忌：服膏滋药期间，应忌食生冷、油腻、辛辣等影响脾胃功能、不易消化或有较强刺激性的食物。在服膏滋药时，不宜饮浓茶。服含有人参的膏滋药时，要忌食萝卜。服用含首乌的膏滋药时，忌猪、羊血及铁剂。

6. 膏方的服用误区

如今，膏方在全国逐渐流行起来，但老百姓，甚至部分医生、中药经营者、加工人员对膏滋药一知半解。有些人通过冬令进补，自身体验效果并不理想，甚至事与愿违。这是为什么呢？这种情况多与认识上存在一些误区有关。例如：

（1）膏方价格越高效果越好。很多人认为，服用膏方就是进补，患者要求熬膏滋补，如医生不熟识膏方辨证之法，未进行全面系统地辨别体质、证候、病情时就草率开方；没有针对性用药，在方中随意添加价格昂贵的中药材，如野山参、鹿茸、藏红花、冬虫夏草等，致使服用膏方后出现流鼻血、口干咽燥等症状，造成药材和钱财的浪费。价格高低并不完全代表疗效的优劣，更何况是药三分毒，无病进补是欠妥的。

（2）膏滋药就是补药，服膏滋药就是进补。随着人们健康意识的增强，服食膏滋进补者成风，例如近年流行的固元膏，未经医师的指导滥补、瞎补，结果适得其反，不仅没有强壮了身体，反倒因壅补太过而出现胃肠不适、上火、过敏，甚或危及生命等现象发生。

（3）膏滋药只适合冬令进补。一到冬季，很多人涌入医院或诊所，要求开膏方进补。其实服食膏方应根据患者体质、病情等辨证论治，通过膏方治病纠偏、补虚扶正，只要病情、体质需要，一年四季均可以随时开膏方进补，不必拘泥于冬季服食。

（4）膏方进补能立竿见影。膏方与丸剂相似，作用特点是缓慢的，不能急于求成，原本身体十分虚弱，想通过膏方一下子强壮起来，恐怕是不现实的。因此，进补者对膏方的疗效要正确认识，缓图其功，坚持服用，才能获益。

（5）膏方能治百病。膏方不是万能的，并不是所有病证都适合服用膏方，如前面讲的不适宜服用膏方的人群就是例证。要明确膏方的主要作用是调理机体，祛除病邪，增强体质，必须因人、因地、因时制宜。

第二节　阿胶膏方

通常冬天是进补的最佳时令，在进补"大戏"中，阿胶是担纲"压轴"的"台柱子"。冬令膏方中选用的补品较多，但熬膏时多取阿胶为基质。阿胶是膏方用膏之首选，不仅能起到收膏成型、矫味的作用，而且还具有滋阴补血、养阴添精之效。阿胶中含有丰富的胶原蛋白及钙、钾等多种微量元素。所含有的蛋白质水解后能产生20多种氨基酸，这些成分既是营养人体的重要物质，也有抗衰老、延年益寿的功效。阿胶的材质优劣直接决定了整剂膏滋药的效用。

1. 阿胶膏方的适宜人群

阿胶尤其适合贫血患者，肿瘤患者，肿瘤放疗、化疗者，身体虚弱者，月经不调者，孕妇保胎安胎、久病体虚者，中老年女性、脑力劳动者（老板、白领、学生）以及体力劳动者（运动员）服用。服用期间忌食生冷食物。

如果出现脾胃虚弱，食欲不振，呕吐腹泻时则需禁服。因为阿胶滋补作用虽然很强，但性偏滋腻，有碍脾胃运化。此外，感冒期间也不宜服用阿胶。

2. 阿胶膏方的制作

医生会根据服用者的体质及病证的具体情况处方用药，以阿胶为主，配用相应的补气、温阳、健脾、养肝、补心及祛邪等药物。

提前一天做好熬膏准备工作，将阿胶砸碎后放盛器中，加黄酒浸软后，隔水炖烊。一般500g阿胶加黄酒750mL，一并置于瓦罐或搪瓷杯内浸泡24小时。另取冰糖500g（糖尿病人使用其他矫味剂），用水化开，滤去渣后倒入浸软的阿胶中，隔水炖2小时。

所用的中药按通常煎药方法煎取汁，连煎2次，然后将煎取的药汁一并倒锅中，用小火浓缩，再将烊化的阿胶兑入，熬成膏即可。

炖制时，为了增强阿胶的补益功能，同时也为了更好的口味，可将枸杞、炒香的黑芝麻、核桃仁等一并放入，熬膏服用。有粉料的，如人参粉、紫河车粉等，在收膏时搅入。

炖好的阿胶冷却后，存放在洁净干燥的搪瓷杯、玻璃杯或陶瓷杯内，密封，存放冰箱中。每天早晚各取一匙，用温开水冲化服用。

该方法制作一次，可保证较长时间服用，且服用方便，广受推崇。

第十三章 阿胶抗衰及美容

第一节 阿胶抗衰老

1. 衰老机制

衰老是一种自然的过程，生物分子自然交联学说对此做过比较系统的阐述。该学说在论证生物体衰老的分子机制时指出：生物体是一个不稳定的化学体系，属于耗散结构。体系中各种生物分子具有大量的活泼基团，它们必然相互作用而发生化学反应，使生物分子缓慢交联以趋向化学活性的稳定。随着时间的推移，交联程度不断增加，生物分子的活泼基团不断消耗减少，原有的分子结构逐渐改变，这些变化的积累会使生物组织逐渐出现衰老现象。生物分子或基因的这些变化，一方面会表现出不同活性甚至作用彻底改变的基因产物，另一方面还会干扰 RNA 聚合酶的识别结合，从而影响转录活性，表现出基因的转录活性有次序地逐渐丧失，促使细胞、组织发生进行性和规律性的表型变化乃至衰老死亡。生物分子自然交联学说论证生物衰老的分子机制的基本论点可归纳如下：其一，各种生物分子不是一成不变的，而是随着时间推移，按一定自然模式发生进行性自然交联。其二，进行性自然交联使生物分子缓慢联结，分子间键能不断增加，逐渐高分子化，溶解度和膨润能力逐渐降低和丧失，其表型特征是细胞和组织出现老态。其三，进行性自然交联导致基因的有序失活，使细胞按特定模式生长分化，使生物体表现出程序化和模式化生长、发育、衰老以至死亡的动态变化历程。

2. 抗衰作用

抗衰老是指一些具有抑制、延缓机体衰老过程，促进整体健康，使机体在遗传因素决定的寿限内保持较好智力和体力。衰老是生物分子自然交联的过程，要高效地延缓衰老，必须从分子水平着手，研制能够延缓生物分子自然交联的药物和保持生物分子结构的稳定可能是未来抗衰老的有效方法。

阿胶作为国药瑰宝，是具有补血和滋补保健作用的、药食两用的产品，阿胶直接作用于造血链，升高骨髓造血细胞、白细胞、红细胞和血红蛋白，促进骨髓造血功能，迅速恢复失血性贫血之红细胞，增强免疫功能。此外，阿胶还能刺激机体细胞产生谷胱甘肽酶和 SOD，并能够提高 SOD 的活性，而 SOD 能够清除氧自由基、抗肿瘤、抗衰老、提高机体免疫力，这就是阿胶能够抑制肿瘤生长、延缓衰老的奥秘。

刘同祥等观察了阿胶益寿颗粒对 D–半乳糖所致衰老小鼠抗氧化作用的影响。结果表明：阿胶益寿颗粒可显著提高衰老小鼠血 SOD、CAT 及 GSH–Px 活性，降低血浆、肝及脑匀浆 LPO 水平。阿胶富含 18 种氨基酸，其中包括 7 种人体必需氨基酸，阿胶的药效与其特有的"聚负离子基"（polyanionic group）结构有关。阿胶的负离子基团对血红蛋白的氧结合度影响较大，它们通过负离子基团使血红蛋白和葡聚糖相连，负离子基团调节氧和血红蛋白亲和力，是血红蛋白的效应器。通过抑制氧自由基的产生，可以减少血清过氧化脂质含量，提高 SOD 活性；通过增强胸腺、脾脏及淋巴细胞功能，促进抗氧化作用，以增强抗衰老的能力。此外，还能延长细胞存活时间，减少自由基的生成，促进自由基的清除，提高人体免疫力。这些研究都为阿胶益寿颗粒的抗氧化作用提供了依据。

第二节 阿胶美容

美容与抗衰老是一体的。美容是表面，抗衰老是本质。抗衰老做好了，就可以显示出漂亮的面容。目前，美容界也多以调节人体内部平衡、抗衰老、抗氧化为主要美容措施，同时进行外部的美容。

1. 人体皮肤的衰老过程（以眼部皮肤衰老过程为例）

20～25 岁：这一阶段的皮肤细腻，能以正常的速度再生，其水脂性状况良好，皮肤能承受任何外在的诸如太阳光和污浊空气的侵袭，不需要特殊的保护措施，每晚用洗面奶清洁后，使用清淡的润肤霜即可。

26～35 岁：皱纹初现，但经过合理休息后便会消失，其成因可能来自在太阳下眯眼睛或笑容等面部表情，以及忧虑、悲伤等情绪的影响而出现。这一年龄阶段开始需要眼霜以避免眼部出现皱纹，因为眼部皮肤比其他部位皮肤更细嫩，且无脂肪，因此容易失去水分，很快脱水，加上肌肉活动频繁和微循环的减弱，眼部周围的轮廓首先会抵挡不住时间的摧残。

36～45 岁：这个年龄段，皱纹显而易见，皮肤变得粗糙晦暗，早上起床面色难见红润。原因与来自太阳光长期对皮肤的侵袭、机体代谢能力下降等有关，可以使皮肤的老化加速、细胞微循环和再生速度放慢，应积极强化深层护理，使用含有营养素和平衡皮肤水分能力的化妆品。此时眼霜成为保护眼部皮肤的基本护肤品，以防止和消除眼袋和黑眼圈现象。

46 岁以后：46 岁以上人的表皮细胞再生能力明显降低，老化加速，皱纹难以消退，皮肤干燥现象明显。原因是皮肤纤维组织加厚，皮肤的胶原和弹性纤维蛋白减少，这就需要进行全面的补救护理方法，供给营养，促进细胞生长和修补细胞。因此，应使用含胶原蛋白的高蛋白护肤霜。平时不能多晒太阳，而应多喝水，并减慢紧张的生活节奏。

2. 美容的措施

（1）抗氧化

抗氧化是近几年来美容界的热门字符。由于紫外线在渗入皮肤后，会产生有害的自由基，这些自由基破坏皮肤弹性纤维，刺激黑色素细胞以增加分泌，从而导致皮肤干燥松弛，加速衰老。通过补充抗氧化物质，可以减少自由基的产生，目前比较常见的抗氧化物质有维生素 C、维生素 E、胡萝卜素和蕃茄红素等。

（2）补充胶原蛋白

"糖基化"现象是肌肤老化的关键，"糖基化"就是胶原蛋白的糖化。由于人的皮肤成分主要是胶原蛋白，胶原蛋白的结构和质量影响着皮肤的外观。当年龄增长，肌肤真皮层的胶原蛋白会和糖分子交联，原本结构紧密、色泽透白的胶原蛋白会在糖化后变形，颜色也会由原来的透白变得混浊，使肌肤看上去变得松弛、暗沉，年轻的肌肤不见了。

（3）自我调节

随着年龄的增长，肌肤会逐渐失去原有的明亮与弹性，肤色暗沉、无光，这些都是老化征兆即将出现的警讯，如果不尽快修复与改善肌肤问题，就会影响美丽。所以，经常泡泡热水澡，能有效放松绷紧的肌肉与神经；晚餐多吃清淡食物；睡前将腿抬高，可有效缓解因长期站立或久坐所造成的血液循环不良；尽量在晚间 11 时前上床入睡，能让肌肤获得充分的舒缓与放松。

饮食上，需要注意减少盐的摄入量。这是由于食盐以钠离子和氯离子的形式存在于人体血液和体液中，它们在保持人体渗透压、酸碱平衡和水分平衡方面起着非常重要的作用。如果吃盐过多，体内钠离子增加，就会导致面部细胞失水，从而造成皮肤老化，时间长了就会使皱纹增多，同时吃盐过多还会引起高血压等病变发生。因此，每天盐分摄入量不要超过 6g。

3. 阿胶的美容功效

据史料记载，古代四大美女中，杨贵妃的皮肤最好。唐代诗人白居易曾经这样描写过关于杨贵妃的皮肤，说"春寒赐浴华清池，温泉水滑洗凝脂"，凝脂就是说杨贵妃的皮肤非常细嫩光滑。如今，一到秋季，很多人明显地感到皮肤干燥，面色不好，所以很发愁。那么，为什么杨贵妃的皮肤就那么好呢？她是怎么保养的呢？从唐代另一位诗人肖行澡的诗句中不难得出其中奥妙。《全唐诗》云："铅华洗尽依丰盈，雨落荷叶珠难停。暗服阿胶不肯道，却说生来为君容。"生动形象地描绘出杨贵妃即使卸妆仍很漂亮，皮肤细腻得连水都落不住，这是服用阿胶的缘故。

中医美容理论主张，通过滋润五脏、补益气血，使身体健美、容颜长驻。所以，气血充沛方能使面色红润光泽，毛发乌泽。若气虚血亏，脉失充盈，血不上荣，则见面色淡白或萎黄、毛发枯槁无华、色斑云起等症状。

阿胶为补血要药，擅长以内调外，改善造血系统，使整个机体得到濡养，并能有效抑制黑色素的生成，从而达到祛除色斑、改善皮肤不良状况的目的。专家介绍，有两类人可以服食阿胶以补血，一是化验有贫血指标之人，二是化验正常但有贫血症状之人，如出现头晕眼花、心慌气短、腿软乏力、眼睑苍白、面色萎黄、女子月经过多等症状者。不过，两类人服食阿胶的方法应当有所区别：有贫血指标之人，通常要在医师指导下配伍应用其他补气补血的党参、黄芪、当归等药材；后者单独服用阿胶就能取得明显效果。

睡眠不足是美容的天敌，人体在睡眠时各个器官会进行自我修复，皮肤也不例外。因而，要想让皮肤保持美丽，就需要由内而外地改善，否则用再好的护肤品也没用。睡眠不足还会导致多梦易惊醒、烦躁、皮肤暗黄无光泽等症状。临床上使用阿胶治疗失眠的方法很多，如黄连阿胶汤、牛黄清心丸等。

现今，由于社会工作压力大、生活作息不规律、环境辐射增多等都会引起并加剧了皮肤损伤及衰老。现代医学证实：25 岁以后，胶原蛋白流失的速度开始加快，供给赶不上损耗，再加上外界紫外线照射、体内的氧化作用对胶原蛋白产生破坏，导致支撑皮肤的胶原肽键和弹力网断裂，皮肤组织被氧化、萎缩、塌陷，肌肤就会出现干燥、失水、松弛无弹性等衰老现象。所以，从 25 岁开始，就要及时补充胶原蛋白。阿胶主要由胶原蛋白组成，胶原蛋白小肽具有消除自由基的作用，能增强小鼠胚胎成纤维细胞活性，有助于促进成纤维细胞的增殖，显著增加皮肤胶原蛋白含量，进而维持皮肤弹性，是美容养颜的重要成分。此外，阿胶还可以提高血清和肝脏 SOD 和 GSH – Px 的含量，通过增加机体自由基清除酶的表达，可以减少自由基对造血系统的破坏，实现对造血系统的保护作用。清除体内氧自由基，可以延缓机体衰老，维持皮肤年轻态，保持皮肤弹性。

第十四章　阿胶与治未病

第一节　中医治未病

"不治已病治未病"是早在《黄帝内经》中就提出来的防病养生谋略，是至今为止我国卫生界所遵守的"预防为主"战略的最早思想，它包括未病先防、已病防变、已变防渐等多个方面的内容。这就要求人们不但要治病，而且要防病；不但要防病，而且要注意阻挡病变发生的趋势，这样才能掌握疾病的主动权，达到"治病十全"的"上工之术"。故朱震亨在《丹溪心法》中说："与其救疗于有病之后，不若摄养于无疾之先；盖疾成而后药者，徒劳而已。是故已病而不治，所以为医家之法；未病而先治，所以明摄生之理。夫如是则思患而预防之者，何患之有哉？此圣人不治已病治未病之意也。"

治未病是指采取预防或治疗手段，防止疾病发生、发展的方法，是中医治则学说的基本法则。治未病包含三层意义：一是防病于未然，强调摄生，预防疾病的发生；二是既病之后防其传变，强调早期诊断和早期治疗，及时控制疾病的发展演变；三是预后，防止疾病的复发及治疗后遗症。

1. 摄生防病

历代医家都极为重视《黄帝内经》中"正气存内，邪不可干"的论述，并通过他们的医学实践加以运用和发挥，使其成为别具特色的预防医学理论。只有强身才能防病，而只有重视摄生才能强身。摄生是以调摄精神意志为宗旨，思想上要保持安闲清静，没有杂念。精与神守持于内，避免过度的情志变动，心胸开朗，乐观愉快，这样就能达到补养真气的目的。对于外界不正常的气候和有害的致病因素要及时避开，顺从四时寒暑的变化，保持与外界环境的协调统一。要求人们饮食有节制，生活起居有规律，不使身体过分疲倦，同时还要节欲保精。反对"以酒为浆，以妄为常，醉以入房，以欲竭其精，以耗散其真"，否则就会导致早衰或疾病发生。此外，在长期实践的基础上，创造了许多行之有效的强身健体方法，如五禽戏、气功、太极拳、八段锦、易筋经等。

2. 既病防变

疾病发生后，必须认清疾病的原因和机理，掌握疾病由表入里、由浅入深、由简单到复杂的发展变化规律，争取治疗的主动权，以防止其传变。例如，治疗肝病结合运用健脾和胃的方法，这是因为肝病易传之脾胃，健脾和胃的方法即是治未病。

"未病"一词首见于《素问·四气调神论》："是故圣人不治已病治未病，不治已乱治未乱，此之谓也。夫病已成而后药之，乱已成而后治之，譬犹渴而穿井，斗而铸锥，不亦晚乎！"这段话从正反两方面强调治未病的重要性，已成为预防医学的座右铭。

《内经》中出现"治未病"一词的还有两篇。《素问·刺热》说："病虽未发，见赤色者刺之，名曰治未病。"此处所谓"未发"，实际上是已经有先兆小疾存在，即疾病时期症状较少且又较轻的阶段，类似于唐代孙思邈所说的"欲病"，在这种情况下，及时发现，早期诊断及治疗无疑起着决定性作用。《灵枢·逆顺》中谓："上工刺其未生者也；其次，刺其未盛者也……上工治未病，不治已病，此之谓也。"两篇均强调在疾病发作之先，把握时机，予以治疗，从而达到"治未病"的目的。

唐代大医家孙思邈是位极重视治未病的医家，他比较科学地将疾病分为"未病""欲病""已病"三个层次。"上医医未病之病，中医医欲病之病，下医医已病之病"。他反复告诫人们要"消未起之患，治病之疾，医之于无事之前"。他论治未病主要从养生防病和欲病早治着眼，所著《千金要方》中载有一整套养生延年的方法和措施，很有实用价值。

明末清初医家喻嘉言深谙仲景治未病思想的深义，他的著作《医门法律》就是以未病先防，已病早治的精神贯穿始终。如中风门中的人参补气汤便是御外入之风的绸缪之计；又如《血痹虚劳》篇中对于男子平人谆谆致戒，是望其有病早治，不要等虚劳病成，强调于虚劳将成未成之时调荣卫，节嗜欲，积贮渐富，使虚劳难成。

清代名医叶天士对于既病防变研究颇深，他在《温热论》中指出："务在先安未受邪之地。"温病属热证，热偏盛而易出汗，极易伤津耗液，故保津护阴属未雨绸缪、防微杜渐之举，对于控制温病的发展有积极意义。后来吴鞠通在《温病条辨》中提出保津液和防伤阴，其实与叶氏"务在先安未受邪之地"之意吻合，体现了治未病的思想。

此外，东汉华佗创五禽戏健身法、晋代葛洪强调气功摄生等注重强身健体以预防疾病的经验也是很可贵的。

中医所谓"治未病"即为防病保健。"治未病"健康工程将推动以疾病为中心的生物医学模式，向以人的健康为目的、实现个体化诊疗的新医学模式转变。

第二节　阿胶治未病

1. 阿胶为什么能"治未病"

"万病皆由气血生，将相不和非敌攻。"人体新陈代谢的正常运转，要靠血的滋养与气的推动，气与血是人体生命的基础。李时珍《本草纲目》说："阿胶大要只是补血与液，故能清肺益阴而治诸证。"

"液"即人体津液。阿胶就是通过补血与人体津液来达到调和气血，平衡阴阳的作用，从而提高人体免疫力，使中青年人强身健体、美容养颜，使老年人延年益寿。从治未病角度来说，阿胶就是通过这种滋补功效来达到未病先防、已病防变、已变防渐的目的。

2. 阿胶"治未病"的内容

（1）延缓衰老

阿胶补血与液，调气血，久服不仅能增强人体防病能力，而且还能使人体气血调和，阴阳平衡，促进机体保持动态平衡状态，延缓人体器官及皮肤衰老速度。因此，阿胶不仅能美容养颜，且能延年益寿。

（2）坚筋骨

《本草纲目》中引用《药性赋》说：阿胶能"坚筋骨，益气止痢"。阿胶补血与液，血与津液充足，人体筋骨就能得到较好的滋养，防止各种病变的发生。

（3）祛风除湿

陈藏器说："诸胶皆能疗风、止泄、补虚，驴皮胶主风为最。"中医所说的"风"内容广泛，"痹证"就是其中之一。中医把凡由于风、寒、湿、热等外邪侵袭人体，闭阻经络，气血运行不畅导致肌肉、筋骨、关节的麻木、屈伸不利、关节肿大灼热等主要临床表现的病证称为"痹证"。其范围除风湿性关节炎外，现代医学的类风湿关节炎、关节痛、强直性脊柱炎、痛风性关节炎、骨关节炎、坐骨神经痛等疾病均包括在内。

（4）安神益智

《本草纲目》中引用杨士瀛的话说"阿胶育神，人参益气"。张仲景的黄连阿胶汤主治心烦不得卧，复方阿胶浆也对头晕、心悸、失眠等症有独特疗效，这都体现阿胶在安心神、健脑益智方面的独特功效。

（5）补血止血

阿胶不仅补血，且善止血。在防治各种血证方面，包括血虚诸证，如吐血、下血、衄血及妇女月经不调、胎前产后诸证，阿胶百用百应。这方面的历代经典名方如胶艾汤、白头翁汤、当归建中汤等更是不胜枚举。

（6）润肺，滋大肠

《本草纲目》引用杨士瀛之言："凡治喘嗽，不论肺虚肺实，可下可温，须用阿胶以安肺润肺。其性和平，为肺经要药。"如补肺阿胶散可防治慢性支气管炎，清燥救肺汤可防治支气管哮喘，太平丸、阿胶散可防治肺痿、肺痈等。

肺与大肠通过手太阴肺经和手阳明大肠经相互络属构成表里关系。肺气肃降可以帮助大肠的传导功能，而大肠传导正常又有助于肺气的肃降。如果肺失肃降，津液无法下行，大肠的传导功能受其影响，则会出现排便困难、便秘、痢疾等症；而大肠传导不利，腑气不通，又会影响肺气的肃降，出现咳嗽、气喘、胸闷等症。正如南宋杨士瀛所云："阿胶乃大肠之要药，有热毒留滞者则能疏导，无则能平安大肠者，肺之合也。"明代李时珍在《本草纲目》中记载："（阿胶治）虚劳咳嗽喘急，肺痿唾脓血及痈疽肿毒。和血滋阴，除风润燥，化痰清肺，利小便，调大肠，圣药也。"清代张璐《本草逢原》云："（阿胶）色黑性轻，故能益肺补肾……劳证咳嗽喘急，肺痿肺痈，润燥滋大肠，治下痢便脓血，所谓阴不足者补之以味也。"以上医家均言阿胶入肺及大肠经并治其疾，根据传变理论，治疗肺病时，当考虑其传变于大肠，反之亦然。

3. "阿胶治未病"健康工程

2008年1月25日，首届"治未病"高峰论坛暨"治未病"健康工程启动仪式在钓鱼台国宾馆举行。国务院副总理吴仪出席开幕式，卫生部前部长陈竺宣布治未病健康工程启动，卫生部副部长兼国家中医药管理局局长王国强宣布了第一批"治未病"试点医院名单。

中医"治未病"的核心在于"防"，体现了"预防为主"思想。结合中医学对疾病发生、发展的认识，特别强调要达到"防"的目的，就应保养身体、培育正气、提高机体的抗邪能力等。这与东阿阿胶打造中国第一滋补品牌的发展战略异曲同工，针对本次论坛各位专家的专题演讲，结合东阿阿胶发展战略，并以本次"治未病"高峰论坛为契机，阿胶治未病健康工程将有以下四方面发展：

（1）首先加强与试点中医院建立"治未病"战略合作关系，一方面通过试点中医院传播阿胶的滋补养生文化，另一方面为试点医院提供健康产品，通过试点医院试用，以期能纳入"治未病"系列健康产品之中。其次，通过与试点医院的密切合作，及时收集医院在"治未病"健康工程实施中所需的健康产品信息，指导公司研发适合"治未病"的健康产品。

（2）在产品研发上，应以中医"治未病"为出发点，针对不同的人群、不同的体质特点、不同的地域特性及滋补习惯，有目的地开发新产品。如由于从事科学研究的人员长期处于紧张、繁重的工作压力下会出现失眠、易怒、烦躁、偏激等亚健康症状，我们将开发能减轻或消除这些人员亚健康状态的产品，以满足"治未病"的需求。

（3）在文化传播方面，以"治未病"为切入点，强化阿胶在"治未病"历史上的重要地位，以及在预防疾病中所起的作用，将"治未病"纳入阿胶滋补养生文化传播的重要内容。

（4）在阿胶历史文献整理中，加强阿胶在"治未病"方面的医案、医方、医史、论著等方面文献资料的查阅与整理，为阿胶"治未病"提供理论支持与史料支持，推动阿胶价值回归。

"治未病"健康工程，是以国家中医药管理局确定的"治未病"预防保健服务试点单位为主体，积极探索和完善以"治未病"理念为指导，融健康文化、健康管理、健康保险为一体的健康保障服务模式，创新"治未病"服务内容和方法，规范技术方案，完善评价体系，探索建立政府引导、市场指导、多方参与的运行机制。

参考文献

［1］孟昭功. 阳谷县医药志［M］. 济南：齐鲁书社，1993.

［2］张振平. 阿胶制备原料的历史演变及原因探析［J］. 中成药，1995，17（7）：41－42.

［3］中国历史地图集编写组. 中国历史地图集［M］. 北京：中华地图学社出版社，1975.

［4］靳光乾，钮中华，钟方晓，等. 阿胶的历史研究［J］. 中国中药杂志，2001，26（7）：491－494.

［5］P. Polidori, S. Vincenzetti, C. Cavallucci, et al. Quality of donkey meat and carcass characteristics［J］. Meat Science 2008，（80）：1222－1224.

［6］庞瑞芳，沈晓红，崔勇. 阿胶近年研究概况［J］. 中草药，1995，（12）：650.

［7］张兆旺. 中药药剂学［M］. 北京：中国中医药出版社，2003.

［8］焦中枢，王京娥，李家庭. 阿胶制作提取工艺的研究［J］. 中成药，2000，22（5）：329－331.

［9］于大猛. 阿胶传统制法漫谈［J］. 光明中医，2006，21（9）：32.

［10］张贵峰，刘涛，王前，等. 阿胶生产工艺中胶原蛋白降解过程研究［J］. 中国中药杂志，2009，34（10）：1211－1215.

［11］李永立，白晓丽，高艳丽. 从熔银铸币浅谈中药阿胶的剂型改革［J］. 中医研究，2008，21（7）：19－20.

［12］杨福安，王金娥. 中国阿胶［M］. 济南：山东科技出版社，2004.

［13］杜世明. 阿胶的三种炮制方法介绍［J］. 基层中药杂志，2000，14（4）：41.

［14］孟少成. 阿胶炮制方法及质量标准探讨［J］. 时珍国医国药，2000，11（11）：1045.

［15］潘登善. 阿胶炮制研究［J］. 陕西中医，2003，24（5）：462－464.

［16］朱建军. 炮制阿胶的新方法［J］. 时珍国医国药，1998，9（6）：518.

［17］张振凌，张本山，王磊，等. 蒲黄炒阿胶珠炮制新工艺的研究［J］. 河南中医药学刊，1997，12（6）：10－12.

［18］崔金玉，贾天柱. 阿胶及不同炮制品的药理作用研究［J］. 中成药，2008，30（12）：1841－1842.

［19］王志俊. 提高阿胶炮制品质量的方法探讨［J］. 海峡药学，2008，20（2）：49.

［20］崔金玉，贾天柱. 微波炮制阿胶珠的工艺研究［J］. 中成药，2008，30（5）：709－711.

［21］郝宇. 阿胶的旋转炮制法［J］. 医药前沿, 2011, 1 (19): 149.

［22］张振凌, 汪坤. 阿胶烘制工艺优选［J］. 中国实验方剂学杂志. 2012, 18 (14): 44–46.

［23］赵曦, 翟乙娟, 都恒青, 等. 30 种商品阿胶的质量比较［J］. 中国药学杂志, 2000, 35 (10): 690–692.

［24］霍光华. 阿胶氨基酸矿物成分分析与评价［J］. 氨基酸和生物资源, 1996, 18 (4): 22.

［25］樊绘曾, 刘彧曦, 张京, 等. 阿胶蛋白质定量方法的比较［J］. 中国中药杂志, 1994, 19 (4): 224.

［26］胡军影, 程显隆, 肖新月, 等. 阿胶的化学成分及质量评价方法研究进展［J］. 中国药事, 2007, 21 (3): 193–195.

［27］李锋, 张振秋, 韩家珩, 等. 阿胶的凝胶电泳鉴别［J］. 时珍国医国药, 1999, 10 (5): 346–347.

［28］陈振江, 张桂枝, 刘静芬, 等. 阿胶及其伪品的 IFE 研究［J］. 中成药, 1998, 20 (12): 31.

［29］周汝昌, 刘江泽, 李蔚, 等. 阿胶与混淆品猪皮胶的鉴别［J］. 长春中医学院学报, 1995, 47 (11): 58.

［30］黄瑞芹, 李春瑜. 阿胶的制作历史及其真伪鉴别［J］. 时珍国医国药, 2004, 15 (5): 284.

［31］窦琦云, 丁泽明. 对 2005 年版《中国药典》一部阿胶鉴别方法的商榷［J］. 中国药品标准, 2006, 7 (4): 15.

［32］汪小龙, 潘洁, 王师, 等. 细胞色素 B 基因 PCR–RFLP 鉴定阿胶原料［J］. 中国海洋大学学报, 2006, 36 (4): 645–648.

［33］秦明春, 王若光. 中药阿胶的开发研究进展［J］. 中医药导报, 2007, 13 (5): 102–104.

［34］刘颖, 周庆华. 中药阿胶有效成分测定方法的研究［J］. 中医药信息, 2001, 18 (6): 46–47.

［35］李丽, 李俊松. 紫外分光光度法测定阿胶总氮量［J］. 中成药, 1994, 16 (12): 31–32.

［36］翟乙娟, 任孝德, 都恒青, 等. 阿胶、鹿角胶、龟板胶圆二色谱鉴别［J］. 中药材, 1998, 21 (2): 66.

［37］王若光, 尤昭玲, 刘小丽, 等. 基于激光解析/离子化–飞行时间质谱技术的中药阿胶蛋白组分析［J］. 中国组织工程研究与临床康复, 2007, 13 (11): 2518–2521.

［38］陈栋华, 刘雪峰, 黄艳, 等. 阿胶的差示扫描量热鉴别法研究［J］. 中草药, 1993, 24 (6): 314.

［39］许长华, 周群, 孙素琴. 二维相关红外光谱法与阿胶的真伪鉴别［J］. 分析化学研究简报, 2005, 33 (2): 221.

［40］徐康森, 张林可. 阿胶的真伪鉴别和内在质量的研究Ⅲ, 阿胶与其他胶的运动

黏度的对比研究［J］. 药物分析杂志，1989，9（5）：270.

［41］王文静，关颖，朱艳英. 阿胶真伪品的 X 射线荧光光谱的鉴别研究［J］. 光谱学与光谱分析，2007，27（9）：1866－1868.

［42］瞿海斌，杨海雷，程翼宇. 近红外漫反射光谱法快速无损鉴别阿胶真伪［J］. 光谱学与光谱分析，2006，26（1）：60－62.

［43］鄢丹，韩玉梅，董小萍. 反相高效液相色谱－蒸发光散射检测法同时测定阿胶中的 17 种未衍生氨基酸［J］. 色谱，2006，24，（4）：359－362.

［44］李良铸. 生化制药学［M］. 北京：中国医药科技出版社，1991.

［45］凌沛学. 生物药物研究进展［M］. 北京：人民卫生出版社，2004.

［46］王晓坤，程秀民，于海英，等. 阿胶水溶性成分 HPLC 指纹图谱研究［J］. 上海中医药杂志，2008，42（2）：66－69.

［47］杨靖，常德有，董福慧，等. 阿胶对体外培养大鼠成骨细胞增殖、分化功能的影响［A］. 第十六届全国中西医结合骨伤科学术研讨会. 2008.

［48］苏念军，李冰，王芳，等. 阿胶对诱导排卵周期子宫内膜容受性的作用［J］. 热带医学杂志，2009，9（2）：155－157.

［49］魏锋，程显隆，石岩，等. UPLC－QTOF－MS 技术用于胶类药材的专属性检测方法研究及应用［A］. 中国药学大会暨第 11 届中国药师周论文集，2011.

［50］王浴生. 中药药理与临床［M］. 北京：人民卫生出版社，1983.

［51］杜中惠，宋健，刘东升. 阿胶现代研究与应用［J］. 时珍国医国药，1999，10（4）：297.

［52］杨帆，吴宏忠，崔书亚，等. 阿胶不同分离组分补血的活性研究［J］，中草药，2006，37（增刊）：128－131.

［53］张小平，李凤绩，董小光. 阿胶的药理及临床应用［J］. 中国误诊学杂志，2003，3（4）：622.

［54］刘庆芳. 阿胶的药理研究进展［J］. 河南大学学报（医学科学版），2003，22（1）：64－66.

［55］田守生，尤金花，郑筱祥. 东阿阿胶现代药理研究［A］. 山东省药学会第一届学术年会论文集（下），2005.

［56］吴宏忠，杨帆，崔书亚，等. 阿胶有效组分对辐射损伤小鼠造血系统的保护作用研究［J］. 中国临床药理学与治疗学，2007，12（4）：417.

［57］刘培民，田守生，尤金花，等. 复方阿胶浆对体外培养人肺癌 PG 细胞的凋亡作用实验［J］. 时珍国医国药，2006，17（1）：40.

［58］赵福东，董竞成，崔焱，等. 阿胶对哮喘大鼠气道炎症及外周血 I 型/II 型 T 辅助细胞因子的影响［J］. 中国实验方剂学杂志，2006，12（6）：59－61.

［59］练美莲. 复方阿胶浆对小鼠抗疲劳作用的实验研究［J］. 中国医药导报，2006，3（21）：115－116.

［60］苏晓妹，刘焕义，魏东，等. 阿胶预防非霍奇金淋巴瘤 CHOP 方案化疗后血液毒性的疗效观察［J］. 中国医药，2006，1（1）：49－50.

［61］邓皖利，吴宏忠，徐文，等．阿胶补血活性组分对环磷酰胺所致贫血小鼠骨髓造血微环境的影响［J］．时珍国医国药，2011，22（10）：2542 – 2544.

［62］吴宏忠，杨帆，崔书亚，等．阿胶酶解成分对贫血小鼠造血系统的保护机制［J］．华东理工大学学报（自然科学版），2008，34（1）：47 – 52.

［63］赵乌兰，王枫，袁玉轩．阿胶对缺铁性耳聋大鼠 DPOAE 及 ABR 的影响［J］．浙江中医杂志，2012，47（5）：368 – 369.

［64］李欣怡，王枫，赵乌兰，等．阿胶对缺铁性聋豚鼠耳蜗 SOD 的影响［J］．浙江中医药大学学报．2012，36（9）：1048 – 1051.

［65］李茂进，冷为忠．阿胶对染铅大鼠海马损害的拮抗作用［J］．中国工业医学杂志，2012，15（5）：262 – 264.

［66］陈柏芳．阿胶联合胃复春治疗慢性萎缩性胃炎合并消化性溃疡的疗效观察［J］．临床和实验医学杂志，2011，10（20）：1622 – 1623.

［67］谷陟欣，辛秀，刘淑婷，等．改进硫酸 – 苯酚法测定阿胶口服液中粗多糖含量［J］．西部中医药，2011，24（11）：37 – 39.

［68］谢谊，易艳，刘阳，等．柱前衍生 HPLC 同时测定阿胶中 17 种水解氨基酸含量［J］．湖南中医药大学学报，2012，32（5）：46 – 49.

［69］曾莉，孙丽英．三七阿胶栓治疗慢性非特异性溃疡性结肠炎 160 例［J］．河北中医，2010，32（9）：1335 – 1336.

［70］姚新生．天然药物化学（第六版）［M］．北京：人民卫生出版社，2002.

［71］李良铸．生化制药学［M］．北京：中国医药科技出版社，1991.

［72］凌沛学．生物药物研究进展［M］．北京：人民卫生出版社，2004.

［73］王浩．生物化学［M］，北京：人民卫生出版社，2002.

［74］陈定一，王静竹，刘文林．阿胶及其炮制品中氨基酸和微量元素的分析研究［J］．中国中药杂志，1991，16（2）：83 – 85.

［75］吴长虹，王若光．阿胶的止血功效与硫酸皮肤素的关联性分析［J］．湖南中医药大学学报，2010，30（10）：9 – 11.

［76］谢继青，姬胜利，王凤山，等．不同分子量硫酸皮肤素的抗血栓活性［J］．中国药学杂志，2004，39（7）：515 – 517.

［77］毛跟年，郭倩，李鑫，等．气相色谱 – 质谱联用法分析阿胶中的腥味物质［J］．动物医学进展，2010，31（12）：72 – 75.

［78］秦玉峰，尤金花．阿胶古今临床应用［M］．北京：中国中医药出版社，2013.

［79］贾玉民，向楠．阿胶补肾健骨方对去卵巢大鼠骨质疏松症模型的影响［J］．湖北中医药大学学报，2013，15（5）：8 – 11.

［80］贾玉民，向楠．阿胶补肾健骨方治疗去卵巢大鼠骨质疏松症的作用机制研究［J］．中医药导报，2013，19（9）：66 – 69.

［81］刘媛媛．药食兼用之阿胶［J］．食品与健康，2007，（2）：28.

［82］美琳．补血止血说阿胶［J］．东方药膳，2007，（2）：34.

［83］常怡勇．阿胶的临床新用途［J］．求医问药，2007，（7）：47.

［84］王祥初．补血良药数阿胶［J］．东方药膳，2006，(6)：38－39.

［85］雷载权，中药学［M］．上海：上海科学技术出版社，1999.

［86］段富津，方剂学［M］．上海：上海科学技术出版社，1999.

［87］刘沛然．炙甘草汤加减治疗重病呃逆［J］．中医杂志，1982，(11)：45.

［88］陈妙峰．应用黄土汤治疗上消化道出血的体会——附113例临床观察［J］．辽宁中医杂志，1987(2)：20.

［89］赵诚，刘耀东，王志强．阿胶鸡子黄汤加味治疗脑动脉硬化性头晕［J］．中国实用医药，2008，3(21)：145－146.

［90］吕沛宛．黄连阿胶汤新用［J］．中外医疗，2009，(15)：100.

［91］余信之．加味黄连阿胶汤治疗快室率心房纤颤疗效观察［J］．中国中医急症，2008，17(3)：285－286.

［92］李时珍．本草纲目［M］．北京：人民卫生出版社，1982.

［93］姜成田，乌云黄坤煌，等．阿胶老酒液活血补血益气滋阴作用的临床观察［J］．山东中医杂志，2000，19(6)：338－339.

［94］谢德．阿胶口服液治疗小儿缺铁性贫血52例疗效观察［J］．广东医学，1998，19(6)：474－475.

［95］金安萍．阿胶调鸡蛋治贫血［J］．中国民间疗法，1996，(2)：47.

［96］魏东，王瑛，张涛，等．大剂量阿胶治疗晚期肿瘤化疗后血小板减少症的临床研究［J］．成都中医药大学学报，2002，25(1)：23－24.

［97］王世宏，孙永明．归脾丸、复方阿胶浆治疗白细胞减少症27例临床观察［J］．中成药，1999，21(8)：414－415.

［98］杨建英．中西医结合治疗化疗中白细胞减少症［J］．河南肿瘤学杂志，1998，12(4)：337.

［99］曾屈波，莫瑞祥，廖文胜．复方阿胶浆对胃癌术后化疗完成率及血象的影响［J］．广西中医学院学报，2000，17(1)：11－12.

［100］陈军，刘茂寿．阿胶治疗咯血2例［J］．现代中西医结合杂志，2000，9(4)：362.

［101］张心茹．阿胶治疗56例肺结核咳血［J］．辽宁中医杂志，1987，(9)：39.

［102］简永英．阿胶养血汤治疗肺结核咯血67例［J］．实用中医内科杂志，2008，22(9)：22.

［103］骆子牛．单味阿胶治恶性尿血验案［J］．新中医．1995，(2)：17.

［104］梁惠珍，尤昭玲，许永红．胶艾四物汤治疗功能失调性子宫出血26例［J］．中国中医药现代远程教育，2013，19(11)：50－51.

［105］介新平，王颖．复方阿胶浆治疗月经量多及经期头痛100例［J］．洛阳医专学报，1997，16(4)：261－262.

［106］李仲连．黄土汤治疗烧伤后消化道出血26例［J］．湖南中医杂志，2000，16(1)：32－32.

［107］王随英．加味阿胶鸡子汤治疗滑胎42例［J］．中外医疗，2010，(23)：128.

［108］刘爱兰．阿胶四物汤加减治疗慢性宫内膜炎 18 例［J］．江西中医药，1996，（S2）：123．

［109］陈大蓉，程积华，唐显著，等．黄连阿胶胶囊对更年期综合征的治疗作用［J］．中国实验方剂学杂志，1997，3（2）：6－9．

［110］蔡爱华．黄连阿胶汤加味治疗产后失眠 36 例［J］．中国民间疗法，2001，9（2）：42－43．

［111］付卫星．复方阿胶浆联合克罗米芬治疗排卵障碍性不孕症 20 例［J］．国际中医中药杂志，2012，34（11）：插 1－插 2．

［112］闫平．补肾安胎饮治疗习惯性流产 45 例［J］．天津中医药，2007，24（6）：502．

［113］尹洪恕．阿胶粉治疗破溃性颈淋巴结结核 11 例报告［J］．中医杂志，1990，（3）：41．

［114］盛子敬．阿胶外用体会［J］．中成药，1994，16（6）：53．

［115］贾美华．阿胶栓治疗初、中期肛裂 30 例［J］．四川中医杂志，1993，（8）：41．

［116］邓英莉．阿胶新用［J］．陕西中医，1993，14（10）：471．

［117］侯凯军．阿胶治疗术后切口脂肪液化疗效观察［J］．南京大学学报（医学版），2002，30（1）：82－91．

［118］刘永祥．阿胶补肺汤的临床应用［J］．吉林中医药，2001，（2）：32．

［119］农志飞．补肺阿胶散治疗小儿咳嗽变异性哮喘 38 例［J］．中医药信息，2000（3）．44．

［120］郭松河．阿胶栓治疗慢性溃疡性结肠炎［J］．中西医结合杂志，1989，9（3）：178．

［121］程孝慈，姚文虎，孙燕，等．复方阿胶冲剂治疗乙脑脑水肿的疗效观察［J］．临床神经病学杂志，1995，8（3）：154－156．

［122］王坤崇．黄连阿胶汤治疗烂舌病 122 例［J］．辽宁中医杂志，1991，（6）：37．

［123］宁华英，黄维中．黄连阿胶汤加肉桂治疗慢性咽炎 85 例疗效观察［J］．贵阳中医学院学报，1997，19（2）：14－15．

［124］李媛媛．阿胶在下肢溃疡换药中的应用［J］．浙江中西医结合杂志，1994，4（4）：48．

［125］尹洪恕，顾传贞，李为堂．红外线照射加阿胶膏治疗小腿慢性溃疡 24 例［J］．中西医结合杂志，1987，（4）：201．

［126］蔡新荣，冯晓惠．阿胶鸡子黄汤合泻心汤戒毒 1 例报告［J］．中国民间疗法，1998，（4）：53．

［127］李伟，陈晓竹，罗兰．黄芪、阿胶、象牙粉治疗血透时上消化道大出血 1 例［J］．云南医药，1995，16（1）：73－74．

［128］王向阳．归脾汤加阿胶方治疗再生障碍性贫血 20 例疗效观察［J］．内蒙古中医药，2009，（8）：11－12．

［129］乔富渠．黄连阿胶汤治愈眼球出血三例［J］．辽宁中医杂志，1980，（10）：36.

［130］谢兆申．阿胶鸡子黄汤治疗乙脑后遗症［J］．四川中医，1986（12）：20.

［131］张保国，刘庆芳．阿胶现代临床研究与应用［J］．中成药，2004，26（2）：149-152.

［132］庞瑞芳，沈晓红，崔勇．阿胶近年研究概况［J］．中草药，1995，（12）：650.

［133］王翠萍，李宜方，林慧娟，等．阿胶酒治疗虚劳225例临床观察［J］．实用中西医结合杂志，1997，10（2）：106.

［134］庞国明．膏方临床应用指南［M］．北京：中国医药科技出版社，2012.

［135］刘同祥，刘群生，苗明三．阿胶益寿颗粒对衰老模型小鼠抗氧化作用研究［J］．中国中医药信息杂志，2003，10（11）：23-24.

［136］贾玉民，向楠．阿胶之肺系用药探源析解［J］．西部中医药，2013，26（9）：34-35.

附：

彩　图

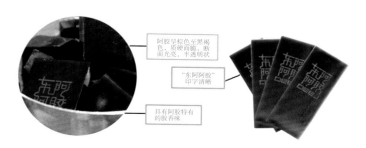

彩图 1　阿胶

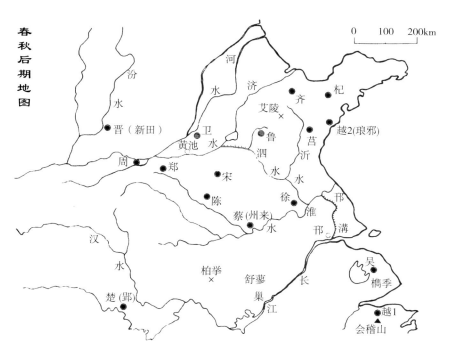

春秋后期地图

彩图 2　春秋时代的东阿县地图

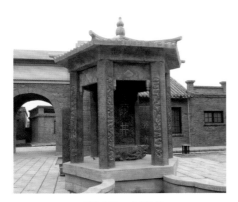

彩图3 古阿井

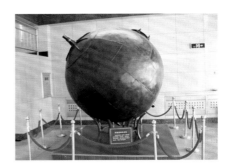

彩图4 蒸球化皮仪
（拍摄于中国阿胶博物馆）

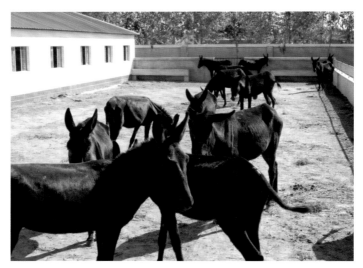

彩图5 德州驴

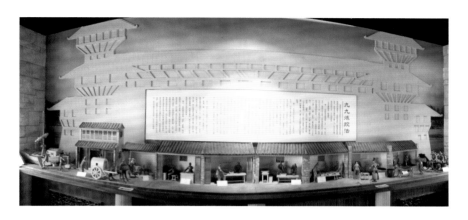

彩图 6　阿胶传统制作工艺流程图（拍摄于中国阿胶博物馆）

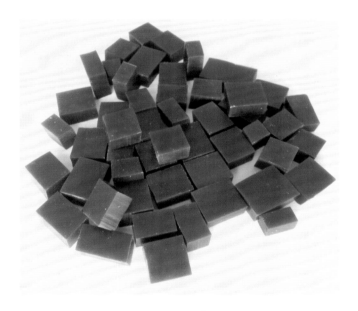

彩图 7　阿胶丁

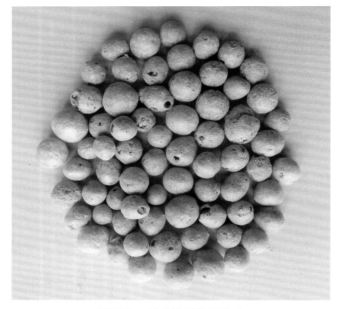

彩图8　蛤粉炒后的阿胶珠

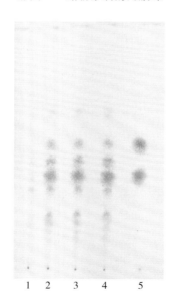

彩图9　阿胶薄层色谱图

1　阴性对照　2~4　样品

5 对照品（下：甘氨酸　上：L-羟脯氨酸）

Scores Comp［1］vs. Comp［2］clolred by Sample Group

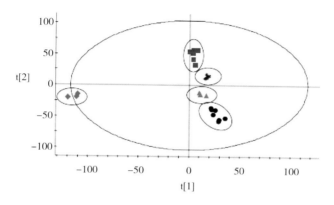

彩图 10　各胶类样品 UPLC – MS 肽图信息的主成分分析图
阿胶（■A）、黄明胶（●B）、新阿胶（＊C）、
龟板胶（◆D）、鹿角胶（▲E）

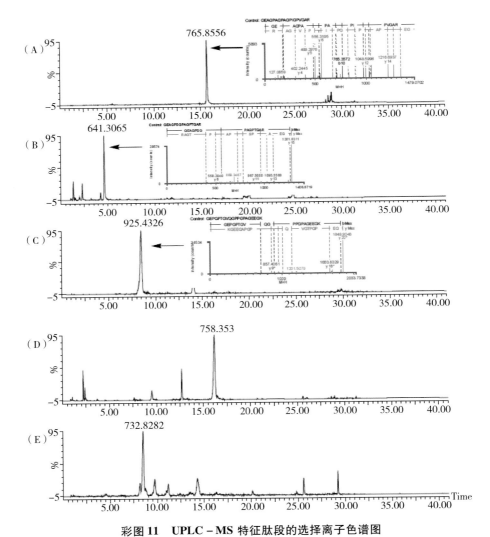

彩图 11　UPLC – MS 特征肽段的选择离子色谱图

阿胶（A）、黄明胶（B）、新阿胶（C）、龟板胶（D）、鹿角胶（E）

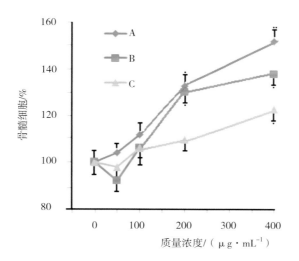

彩图 12　阿胶分离各组分对小鼠骨髓细胞增殖的影响

与对照组比较：·$P < 0.05$　··$P < 0.01$

·$P < 0.05$　··$P < 0.01$ *vs* control group

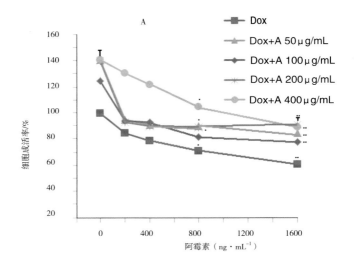

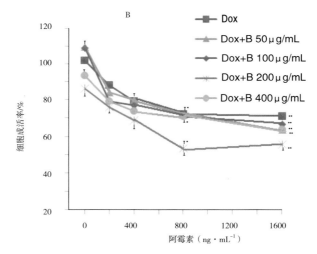

彩图 13　A、B 组分对阿霉素损伤的小鼠骨髓细胞的保护作用

与阿霉素组比较：·$P < 0.05$　··$P < 0.01$

·$P < 0.05$　··$P < 0.01$ *vs* Dox group